幹細胞技術の標準化
―再生医療への期待

監修　堀 友繁
編著　田中 正躬

まえがき

　ヒトの幹細胞は，200種類にも達する様々な細胞に分化する多能性と自らの複製を作り続ける能力を併せ持ち，生命の本質に迫るその巧妙な仕組みが次第に明らかにされてきている．一方，標準化は産業の発展と相補的であり，まず産業化を目指す米国に対峙して，標準化そのものを国家戦略の要とするフランス，実際の規格作りに長年の実績を有する英国，大学での体系的な研究以前の基礎研究から地道に一歩ずつ取り組むドイツほか欧州各国でも，幹細胞技術の臨床応用に向けて標準化に対するそれぞれの取組みが加速されている．

　カナダ人研究者ジェームズ・ティル（James Till）氏とアーネスト・マカロック（Ernest McCulloch）氏による幹細胞の発見（1961年）から半世紀を経て，周知のとおり，2006年に京都大学の山中伸弥教授らが普通の細胞から幹細胞と同じ性質を持つ細胞が作れることを発見し，2007年にはヒトの皮膚線維芽細胞から多能性幹細胞を人工的に樹立した．また東北大学の出澤真理教授らは，多能性幹細胞と間葉系幹細胞の特性を併せ持ち，かつストレス耐性を有するミューズ（Muse）細胞が体内に存在することを体系的に明らかにした．Muse細胞は，体内で損傷が起きると活性化し，血液の流れなどを利用して損傷のある部位にたどり着き正常な細胞を再生させる．さらに，『Science Daily』誌の報道によると2011年7月には，血液細胞に分化する幹細胞が純粋な形で分離・精製され，赤血球や血小板が細胞核を持たないため放射線滅菌が可能であることを踏まえて，赤血球や血小板を利用する安全性の高い再生医療の本格化が示唆された．

　自然に存在する幹細胞を利用する再生医療の有効性と安全性は，白血病に対する骨髄移植治療の40年近い歴史によっても結果的に一部裏付けられているといえる．障害を受けた心筋や角膜を再生させる細胞移植治療も，欧米では既に10年以上の実績があり，日本でも10年間の開発期間を経て，日本初の再

生医療製品としてグリーン（Green）型自家培養表皮「ジェイス」が日本の薬事法に則った審査を経て製品化された．

　私たちの体を構成する細胞にもともと備わっている能力を上手に利用して，あらゆる病気を根本から治すことを目指す再生医療は，生活の質，人生の質を高めるだけでなく，経済とも密接に関連している．例えば，アート・トレス（Art Torres）上院議員の話によると，病人が多いといわれる米国では，再生医療の実現には1.5兆ドル（約120兆円）かかるが，総医療費の削減効果は5兆ドル（約400兆円）を超えるとの予想もあり，オバマ大統領の支持を受けて国，州，拠点大学等が連携して再生医療実現化プロジェクトの活動を本格化している．B型肝炎に起因する肝臓疾患の多い欧州でも肝臓移植に代わる医療として実用化への期待が高まっている．

　技術は実用化して初めてその価値が生ずる．関係各位のご高配とご支援により監修および本書発刊の機会を賜り，真のイノベーションとしての再生医療の本格化をめぐる国内外の最新動向の一端を紹介する．

2012年6月

一般財団法人バイオインダストリー協会
先端技術・開発部部長　堀　友繁

目　次

まえがき　3

序章　幹細胞技術の産業化——再生医療の本格化に向けて　9

第1章　幹細胞技術の臨床基礎研究および産業化最前線

1.1　iPS細胞を用いた網膜の再生医療 …………………………………… 14
1.2　Muse細胞の発見と再生医療への応用可能性 ……………………… 22
1.3　糖尿病性潰瘍の患者に対する末梢血・血管内皮前駆細胞（EPC）
　　　移植の課題と将来の展望 …………………………………………… 42
1.4　細胞治療の事業化に向けて——自家培養表皮の製品開発と供給 …… 54
1.5　製薬業界からの展望 ………………………………………………… 65
1.6　再生医療の産業化を促進する自動培養装置の開発 ……………… 73
1.7　iPS細胞に関する研究動向 ………………………………………… 81
1.8　再生医療産業化の取組み …………………………………………… 91

第2章　幹細胞技術の標準化に向けて

2.1　iPS細胞の臨床応用——標準細胞とデファクト標準について …… 100
2.2　バイオテクノロジー領域のISO/TC新設の動き ………………… 108
2.3　ISO/TC 150/SC 7の創設及びデジュール標準について ………… 115
2.4　ISO/TC 150における取組み——経緯，現状及び将来展望 ……… 126
2.5　幹細胞の製造と培養装置の役割 …………………………………… 134

2.6 幹細胞の実用化のための培養技術の標準化における課題 ……… 143
2.7 多能性幹細胞の標準化コンセプトの再考 ……………………… 155

第3章 再生医療の知財戦略，医療経済および規制制度

3.1 知財戦略 ……………………………………………………………… 166
3.2 iPS細胞技術の特許ライセンス ………………………………… 176
3.3 ベンチャーキャピタルの挑戦——新たな価値の構築に向けて …… 183
3.4 再生医療の経済評価 ……………………………………………… 191
3.5 再生医療の社会的受容——細胞のアイデンティティに関する課題 … 198
3.6 再生医療の規制・制度等に関する欧米の動向 ……………… 206

第4章 再生医療の本格化と将来

4.1 再生医療の未来 …………………………………………………… 216
4.2 日本における細胞治療の加速に向けて——大型実験動物評価の標準化を ……………………………………………………………… 230
4.3 真のイノベーションに向かって——再生医療にかかわる産業界の発展に向けて ……………………………………………………… 243
4.4 再生医療の本格的な普及に向けての医療イノベーションの取組み …… 253

終章 再生医療における技術標準の役割　263

あとがき　269

執筆者紹介

(掲載順)

まえがき	堀	友繁	一般財団法人バイオインダストリー協会 先端技術・開発部 部長 新潟薬科大学 応用生命科学部 非常勤講師
序章	斉藤	群	元 経済産業省 製造産業局 生物化学産業課長 (現 独立行政法人石油天然ガス・金属鉱物資源機構 備蓄企画部長)
第1章 1	髙橋	政代	理化学研究所 発生・再生科学総合研究センター 網膜再生医療研究プロジェクト プロジェクトリーダー
	鍵本	忠尚	株式会社日本網膜研究所 代表取締役社長兼 CEO
2	出澤	真理	東北大学大学院 医学系研究科 細胞組織学分野・人体構造学分野 教授
3	田中	里佳	順天堂大学 医学部 形成外科学講座 准教授
4	畠	賢一郎	株式会社ジャパン・ティッシュ・エンジニアリング (J-TEC) 常務取締役 研究開発部長
5	中島	秀典	アステラス製薬株式会社 分子医学研究所 主席研究員
6	中嶋	勝己	川崎重工株式会社 技術開発本部 システム技術開発センター MD プロジェクト室長
7	鷲見	芳彦	北海道大学 人材育成本部 特任教授
8	戸田	雄三	富士フイルム株式会社 取締役常務執行役員 医薬品事業部長 一般社団法人再生医療イノベーションフォーラム(FIRM) 会長
第2章 1	青井	貴之	京都大学 iPS 細胞研究所(CiRA) 基盤技術開発部門 教授
2	丹羽	一樹	独立行政法人産業技術総合研究所 計測標準研究部門 研究員
	湯元	昇	独立行政法人産業技術総合研究所 理事
3	堤	定美	日本大学 歯学部 特任教授
4	廣瀬	志弘	独立行政法人産業技術総合研究所 ヒューマンライフテクノロジー研究部門 主任研究員
5	紀ノ岡	正博	大阪大学大学院 工学研究科 生命先端工学専攻 生物プロセスシステム工学領域 教授
6	柳原	佳奈	独立行政法人医薬基盤研究所 難病・疾患資源研究部 ヒト幹細胞応用開発室 プロジェクト研究員
	古江-楠田美保		独立行政法人医薬基盤研究所 難病・疾患資源研究部 ヒト幹細胞応用開発室 研究リーダー
7	仙石	慎太郎	京都大学 物質―細胞統合システム拠点(WPI-iCeMS) 准教授

第3章	1	隅藏　康一	文部科学省　科学技術政策研究所第2研究グループ　統括主任研究官 政策研究大学院大学　准教授
	2	白橋　光臣	iPSアカデミアジャパン株式会社　取締役　ライセンス部　部長
	3	大滝　義博	株式会社バイオフロンティア パートナーズ　代表取締役社長 東北大学　客員教授
	4	池田　俊也	国際医療福祉大学大学院　薬学研究科　教授
		山我　美佳	国際医療福祉大学大学院　医療・生命薬学専攻　博士課程 帝人ファーマ株式会社　創薬推進部 プロジェクトマネージャー
	5	見上　公一	総合研究大学院大学　学融合推進センター　助教
	6	安田　智	国立医薬品食品衛生研究所　遺伝子・細胞医薬部　第2室　室長
		佐藤　陽治	国立医薬品食品衛生研究所　遺伝子・細胞医薬部　部長
第4章	1	江上　美芽	東京女子医科大学　先端生命医科学研究所　客員教授 株式会社ウェルタイム・コーポレーション　代表取締役社長
		岡野　光夫	東京女子医科大学　先端生命医科学研究所　所長・教授
	2	小林　英司	自治医科大学　先端医療技術開発センター　先端治療開発部門　客員教授 株式会社大塚製薬工場　特別顧問
	3	浅野　武夫	内閣官房　医療イノベーション推進室　企画官
	4	八山　幸司	元 内閣官房　医療イノベーション推進室　企画官 （現 経済産業省　産業技術環境局　地球環境連携・技術室長）
終章		田中　正躬	一般財団法人日本規格協会　理事長 元 ISO会長
あとがき		堀　友繁	一般財団法人バイオインダストリー協会　先端技術・開発部　部長 新潟薬科大学　応用生命科学部　非常勤講師

序章　幹細胞技術の産業化——再生医療の本格化に向けて

1. 幹細胞技術の産業化に対する期待

2006年，京都大学の山中伸弥教授によるマウス人工多能性幹細胞（iPS細胞）樹立の論文発表，及び2007年のヒト人工多能性幹細胞樹立の発表は，世界的な注目を浴びるとともに，日本全体にiPS細胞を含めた幹細胞を利用した再生医療に対する期待を大きく高めることとなった．

幹細胞には様々な種類がある．全ての種類の細胞に分化できるものとしては，受精卵から作られる胚性幹細胞（ES細胞）やiPS細胞が知られるが，生体内の各組織には全ての細胞に分化できる全能性はないものの，一定の範囲で分化することのできる幹細胞が存在している．それぞれの幹細胞の特徴を踏まえた様々な研究が進められており，また，各組織に存在する間葉系幹細胞等の幹細胞を利用した再生医療は実用化の段階にある．

幹細胞技術の活用分野としては，臓器や組織の再生を目的とする再生医療への活用が大きく期待されており，本書も再生医療分野を中心に記述がなされている．

一方，幹細胞技術は創薬の分野でも，その活用が大きく期待されており，特にiPS細胞はこの分野での実用化がかなり早い段階で実現することが期待されている．

2. 薬分野での幹細胞技術の活用

新しい医薬品を開発するためには，最終的には実際にヒトに適用することにより，薬効や副作用を確認すること（治験）が不可欠であるが，ヒトに適用する前に動物を用いた実験を行うことにより薬効や副作用の確認（スクリーニング）が行われている．しかしながら，ヒトとマウス等の動物では，酵素等の反応や代謝経路が異なっているなどの理由により，動物での実験結果が必ずしも

ヒトでの治験結果と合致しないことも多い．また，できる限り動物実験を少なくしようという世界的な流れもある．

　この点，例えば iPS 細胞から心筋細胞を作成し，医薬品の候補物質を作用させることにより，心筋への毒性を調べることができれば，早い段階でヒト細胞を用いた副作用のスクリーニングが可能となる．また，特定の疾病の患者の iPS 細胞から標的となる臓器の細胞を作成し，医薬品候補物質を作用させることにより，薬効の確認も可能となる．

　もちろん，代謝を確認する観点からの動物実験やヒトでの治験は必要であるが，早い段階でヒトの細胞を用いた薬効や毒性の確認ができることは，研究開発の効率を上げるうえで重要と考えられる．

　この点で iPS 細胞等が大きく貢献することが期待されている．また，法律に基づく安全性の確認が必要な再生医療に比べて，スクリーニングとしての創薬過程での活用は比較的自由に行えることから，早い段階で利用が広がるものと期待される．

3. 再生医療分野での幹細胞技術の活用

　再生医療を広い意味で捉えれば，白血病治療における骨髄移植も該当すると考えられ，その意味で再生医療は既に一定の実績を上げているといえる．間葉系幹細胞を用いた再生医療に関しては各国で承認されており実用化の段階にある．一方，iPS 細胞は作成されて間もないこともあり，実用化の前段階である治験段階もこれからであり，基礎研究や臨床研究等の研究開発の段階にあると言える．したがって，研究開発の推進が重要となる．

3.1　研究開発の推進

　政府においては，再生医療に関し，基礎から臨床，実用化へ向け，切れ目なく支援を行う観点から文部科学省，厚生労働省，経済産業省が連携して研究開発を進める「再生医療の実現化ハイウェイ」構想を進めている．構想においては，各省が連携しつつ，文部科学省が基礎研究や非臨床研究を推進，厚生労働

省が臨床研究を推進，経済産業省が細胞培養装置，細胞評価装置等の周辺機器や自己組織の再生を促すデバイスの開発を推進することとしている．本構想を踏まえ，関係各省の担当者からなる連絡会においてiPS細胞を中心に研究開発プロジェクトの企画，進め方等に関して調整が行われているところである．

3.2 実用化に向けた推進

間葉系幹細胞を中心に再生医療は各国で実用化の段階に達している．日本においても，2007年，株式会社ジャパン・ティッシュ・エンジニアリング（J-TEC社）の培養表皮が火傷治療用として薬事法に基づく承認がなされた（第1章4．参照）ほか，3件の治験が行われている．しかしながら，J-TEC社の培養表皮の承認には，重度の火傷患者のみを対象とすることや患者一人あたりの使用枚数に制限があるなど条件が付されている．

また，承認件数を比べた場合，日本の1件に比べ，米国，欧州では10件レベルで承認されているほか，韓国でも同程度の承認が行われている．これら3地域では更に数多くの治験が進められていることを踏まえれば，日本の実用化に向けた動きは遅れを取っており，承認に向けた動きを加速する必要があるといえよう．

間葉系幹細胞以外の状況では，ES細胞を用いた再生医療は，米国を中心に治験の段階に達している．また，iPS細胞を用いた再生医療に関しては，臨床研究に入ろうとする段階にある．iPS細胞が日本の研究で生まれたものであることを踏まえると，臨床研究，治験，実用化に向けた動きが，日本が先頭で進められることが望まれる．

3.3 産業化に向けた課題

再生医療はまさに産業化の段階を迎えようとしており，基礎研究において世界のトップレベルにある日本としては，実用化，産業化に関しても世界の先頭に立ち，これまで根本的な治療法がなかった疾患，傷害に対する新たな医療を提供する道を切り開くとともに，今後の日本の成長，雇用の確保にも貢献する

ことが望まれる．

　そのためには，日本において実用化が進み，マーケットが作られることが重要である．したがって，再生医療の特徴や実態を踏まえた迅速な承認スキームを検討し進めることが重要であろう．前述のとおり日本は，薬事承認の進捗が欧米や韓国に比べて遅れているが，海外において承認された案件のほとんどは皮膚や軟骨といった整形の分野であり，心臓，肝臓等の内臓分野での承認はまだない．日本では最近，細胞シートによる心筋再生医療の治験が世界で初めて開始されたところであり，まだまだ遅れを挽回できるチャンスはあると思われる．

　また，産業化を進めるうえでiPS細胞等の幹細胞に関する知財戦略や標準化戦略も重要となる．京都大学の山中教授のiPS細胞の作製方法に関する特許は日本だけでなく，米国，欧州でも認められており，日本で開発されたiPS細胞を活用した再生医療の推進は日本が先頭に立って進めることが期待される．

　さらに，再生医療の推進のためには，細胞の大量培養技術，細胞の選別・選択技術，保存・輸送技術等の周辺技術が重要であり，再生医療の産業化に伴い，設備，装置類の需要も大幅に伸びることが期待される．このような周辺分野においても，技術開発を進めることが重要であるとともに，設備，装置類の国際標準化を日本が主体となって進めていくことも必要であろう．

4．ま と め

　再生医療の市場規模予測には様々なものがあるが，2020年頃から本格的に伸び，世界で10兆円を超える規模になることが予測される．産業化という観点では，まさに緒についた段階といえる分野ではあるが，将来の伸びを考えれば産学官が緊密に連携し，研究開発から実用化，産業化に向けての動きがスムーズに進むよう国をあげて推進していくことが必要であろう．

第1章 幹細胞技術の臨床基礎研究および産業化最前線

1.1 iPS細胞を用いた網膜の再生医療

米国では Advanced Cell Technology (ACT) 社による ES 細胞由来の網膜色素上皮 (Retinal Pigment Epithelial, RPE) 細胞の移植治療が始まっており[1]，限定的ではあるが臨床的有用性も証明されつつある．筆者らの研究グループでは拒絶反応のない，質，量ともに移植治療に適合する細胞を求めて，自家 iPS 細胞由来の RPE 細胞を得た．既に第一次，第二次，第三次造腫瘍性試験の結果からも安全性が高いことが証明され，純化された最終分化細胞シートが得られた．また，臨床用の培養法や施設の準備も整い，今後，臨床研究へと進む．さらに変性網膜に対する視細胞移植研究もいくつかの大きなブレークスルーを経て治療の可能性が高まっているが，RPE 移植で培われる多能性幹細胞を用いた再生医療の経験は，次に控える真の中枢神経再生である視細胞移植にも生かされる．

1.1.1 網膜色素上皮 (RPE) 細胞治療（図 1.1.1）

(1) ES 細胞を用いた細胞治療

現在，ES 細胞の臨床研究が開始されているのは網膜と脊髄であり，ともに中枢神経である．多能性幹細胞という未知の細胞を用いて治療に踏み切るためには，既存の幹細胞がカバーしない組織である必要があるが，骨髄由来幹細胞や脂肪由来幹細胞は遺伝子導入以外では機能的各種神経細胞には分化しない．また，胎児細胞使用が可能な国では神経幹細胞移植が行われているが，倫理的な問題と量の問題がある．よって，神経系の細胞治療には ES 細胞を使う妥当な理由があると言える．

また，無限に増える ES 細胞といえども臨床応用に耐えうる質を担保した大量培養の方法は確立されていない．そこで，細胞数が少なくても効果を示すことができる組織，すなわち中枢神経が早期に臨床応用されることも必然である．

これらの状況は iPS 細胞においてもまったく同様で，iPS 細胞が最初に中枢

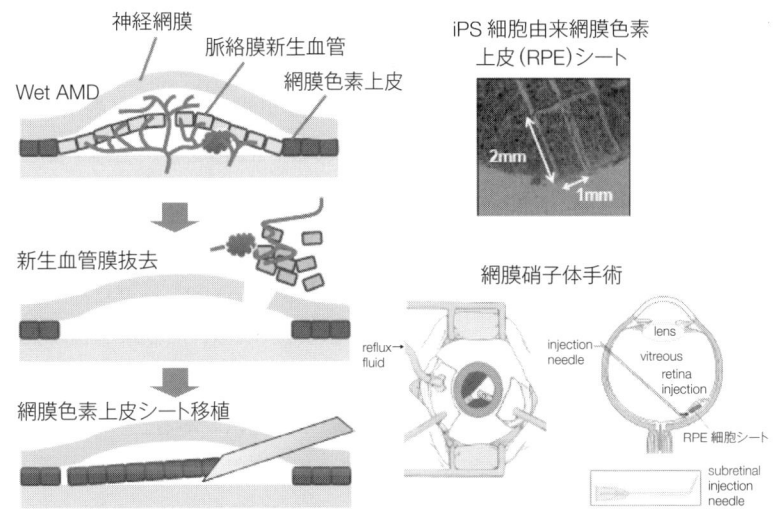

図 1.1.1　網膜色素上皮移植

神経組織に応用されるであろうことは想像に難くない．ただし，現在の治療はそれぞれ ES 細胞由来のオリゴデンドロサイトと RPE 細胞という神経をサポートする細胞の移植であって，神経細胞そのものの移植ではないことに注意が必要である．これらのサポート細胞の移植では，どこまで機能回復するかは移植細胞ではなく神経細胞の状況によって決定されるのである．神経細胞の障害が軽ければ治療によって劇的な回復も期待でき，一般治療となる可能性も十分ある．一方で，神経細胞自体の移植は，複雑な神経回路網に組み込まれ，正しく機能させることがいまだ難しく，実際に効果的な治療までは距離があるのが実情である．

(2)　iPS 細胞由来 RPE 細胞の移植

RPE 細胞の障害により引き起こされる疾患は数多くあり，視力障害の大きな割合を占めている．RPE 細胞は通常生涯を通じて置き換わることがないとされており，軽度の障害は修復可能であるが，大きな障害や老化に対しては修復することができないために細胞移植で置き換える治療が必要である．そのよ

うな疾患の代表例が加齢黄斑変性である．

　加齢黄斑変性は，いくつかの遺伝子の一塩基多型（Single Nucleotide Polymorphisms, SNPs）が発生に関与していることが報告されているが[2),3)]，黄斑部 RPE の老化が原因となって引き起こされる．RPE 細胞が萎縮するとそこに接している視細胞を維持することができず，2 次的な視細胞変性が起こる．RPE 細胞の異常のみで新生血管のない非滲出型加齢黄斑変性（dry type）と，新生血管が形成される滲出型加齢黄斑変性（wet type）に分けられる．近年新生血管抑制を目的として，光線力学療法と抗 VEGF 抗体薬 2 種が認可されているが，非滲出型に対する治療は全く存在せず，また，新生血管以外の RPE 細胞や視細胞の障害に対する治療もないのが現状である．

　加齢黄斑変性の患者の数は多く，欧米では視覚障害の最も大きな原因である．日本では wet type が多いが，欧米では非滲出型が多く滲出型の 10 倍の患者がいる．冒頭の ACT 社の ES 細胞由来 RPE 細胞によるプロトコルは非滲出型加齢黄斑変性と遺伝性黄斑変性の一種であるスターガルト病に対するものであり，細胞の浮遊液を移植する[1)]．スターガルト病では原因遺伝子は視細胞特有遺伝子であり，変性する視細胞に対する栄養作用（trophic effect）をねらっての治療である．

　ACT 社は ES 細胞由来 RPE 細胞は移植しても拒絶反応は少ないと報告しており，術後数か月の軽い免疫抑制のみで比較的基底膜が残っている非滲出型では生着に影響はないとしている．しかし，網膜血管バリアが破綻し免疫租界が崩れている滲出型でも同様であるとは考えにくく，実際過去に提供眼や胎児から得られた RPE 細胞の滲出型加齢黄斑変性に対する移植では拒絶反応と思われる炎症所見が出現し，移植細胞も早期に白くはん（瘢）痕化することが知られている[4)]．そこで登場するのが iPS 細胞である．自家 iPS 細胞から RPE 細胞シートを作り，新生血管膜を手術で抜去した後に欠損した RPE 細胞を自分の iPS 細胞から作った新しい RPE 細胞で置き換えるという根本治療が可能となるのである．

　現在筆者らのグループでは，iPS 細胞から RPE 細胞を分化させる培養法

[5),6)]を臨床用に整え，品質評価基準の設定，細胞調製施設（Cell Processing Center, CPC）の整備を終えた．さらに培養の標準作業手順書（Standard Operating Procedure, SOP），臨床プロトコルを「ヒト幹細胞を用いる臨床研究に関する指針」に沿って作成し，厚生労働省に提出する準備をしている．これまでの研究結果から安全性は確保されていると考えるが，実際の臨床研究と同様の手順で作成したiPS細胞由来RPE細胞の最終産物について，最も過酷な条件（腫瘍増殖因子とともに免疫不全マウスに移植する）の安全性試験での最終確認でも，安全性の高さが証明されつつある．

(3) iPS細胞由来RPE細胞移植の臨床計画

現在は「ヒト幹細胞を用いる臨床研究に関する指針」に基づいた医師法のもとで行われる臨床研究を行うべく準備を進めている．しかし，この制度は日本独自のもので，この臨床研究で効果が認められても標準治療として世界に広めることはできない．よって，次には薬事法に基づいた臨床治験を行う必要がある．

臨床治験は臨床研究とは異なった観点で計画する必要がある．将来的には事業として成り立つ，採算のとれる治療法にしないと広く標準治療とすることは難しいので，費用対効果を考える必要がある．iPS細胞の自家移植がよいのかバンクを用いた他家移植がよいのか，手術侵襲の少ない細胞浮遊液で栄養因子による治療効果を狙うのか，RPE細胞シート移植で完全な補充・置換治療（replacement therapy）とするのか，慎重に選択する必要がある．しかも，それぞれ疾患の状態によって最適な方法が異なるため，どの疾患のどの時期を対象に，どの治療を行うと効果的で採算が合うのかを厳密に考えて治験あるいは臨床研究のデザインを考えなければならない．

1.1.2 網膜色素上皮（RPE）細胞治療　グローバル治験計画（図1.1.2）

(1) 経営体制

純化したiPS細胞由来RPE細胞は *in vitro* および *in vivo* の安全性試験で

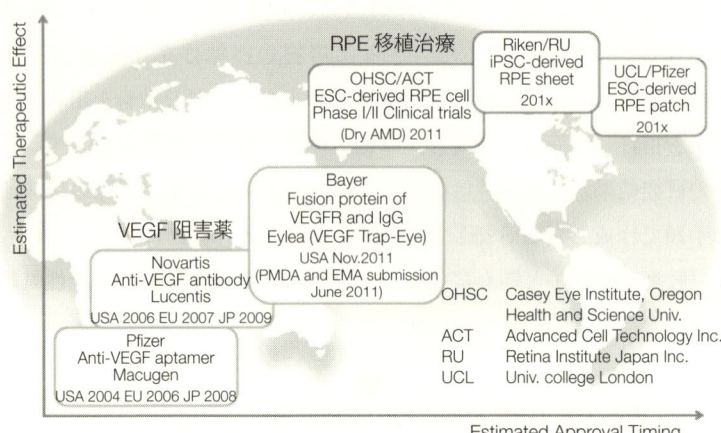

図 1.1.2　世界の競合製品

　問題がなく，品質の安定性が高いという結果を受けて，我々は当該技術を世界中で承認取得するための戦略調査，知的財産の集約を目的とする株式会社日本網膜研究所（RIJ）を 2011 年に設立した．iPS 細胞という新規原料を使用する技術であるため，創業時から本日まで，規制当局交渉を第一優先に経営陣人選を進めてきた．

　ノバルティスファーマー株式会社（眼科部門，日本チバガイギー株式会社）で加齢黄斑変性のゴールド・スタンダード治療法 Lucentis（抗 VEGF 抗体）の開発責任者（米国外のグローバル開発）であった人材を開発担当副社長に迎え，薬物学／毒物学（Pharmacology/Toxicology）担当，医薬品開発（Chemistry, Manufacturing and Control, CMC）担当者にそれぞれ，元米国食品医薬品局（Food and Drug Administration, FDA）／生物学的製剤評価研究センター（Center for Biologics Evaluation and Research，生物学的製剤評価研究センター，CBER）／医薬品評価研究センター（Center for Drug Evaluation and Research, CDER）審査官をあてるという開発体制を敷いている．

(2) 規制当局見解

全世界での承認を見据えた戦略を立てるために，まず既に ES 細胞を原料とする細胞治療の治験開始をジェロン社（Geron Corp.）および ACT 社の 2 社に対して許可した FDA が，

① 治験開始許可のための価値判断基準を持っている．

② その基準を用いて実際に治験開始を許可したという実績がある．

という，二つの根拠からまず見解を聞くのに適した規制当局であろうと判断し，2012 年 10 月，FDA/CBER との Pre-Pre-IND 相談（FDA における新規医薬品承認申請過程の一部）（3.6 参照）を行った．筆者らはそもそも iPS 細胞という，「何が標準か」まだ決まっていない原材料を用いることに対して，規制当局から否定的な意見が出ることも想定していたが，その期待は良い意味で裏切られた．

FDA/CBER の見解は極めて明快で，「iPS 細胞は原材料であり FDA/CBER が原材料である iPS 細胞を独立してその安全性・標準を議論することはない．規制当局として確認すべきであり興味があるのは患者へ投与する最終製品が安全であり，有効性があるかどうかである」という内容であり，十分な実現可能性が見えてきた．

右も左も全くわからなかった iPS 細胞を原材料とするグローバル治験計画に背骨が一本通ったことを確認し，独立行政法人医薬品医療機器総合機構（PMDA）との薬事戦略相談，欧州医薬品庁（European Medicines Agency, EMA）との会議を行い医薬品の安全性に関する非臨床試験の実施基準（Good Laboratory Practice, GLP）試験の詳細を確定していく．

(3) 破壊的イノベーション

科学技術が大きく花開き，世界中の患者へ福音をもたらすには，安全性と有効性の証明以外に重要な「現象」がある．

未成熟な未来の成長産業が，懐疑主義の洗礼を受けながら成長を夢見て経営努力をする．それがある瞬間に一気に成長軌道に乗る．一見その「現象」は急

激に起こったように見えるが，まるで卵が外から見てもその成長は見えないにもかかわらず，ある日突然，雛という卵の殻とは異質な生命が産まれるように，実はずいぶん前から「臨界点」へ向けて深く静かに質的変化が進んでいる．

ここで起こりうるイノベーションは通常のイノベーションと大きく質が異なる．これは再生医療が根治治療を志向し，製薬業界が対症療法へ収束するという差異に起因する．再生医療の志向するイノベーションは，過去の製薬業界の研究から蓄積される「継続的なイノベーション」ではなく，ハーバード・ビジネススクールのクレイトン・クリステンセン（Clayton M. Christensen）氏が提唱した「破壊的イノベーション」をもたらし，これまで存在している製薬企業の業界構造を根本から塗り替える可能性もあると言える．

おそらく「臨界点」前には，想像すらし難い様々な現象が起こるであろう．しかし長期的には，このイノベーションは必ず起こり，数十年内に「製薬再生医療業」という新たな業界絵図が認知され，この新たな業界すら次の非継続的破壊的イノベーションの挑戦を受け入れる土壌となるのであろう．

(4) 再生医療（iPS細胞）の臨界点

iPS細胞関連技術の「臨界点」は，次の3条件をクリアした瞬間に世界中で不可逆的反応として迎えられる．

① 製造方法の臨界点……iPS細胞で目的とする最終製品を安定して作れる．

② 承認上の臨界点……最終製品の安全性・有効性を証明でき，規制当局の承認を得られる．

③ 財務上の臨界点……製造原価が下がり適切な市場規模のある適応症で承認取得可能性があり，事業投資内部収益率が年率10%を超える．

ES細胞やiPS細胞は他の細胞と異なり安定して無限に増殖することが本来の性質である．さらにiPS細胞はバンクを作ることもES細胞に比べ容易なので，初めて安定して大量生産できる再生医療製品になる可能性がある．すなわ

ち,いずれ上記の3条件をクリアする可能性も高い.

この3臨界点を越えたとき,大規模なリスクマネーの流入が起こり,人と技術と資金が集まり,新成長産業が誕生する.そして,その後は時系列に沿った安定した成長軌道を描く.過去に蛋白医薬がその「臨界点」を越えたように,果たして我々の技術が臨界点を越えられるかどうかは,時が証明するのを待つしかないが,我々は当技術,そして再生医療の発展が世界中の患者へ福音をもたらすことを期待して歩を進めたい.

参考文献

1) Schwartz, S.D., Hubschman, J.P., Heilwell, G., Franco-Cardenas, V., Pan, C.K., Ostrick, R.M., Mickunas, E., Gay, R., Klimanskaya, I., Lanza, R. (2012). Embryonic stem cell trials for macular degeneration: a preliminary report. *Lancet* **379**:713–720.
2) Raychaudhuri, S., Iartchouk, O., Chin, K., Tan, P.L., Tai, A.K., Ripke, S., Gowrisankar, S., Vemuri, S., Montgomery, K., Yu, Y., Reynolds, R., Zack, D.J., Campochiaro, B., Campochiaro, P., Katsanis, N., Daly, M.J., Seddon, J.M. (2011). A rare penetrant mutation in CFH confers high risk of age-related macular degeneration. *Nat Genet.* **43**:1232–1236.
3) Kanda, A., Chen, W., Othman, M., Branham, K.E., Brooks, M., Khanna, R., He, S., Lyons, R., Abecasis, G.R., Swaroop, A. (2007). A variant of mitochondrial protein LOC 387715/ARMS 2, not HTRA 1, is strongly associated with age-related macular degeneration. *Proc Natl Acad Sci USA* **104**:16227–16232.
4) Algvere, P.V., Berglin, L., Gouras, P., Sheng, Y., Kopp, E.D. (1997). Transplantation of RPE in age-related macular degeneration: observations in disciform lesions and dry RPE atrophy. *Graefes Arch Clin Exp Ophthalmol* **235**:149–158.
5) Osakada, F., Ikeda, H., Mandai, M., Wataya, T., Watanabe, K., Yoshimura, N., Akaike, A., Sasai, Y., Takahashi, M. (2008). Toward the generation of rod and cone photoreceptors from mouse, monkey and human embryonic stem cells. *Nat Biotechnol* **26**:215–224.
6) Hirami, Y., Osakada, F., Takahashi, K., Okita, K., Yamanaka, S., Ikeda, H., Yoshimura, N., Takahashi, M. (2009). Generation of retinal cells from mouse and human induced pluripotent stem cells. *Neurosci Lett* **458**:126–131.

1.2 Muse 細胞の発見と再生医療への応用可能性

1.2.1 Muse 細胞の母体となる間葉系幹細胞

　間葉系幹細胞は骨髄，脂肪，真皮，臍帯，歯髄などの間葉系組織から採取される組織幹細胞として概ね定義されており，発生学的には中胚葉系に属する．腫瘍化の危険が低く安全性が高いこと，アクセスしやすい組織から得られることなどの利点もあり，現在ヒトへの応用が世界中で展開されている．

　間葉系幹細胞の研究は古くは骨髄で始まり，1968 年にフリーデンステイン（A.J. Friedenstein）氏が骨髄由来の軟骨細胞（colony-forming units-fibroblast cells, CFU-F）の骨・軟骨・脂肪・線維性組織への分化を最初に報告し，骨髄間質細胞（multipotential marrow stromal stem cells）と名付けたことに端を発する[1]．その後，培養下で骨髄間葉系幹細胞にサイトカインや還元剤を組み合わせた特定の誘導をかけると，骨・軟骨・脂肪に分化転換することがピッテンガー（M.F. Pittenger）氏らによって 1990 年代終わりに報告され，一気にこの領域の研究が進められた[2]．また，別の誘導方法によって中胚葉系の細胞だけでなく，胚葉を越えて神経細胞や肝細胞，気道系の細胞などの外・内胚葉性の細胞にも分化することが報告されていった[3]〜[6]．脂肪や臍帯，歯髄由来の間葉系幹細胞でも同様の分化転換が示され，このような現象から間葉系幹細胞は柔軟性（flexibility）の高い分化能を有する幹細胞と認識されてきた．ただし，このような分化を示す細胞は間葉系幹細胞の一部であると想定されていた．

　通常，間葉系幹細胞の研究では，骨髄，真皮，脂肪組織などの組織から接着性の細胞として採れたものを扱っているので，実際には多様な細胞が構成する集団である[2],[3]．このように単一の細胞種ではなく複数種の細胞から構成されるので，間葉系幹細胞全体の見せる作用も多様であり

　① 組織保護効果

1.2 Muse細胞の発見と再生医療への応用可能性

② 免疫抑制効果・抗炎症効果
③ 抗アポトーシス効果
④ 再生効果

などがそのもたらす作用として知られている．

1.2.1.1 組織保護効果

間葉系幹細胞は様々なサイトカインを産生するため，細胞をそのまま生体に投与する，あるいは傷害組織に投与すると組織保護効果がもたらされることが知られている．産生するサイトカインは多岐にわたるが，

① 脳由来神経栄養因子（Brain Derived-Neurotrophic Factor, BDNF）
② 成長因子（Nerve Growth Factor, NGF）
③ ニューレグリン1（neuregulin-1）
④ 脳性ナトリウム利尿ペプチド（Brain Natriuretic Peptide, BNP）
⑤ インターロイキン-6（interleukin-6, IL-6）
⑥ 線維芽細胞増殖因子-2（Fibroblast Growth Factor-2, FGF-2）
⑦ グリア細胞由来神経栄養因子（Glial cell line-Derived Neurotrophic Factor, GDNF）
⑧ 線維芽細胞増殖因子-20（FGF-20）
⑨ 肝細胞増殖因子（Hepatocyte Growth Factor, HGF）

が報告されている[7)~10)]．この他に

⑩ 顆粒球刺激因子（Granulocyte Colony-Stimulating Factors, G-CSF）
⑪ 血管内皮細胞増殖因子（Vascular Endothelial Growth Factor, VEGF）

の組織保護効果も報告がある[9)]．血管新生を促すことによる間接的な組織保護効果として，

⑫ アンジオポエチン-1, 2［angiopoietin(Ang)-1, 2］
⑬ アンジオポエチン様-1, -2, -3, -4［Ang-like-1, -2, -3, -4］
⑭ VEGF, FGF-2

の関与が示唆されている[11]．

現在ヒトに応用されている間葉系幹細胞移植は，主にこの組織保護効果に主眼を置いたものである．誘導も何もしないそのままの間葉系幹細胞が組織再生に有効とされるのは前述を含めた様々な因子の作用がメインであるが，基本的には移植後しばらく経つと細胞は残存せず除去されるので，この効果は長期間持続するものではない．

1.2.1.2 免疫抑制効果・抗炎症効果

この効果は間葉系幹細胞が免疫細胞の活性を抑える因子を産生するためにもたらされるもので，移植片対宿主病などにも有効と考えられ，現在フェーズⅢの臨床試験が行われている．

間葉系幹細胞は生体における過剰な免疫反応から細胞や組織を守り，さらに免疫系を調節する働きを有すると言われてきた．免疫反応にかかわる要素としてプロスタグランジン（prostaglandins），リポキシン（lipoxins），プロテクチン（protectins），レソルビン（resolvins）などの小分子や，M2型マクロファージ（alternatively-activated M2 macrophages）と言われる炎症系の細胞，さらには調節性T細胞などの免疫系の細胞があるが，間葉系幹細胞はこれらの過剰な反応を調節し制御する[12]．その機序として，

① 間葉系幹細胞がインターロイキン-1（interleukin-1）受容体拮抗因子を産生し，炎症反応を抑制する．
② 腫瘍壊死因子（tumor necrosis factor）の soluble receptor 1（sTNFR 1）を分泌することによって抗炎症作用を発揮する．
③ 抗炎症蛋白"TSG-6"（TNF-α stimulated gene/protein 6）を作り，TSG-6が組織傷害部位における過剰な炎症反応を抑制するだけでなく，好中球やマクロファージから出されるプロテアーゼから組織を守る．

などの作用によるものだとされている[12]．

1.2.1.3 抗アポトーシス効果

間葉系幹細胞は多面的な作用を持つ蛋白質"Stanniocalcin-1"(STC-1)を分泌する．STC-1はミトコンドリアにおける脱共役タンパク質2"uncoupling protein 2"(UCP2)の発現上昇を引き起こすことによってミトコンドリアの機能を変え，これによって活性酸素（Reactive Oxygen Species, ROS）が下がり，結果として細胞死から救済することができると報告されている[12]．

1.2.1.4 再生効果

間葉系幹細胞は同じ中胚葉系の骨・軟骨・脂肪に限らず，胚葉を超えて神経細胞，グリア細胞，肝細胞など幅広い分化を見せることが生体内での自発的な分化だけでなく，培養における誘導実験においても見られている．例えば，傷害を受けた組織に間葉系幹細胞を分化誘導せずにそのまま移植すると，極めて率は低いものの生体内で生着し，自発的に分化し，組織を構成する細胞に分化することによって組織修復に寄与する．このような効果は多様な臓器で認められており，心筋梗塞，肝硬変，表皮水泡症などのモデルにおいて報告されている[13〜15]．

また，培養下で特定のサイトカインや還元剤などを用いて誘導をかけると目的とする細胞に分化することが報告され，再生医療への応用が示唆されている[3〜6]．ただし分化を担っている本体となる細胞は間葉系幹細胞の中のどのような細胞なのか，なぜ胚葉を超えた幅広い分化をするのか，その機構はどのようなものなのか，ということに関してこれまで長らく議論があった．本節で述べるMultilineage-differentiating stress enduring (Muse)細胞は間葉系幹細胞の中でも，この再生効果を担う細胞として新たに同定された[16]．

1.2.2 間葉系幹細胞と再生医療応用の現状

米国の臨床試験登録サイトClinicalTrials.gov (http://clinicaltrials.gov/)に登録されているデータによると，幹細胞治療に関しては2012年の時点で約250件の臨床試験が全世界で進められている．特に2004年あたりから急速に

展開されてきており,非常な勢いで実用化が進みつつある.

 国別で見ると米国が筆頭でインド,ドイツ,中国,スペイン,英国,日本,韓国と続いている.幹細胞移植の内容であるが,約250の臨床試験のほとんどは間葉系幹細胞を扱ったものであり,その内訳は骨髄由来が約70%,脂肪由来が7%,臍帯由来3%,その他不明(細胞ソースが登録されていない)である.一方,ES細胞やiPS細胞を扱っている臨床試験はほとんどないか,あっても極めて少ない.安全性の高い体性幹細胞が圧倒的に主流を占めているというのが現状である[17].

 対象となる疾患は心臓,下肢血管再生,肝臓,脊髄損傷,脳梗塞などが含まれており,投与方法は静脈,動脈のほかに疾患病巣部への直接投与が採用されている.自己細胞移植がメインであるが,中には他家移植も含まれている.最近注目されている事項として米国Osiris社の行っている1型糖尿病と診断された患者を対象としたフェーズII臨床試験がある.ここでは健康な成人ドナーの骨髄から採取した間葉系幹細胞を63人の患者に静脈内投与している.重要なことは,血縁関係のない患者に,白血球型のマッチングなしで間葉系幹細胞を投与したところ,免疫抑制剤もなしに投与されたにもかかわらず免疫反応を示す患者が一人もなかったということである[18].間葉系幹細胞は前述のように免疫抑制効果を持っており,他家移植が実現可能な幹細胞であると言える.

1.2.3 Muse細胞の発見とその意義

 前述のように間葉系幹細胞は間葉系組織から単に接着性の細胞として採れたものとされているため,複数の種類の細胞が含まれている.このために間葉系幹細胞の中で再生効果や3胚葉性の分化転換を担う少ない割合であることが想定される細胞の同定には困難があった.これまで骨髄を中心に間葉系幹細胞には多能性の細胞があることがいくつかのグループから提唱されている.例えばベルファイリー(Verfaillie)氏らの成体マウス骨髄でのMAP (Multipotent Adult Progenitor)細胞,シラー(Schiller)氏らのMIAMI (Marrow-Isolated

Adult Multilineage Inducibe）細胞，ラタイチャク（Ratajczak）氏らの VSEL（Very Small Embryonic-Like）細胞などが報告されているが，いずれも Oct-4（Octamer-4）や Rex-1（Reduced-expression 1）などの多能性因子を発現し，3胚葉にまたがる様々な細胞への分化が見られる細胞として報告されている[19)〜21)]．しかしながら，いずれの研究も複数の細胞種から構成されている間葉系幹細胞をそのままバルクで用いた研究であり，特定の細胞群をFACS（Fluorescence Activated Cell Sorting）などでより分けてから検証しているわけでもなく，また1細胞レベルにおいて3胚葉性の細胞への分化や自己複製を厳密に示していないため，多能性幹細胞の証明には至っていない．また一部の報告においては，細胞を同定するための特定のマーカーが示されていないことや同定された細胞の特性の解析が不十分であるため，他の施設での追試が困難であるなどの問題があった．

間葉系幹細胞移植にはサイトカイン産生による組織保護効果や抗炎症効果があると報告されているが，これらの効果は長期にわたって効力が持続するわけではない．傷害を受けた組織に細胞が入ったとしても，機能的な細胞に分化して組織を構成する一員として組み込まれない限り，大半の細胞はいずれ数週間内に除去されるということが，誘導をしない無処理の間葉系幹細胞移植の結果からわかっている[3),22)]．再生効果をねらうのであれば，分化能を持ち，なおかつ機能的な細胞に分化することによって組織に組み込まれる修復作用を持つ細胞を効率的に活用することが望まれる．間葉系幹細胞は腫瘍化の危険が低く既にヒトに応用されているが，もしも再生効果を持つ細胞が同定されれば，そのような細胞を効率的に活用することによって，安全性が高くより有効性を高めることのできる細胞移植治療が期待できる．

Muse 細胞は皮膚や骨髄などのヒトの間葉系組織に間葉系マーカーと多能性幹細胞マーカーのダブル陽性細胞として同定されるものであり，多能性幹細胞と間葉系幹細胞の両方の特性を併せ持つ細胞である．また自己複製能と3胚葉性への分化を1細胞レベルで見せる多能性幹細胞である[16),23)]．Muse 細胞がこれまでよくわかっていなかった間葉系幹細胞の中で再生効果をもたらす細

胞であることが新たにわかってきたことには大きな意義がある．次にこの細胞の特性を概説する．

1.2.4 Muse 細胞の特性

Muse 細胞は骨髄，皮膚，脂肪，臍帯由来の間葉系組織，あるいは一般的な市販の間葉系培養細胞，例えば線維芽細胞や骨髄間葉系幹細胞などが主な細胞源となる．これらの試料から多能性マーカー SSEA-3（未分化ヒト ES 細胞のマーカー）と間葉系マーカー CD105 のダブル陽性細胞として採取してくることが可能である．採取した細胞を 1 細胞ずつ浮遊培養で培養すると分裂を開始し，ヒト ES 細胞由来の胚葉体と酷似したクラスター（細胞塊）を形成する（図 2.1）[16]．このクラスターはアルカリフォスファターゼ反応に陽性を示し，Nanog, Sox2, Oct3/4 などの多能性マーカーを発現する．このように 1 細胞から形成されたクラスターをゲラチン上に移して培養すると中胚葉性の平滑筋マーカー（smooth muscle actin），骨格筋（desmin），骨細胞（osteocalcin），脂肪細胞（oil red），内胚葉性の肝細胞（alpha-fetoprotein），胆道系細胞（cytokeratin-7），外胚葉性の神経（neurofilament）を発現する 3 胚葉性の細胞へと自発的に分化することが確認されている（図 1.2.1）[16]．ただし自発的な分化であるので，中胚葉性の細胞へは 10～15％，胚葉を超えた内胚葉，外胚葉性のものへの分化は 3～4％程度にとどまる．さらに Muse 細胞は自己複製能も持つことが確認されている．多能性幹細胞は自己複製能と 3 胚葉性の細胞への分化能力の二つの特性を併せ持つと定義されていることから，このような細胞塊を形成する元となる細胞は多能性幹細胞であると考えられる．

前述のようにゲラチン上での自発的な 3 胚葉性の分化率は高くはないが，Muse 細胞に特定のサイトカイン誘導をかけると 90％以上の高い効率で目的とする細胞に分化させることができる．例えば HGF, FGF 4, デキサメタゾン（dexamethasone）を含むインスリン-トランスフェリン-亜セレン酸ナトリウム（Insulin-Transferrin-Sodium Selenite）液で誘導を行うと 90％以上の細胞が肝細胞マーカー alpha-fetoprotein 並びにヒトアルブミン（human albumin）

1.2 Muse 細胞の発見と再生医療への応用可能性

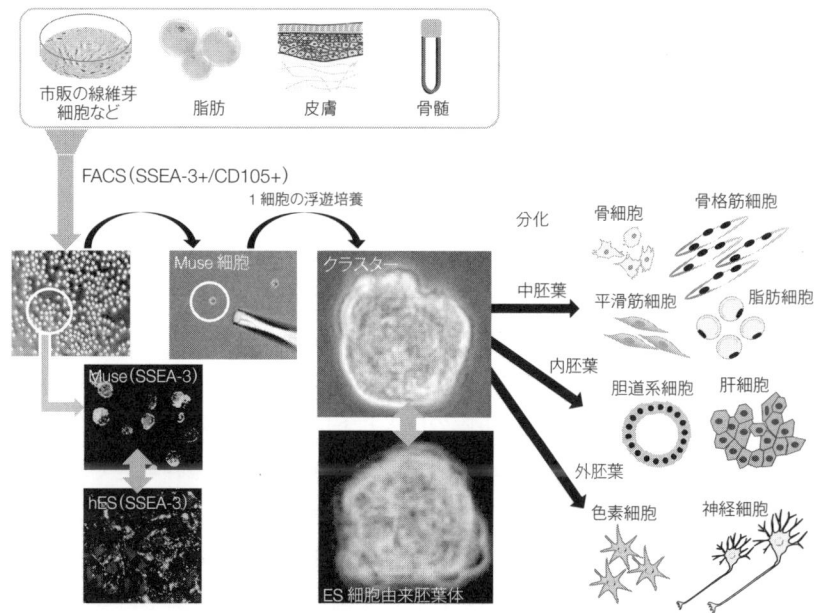

間葉系の培養細胞や脂肪，真皮，骨髄などの組織から SSEA-3/CD105 ダブル陽性細胞として Muse 細胞は直接採取可能である．採取された Muse 細胞はヒト ES 細胞同様 SSEA-3 を細胞表面に発現している．この細胞を 1 細胞で浮遊培養すると，ES 細胞由来の胚葉体と酷似した形態を示す細胞塊を形成し，3 胚葉性の多様な細胞へ分化することが確認されている．

図 1.2.1 Muse 細胞の特性

陽性の細胞へと分化し，また骨誘導，脂肪誘導をかけると 98％近くの細胞が osteocalcin あるいは oil red 陽性の細胞にそれぞれ分化する[23]．このように Muse 細胞からは効率の良いダイレクトリプログラミングが可能である．

1.2.4.1 Muse 細胞の採取方法

Muse 細胞は成人ヒトの皮膚，骨髄などの間葉系組織から SSEA-3/CD105 ダブル陽性細胞として直接採取可能であるが，さらに能率の良い方法はこれらの間葉系組織からまずは間葉系幹細胞を培養で増やし，そこからさらに SSEA-3/CD105 ダブル陽性の Muse 細胞を選別することであろう．生体から

のサンプルにおける Muse 細胞の含有率であるが，骨髄液では 3,000 個の骨髄単核球細胞のうちの 1 細胞の割合で存在する[16]．また脂肪の場合，約 15 cm^3 のヒトサンプルから間葉系幹細胞を培養し Muse 細胞を採取するとすれば，6 週から 8 週ほどの期間で約 100 万細胞前後の Muse 細胞が得られる試算となっている．Muse 細胞は接着培養においては線維芽細胞とほぼ同程度の増殖スピードを持つため，移植に必要な細胞数の確保には大きな困難はないと思われる．

一方，生体由来の組織ではなく市販の間葉系の培養細胞では，多少の増減はあるものの大体数%程度の割合で含まれていることもわかっており，実用的なソースであると言える．例えば市販の成人ヒト皮膚由来の線維芽細胞の場合，数%の割合で Muse 細胞が含まれているが，ヒト骨髄間葉系幹細胞では 1% 前後の比率で含まれている[16,23]．これまでの経験によると，10 代から 50 代後半までの骨髄間葉系幹細胞由来の Muse 細胞で検討した限りでは，年齢に収率や多能性の活性には大きな差は認められなかった．

1.2.4.2　ストレス耐性能

体性幹細胞は一般にストレスに耐性であることが知られている．大方の幹細胞は日頃は不活性（dormant）な状態にあるが，ストレスにさらされたり傷害されたときには活性化され，増殖・分化することによって組織の修復や恒常性維持に寄与する．例えば脳梗塞では大きな傷害にさらされることで分化した神経細胞は死ぬが，脳内の特定の部位に不活性な細胞として存在する神経幹細胞はストレスによって活性化され，分裂を開始し，もちろん十分な機能回復に寄与するわけではないものの，神経細胞などを分化させて新たに細胞を供給することが知られている[24]．

Muse 細胞も同様にストレスに耐性である．ヒト骨髄間葉系幹細胞，ヒト線維芽細胞などの間葉系培養細胞を長時間（一晩以上）のトリプシン処理や無栄養，低栄養などの条件で培養すると，相当数の細胞はストレスに耐えられずに死ぬが，Muse 細胞はストレス耐性を示し，より多く生き残る傾向を示す．

1.2.5 生体内組織修復細胞としての Muse 細胞

ヒト細胞を拒絶しない免疫欠損マウスを用いて劇症肝炎，筋変性，脊髄損傷，皮膚損傷などのモデルを作成し，緑色蛍光蛋白質（Green Fluorescent Protein, GFP）で標識したヒト Muse 細胞を尾静脈から投与すると（皮膚損傷の場合は局所注入を行った），ヒト Muse 細胞は傷害部位に生着し，肝細胞，筋細胞，神経細胞，角化細胞に分化することが確認されている[16),23)]．劇症肝炎モデルでは中心静脈から血管を経て傷害部位に生着し，生着した細胞の約 90% 近くがヒトアルブミンやヒトアンチトリプシンを発現していた．さらにヒトのアルブミンがマウスの末梢血で検出されたことから，移植されたヒト Muse 細胞がマウスの肝臓内に生着し，ヒト肝細胞に分化し，ヒトアルブミンを血中に放出することのできる機能的細胞になっていたということが示唆された[16)]．

同様に筋変性モデルに生着したヒト Muse 細胞はヒトジストロフィンを，損傷脊髄では neurofilament を，損傷皮膚では cytokeratin 14 をそれぞれ発現していた[16),23)]．このように投与されたヒト Muse 細胞は生体内で損傷部位を認識して生着し，機能的な細胞に分化すること，さらに内胚葉（肝臓），中胚葉（筋肉），外胚葉（神経，角化細胞）の細胞に生体内でそれぞれ分化することが示された．

重要なことは，Muse 細胞を除いたヒト間葉系幹細胞，すなわち非 Muse 細胞群を同様の方法で生体に投与しても，Muse 細胞で見られたような損傷組織への生着や各組織の細胞への分化は観察されなかったということである[16)]．これらのことから，Muse 細胞は損傷部位を認識し，組織を構成する細胞となりうる組織修復機能を持つが，Muse 細胞以外の間葉系幹細胞にはこのような機能が備わっていないということである．すなわち間葉系幹細胞移植において見られてきた再生効果は Muse 細胞が担っていると考えられる．一方，後述のように Muse 細胞以外の間葉系幹細胞（非 Muse 細胞）は栄養因子の供給や抗炎症作用などをもたらすことにより組織修復に一定の寄与をしていると思わ

れる.

　移植した個体での傷害臓器以外の臓器を調べると，移植後4週においては肺で細胞が血管に多少引っ掛かっていることが確認されたが，その他の傷害を受けていない組織ではMuse細胞は生着・分化していなかった．例えば劇症肝炎のモデルでは，肝臓に圧倒的多数のMuse細胞が生着していたが，同じ個体で腎臓，脳，心臓，筋肉，皮膚など傷害がなく血管の破たんもない健常組織にはほとんど検出されなかった[16]．おそらくMuse細胞がそのまま血中に投与されて組織修復に寄与するためには，急性の傷害であること，血管が破たんしていることなどが必要条件であり，組織内に入ったMuse細胞は傷害組織の出す因子や微小環境がシグナルになることで「場の論理」で組織に応じた分化をすると考えられる．

1.2.6　腫瘍形成能を示さないMuse細胞

　Muse細胞におけるNanog, Oct3/4, Sox2などの多能性因子の発現をES細胞やiPS細胞のそれと比較すると「発現する因子のレパートリー」は非常に類似しているが「発現量そのもの」はMuse細胞のほうがはるかに低い．一方，細胞周期や細胞分裂能に関する因子に関してはES細胞，iPS細胞は一般に非常に高値を示すがMuse細胞では他の体細胞とほぼ同じレベルで低い[23]．テロメラーゼ活性を見てもMuse細胞は腫瘍性の細胞よりもはるかに低く，線維芽細胞などの一般的な体細胞レベルである[23]．さらにヒト細胞への免疫拒絶のない免疫欠損マウスの精巣を用いて奇形腫形成能を調べてみると，ヒトES細胞やiPS細胞の移植では8～12週で奇形腫を形成するが，ヒトMuse細胞の場合，半年を経過しても奇形腫の形成は全く見られなかった（図1.2.2）[16]．

　間葉系幹細胞は腫瘍化の危険が低く既にヒトに移植されている細胞で，Muse細胞はその一部であることと併せて考えると，Muse細胞の腫瘍化の危険は低く，安全性の高い細胞治療の実現性は非常に高いと期待される．Muse細胞の特徴と利点を図1.2.3にまとめた．

1.2 Muse 細胞の発見と再生医療への応用可能性

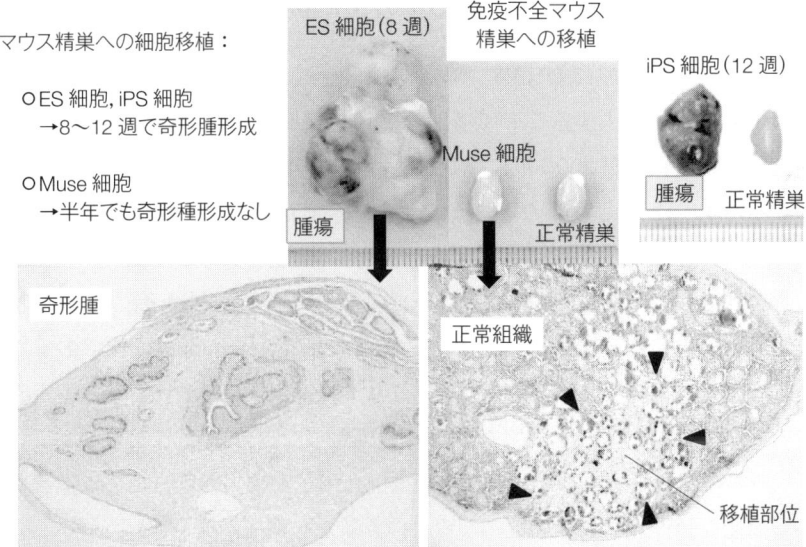

ヒト細胞への免疫拒絶を示さない免疫不全マウスの精巣に ES 細胞を移植すると 8 週で奇形腫を形成する[16]．iPS 細胞も同様に奇形腫を 12 週で形成する[23]．一方ヒト Muse 細胞を移植すると半年経過しても腫瘍形成は一切認められず，正常な精細管が確認された．

図 1.2.2 Muse 細胞は腫瘍形成能を持たない
［一部 *Proc Natl Acad Sci U S A* **107**: 8639–8643, 2010[16] よりデータを転載］

Muse 細胞の特徴と利点
○ 人工的な遺伝子導入をすることなく，ヒト生体から直接得られる多能性幹細胞．3 胚葉性の多様な細胞に分化．
○ 入手しやすい皮膚，骨髄，脂肪や市販の培養細胞から採取可能．
○ 生体由来の幹細胞であり，腫瘍化の危険性が低い．
○ 骨髄移植の 0.03％，間葉系幹細胞移植の数％に相当．既に移植されている細胞の一部．
○ 培養では線維芽細胞と同程度の増殖力を持ち，脂肪や骨髄から細胞数確保が可能．
○ 生体内にそのまま投与すると組織修復をもたらす．

図 1.2.3 Muse 細胞の持つ特徴と利点のまとめ

1.2.7 iPS細胞のリソースとしてのMuse細胞

マウス線維芽細胞にOct3/4, Sox2, Klf4, c-Myc（山中4因子）などの転写因子を遺伝子導入することで多能性と自己複製能を併せ持つiPS細胞が得られるとする報告が2006年になされ，新しい幹細胞として注目を浴びることとなった[25]．しかし実際のところ，どうやって体細胞に多能性がもたらされるのかという根源的な疑問に対する答えはいまだ得られていない．現在遺伝子を導入された細胞は初期化され，一部の細胞が確率論に従い完全に初期化されてiPS細胞になるのであって，理論上どの細胞からも誘導可能である，とする考え方がある．筆者らのグループはヒト線維芽細胞においては，特定の細胞のみ，すなわちMuse細胞だけがiPS細胞になりうることを明らかにした[23]．既に多能性を有するMuse細胞が山中4因子が導入されることによって無限増殖能を獲得してiPS細胞になるという新たな機構が提示された[23]．

ヒト皮膚由来線維芽細胞をMuse細胞と非Muse細胞に分離した後，山中4因子をレトロウイルスにより導入すると，iPS細胞コロニーはMuse細胞からしかできず，非Muse細胞からは一切形成されてこなかった．RT-PCR (Reverse Transcription PCR) で解析をすると，非Muse細胞では内在性のSox2やNanogなどの主要な多能性細胞マーカーが誘導期間を通して一貫して発現しておらず，部分的な再プログラミングにとどまりiPS細胞形成には進展しないことがわかった[23]．

NanogとOct3/4プロモーター領域を調べると，Muse細胞は非Muse細胞よりもそもそも脱メチル化状態にあるが，山中4因子導入後ではさらなる顕著な脱メチル化状態になる．一方非Muse細胞では，山中4因子を導入してもこのような顕著な変化は見られなかった[23]．

誘導前のMuse細胞および非Muse細胞，さらに山中4因子導入後に形成されるMuse細胞由来iPS細胞（Muse-iPSCs）および非Muse細胞由来コロニー（非Museコロニー）のそれぞれの遺伝子発現プロファイルを行うと，Muse細胞，非Muse細胞のいかんにかかわらず，多能性関連遺伝子群の発現

パターンが変わるわけではなく，細胞増殖関連遺伝子群の発現上昇が見られるということがわかった．すなわち，Muse細胞はもともと多能性幹細胞であり，山中4因子導入によって腫瘍性増殖能が付与されiPS細胞へと変化したのではないかという，新たな誘導メカニズムの可能性が示唆された[23]．このことから，あらかじめMuse細胞を単離しておくことでヒト線維芽細胞からのiPS細胞誘導効率を向上させることが期待される．

1.2.8 Muse細胞と再生医療応用への戦略

1.2.8.1 自己細胞移植

Muse細胞は骨髄や皮膚などの入手しやすい間葉系組織から採取できるので自己細胞移植の実現性は高いと思われる．この場合，誘導しないそのままのMuse細胞を投与する方法と，特定の細胞に分化誘導して移植する方法がある．Muse細胞は生体に投与されると組織傷害部位を認識し，破たんした血管から組織内に侵入してホーミングし分化するため，急性期の脳梗塞や心筋梗塞などに誘導しないそのままのMuse細胞移植が効果を持つと思われる．一方，急性期のような組織傷害がはっきりしない緩やかな慢性の疾患，例えばパーキンソン病や筋萎縮性側索硬化症（Amyotrophic Lateral Sclerosis, ALS）（脊髄，脳幹や大脳皮質の運動ニューロンのみが選択的に障害される運動ニューロン病の中で最も多い疾患）においては失われた特定の細胞，例えば神経細胞などにMuse細胞を分化誘導し，局所に移植するほうが有効であると思われる（図1.2.4）．

ES細胞やiPS細胞の場合，多くは分化誘導した細胞を移植することが想定されているが，未分化な細胞が混入すると腫瘍形成の危険があることが問題となっている．Muse細胞自体の腫瘍形成能は極めて低いので，仮に分化しそこなった細胞が混入したとしても危険性は低い，ということは大きなメリットであろう．

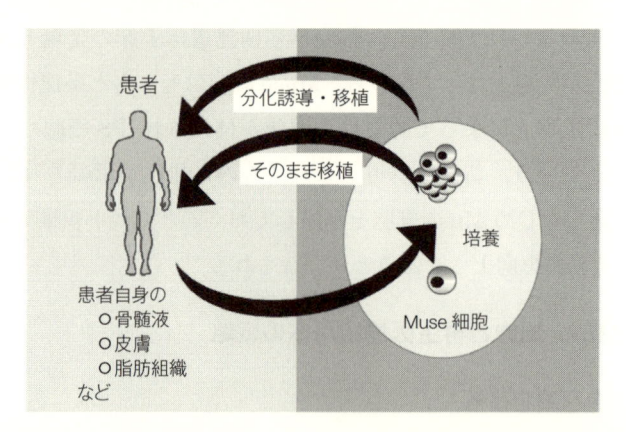

患者本人の骨髄，皮膚，脂肪組織などからMuse細胞を採取し，細胞数を増やして確保した後，そのままあるいは分化誘導して患者本人に移植する．

図 1.2.4　Muse 細胞を用いた自己細胞移植治療のストラテジー

1.2.8.2　他家細胞移植

前述のように間葉系幹細胞は血縁関係のない患者に，白血球型のマッチングなしで，しかも免疫抑制剤を併用せずに投与しても免疫反応を起こさないことが報告されている[18]．間葉系幹細胞自体は免疫抑制効果を持っており，Muse細胞も同様に他家細胞移植が十分可能であると思われる．もしも他家のMuse細胞が利用可能であるならば，ドナーから採取したMuse細胞製剤をあらかじめ準備しておくことによって，心筋梗塞や脳梗塞のごく急性期にMuse細胞の投与が可能となる（図 1.2.5）．

他家細胞移植の場合，自己細胞移植よりもはるかに患者自身の負担は軽減され，一般医療としての普及も見込まれる．ただ，細胞製剤を生産する際にどのソースを基に作成するか，ドナーの条件をどのように設定するのか，Muse細胞製剤を大量に調製するための条件検討などは課題となるであろう．

1.2.8.3　生体内にあることを活用する新たな幹細胞治療戦略

ES細胞やiPS細胞などの多能性幹細胞は人工的に樹立する細胞であるが，Muse細胞は生体内に存在するところに大きな特徴がある．生体内にある

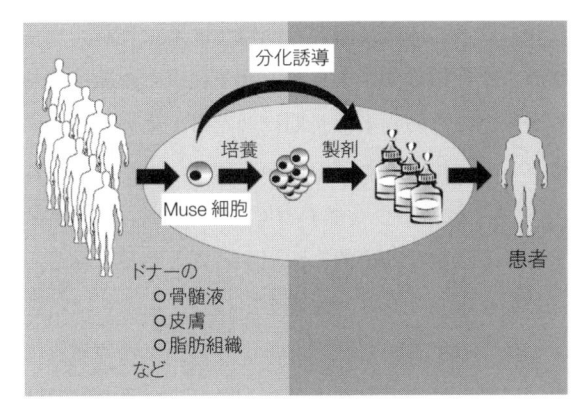

健康なドナーの骨髄，皮膚，脂肪組織などからMuse細胞を採取し，細胞数を増やして確保した後にそのまま，あるいは分化誘導して細胞製剤とし，患者に投与する．

図1.2.5 Muse細胞を用いた他家細胞移植治療のストラテジー

Muse細胞を，傷害を受けた組織に有効に動員することによって「自己修復」につなげることができれば，CPCなどの大掛かりなインフラ整備の要らない「次世代の幹細胞治療」が可能になる．実際に大きな傷害を受けたときや生体が危機に陥ると末梢血中に多分化能を有する間葉系幹細胞が骨髄などから動員されて末梢血中に出現することが報告されている[26)〜28)]．ただ動員のタイミングが遅い，あるいは動員される細胞数が足りない，局所に有効に集積しないなどの場合には有効な修復につながらない．Muse細胞を効率よく末梢血中に動員し傷害部位に集積させることのできる遊走因子をうまく活用することによって，生体内Muse細胞を用いた有効な自己再生治療，すなわち"in situ stem cell therapy"が可能になるのではないかと考えられる．

1.2.8.4 Muse細胞と規格設定

さて，再生治療においてはMuse細胞をどのように使うことが最も合理性があり戦略的なのであろうか．いろいろな要件を勘案しなくてはならないが，Muse細胞以外の間葉系幹細胞，すなわち非Muse細胞は必要なのか，必要で

はないのか，ということは非常に重要な問題である．

　非Muse細胞の主な作用はサイトカイン産生による組織保護効果や抗炎症効果だと思われるが，これらの効果は長期にわたって効力が持続するわけではない．組織内で生着して分化するわけではないので，大半の細胞はいずれ数週間内に除去される[3),22)]．組織再生をねらうのであれば，分化能を持ち，なおかつ組織修復能を有する細胞を効率的に活用することが望まれる．この点においてMuse細胞は必要な細胞であり，比率を上げる，あるいは精製する意味はここにある．しかし多くの疾患がそうであるように，実際の病態においてはいくつかの要素が複雑に絡み合っており，単一のアプローチだけでは有効な治癒が見込めないと大いに考えられる．例えば傷害後の急性期においては炎症が惹起され，炎症反応の活発な時期にMuse細胞を投与しても，細胞そのものが傷害を受けて生着できないなどが予想され，細胞治療の有効性が低下する．このようなことから，疾患ごとの最適なMuse細胞と非Muse細胞の混合比率を設定する検証は必要であり，おそらくこの点がMuse細胞の規格設定において最も重要な要件になると思われる．

　さらにMuse細胞のソースを何にするか，細胞製剤としては培養細胞を用いるのか，あるいは培養せずに組織から採取したそのままのMuse細胞を用いるのか，投与方法は静脈なのか動脈なのか，あるいは病巣への直接注射か，などの要件が対象疾患ごとに検討すべき課題と言えるだろう．

1.2.9　おわりに

　間葉系幹細胞は組織保護や修復に効果があるとされ，臨床応用も進められているが，特に再生効果・組織修復作用に関してははっきりとした科学的根拠を持って説明することが困難とされていた．今回，3胚葉性の細胞への幅広い分化能力を有する多能性のMuse細胞が間葉系幹細胞の中から同定され，さらにはこの細胞が再生効果，組織修復効果を担っているということが明らかになったことには大きな意義がある．Muse細胞を精製したり比率を上げることによって，従来から行われている間葉系幹細胞をそのまま移植する方法よりも組織

修復・再生効果をさらに向上させることは十分に可能であろう．

ヒトへの再生医療応用を念頭に置いた場合，安全性はまず優先されるべき要件である．細胞移植に用いられる細胞が安全面での懸念を保持したままで臨床応用に進むことは難しい．間葉系幹細胞は生体由来の体性幹細胞であり，変形性関節症をはじめ心筋梗塞，肝硬変，脊髄損傷，脳梗塞において既にヒトに使用されている実績がある．Muse 細胞はこのような間葉系幹細胞の一部であること，また 40 年来施行されてきた骨髄移植の際に用いられている骨髄単核球細胞の中の約 3,000 細胞のうち 1 細胞の割合で含まれている細胞でもあることからヒトに応用されている実績を有する細胞であり [16]，有効な再生治療が実現する可能性は高いと期待される．

参考文献

1) Friedenstein, A.J., et al. (1968). Heterotopic of bone marrow. Analysis of precursor cells for osteogenic and hematopoietic tissues. *Transplantation* **6**:230–247.
2) Pittenger, M.F., et al. (1999). Multilineage potential of adult human mesenchymal stem cells. *Science* **284**:143–147.
3) Dezawa, M., et al. (2004). Specific induction of neuronal cells from bone marrow stromal cells and application for autologous transplantation. *J Clin Invest* **113**:1701–1710.
4) Grove, D.A., et al. (2011). Attenuation of early airway obstruction by mesenchymal stem cells in a murine model of heterotopic tracheal transplantation. *J Heart Lung Transplant* **30**:341–350.
5) Snykers, S., et al. (2009). In vitro differentiation of embryonic and adult stem cells into hepatocytes: state of the art. *Stem Cells* **27**:577–605.
6) Wang, Y., et al. (2010). Support of human adipose-derived mesenchymal stem cell multipotency by a poloxamer-octapeptide hybrid hydrogel. *Biomaterials* **31**:5122–5130.
7) Kuroda, Y., et al. (2011). Bone marrow mesenchymal cells: how do they contribute to tissue repair and are they really stem cells? *Arch Immunol Ther Exp (Warsz)* **59**:369–378.
8) Crigler, L., et al. (2006). Human mesenchymal stem cell subpopulations express a variety of neuro-regulatory molecules and promote neuronal cell survival and neuritogenesis. *Exp Neurol* **198**:54–64.
9) Fan, C.-G., et.al. (2011). Therapeutic potentials of mesenchymal stem cells derived

from human umbilical cord. *Stem Cell Rev and Rep* **7**:195–207.
10) Yoshihara, T., et al. (2007). Neuroprotective effect of bone marrow-derived mononuclear cells promoting functional recovery from spinal cord injury. *J. Neurotrauma* **24**:1026–1036.
11) Phinney, D.G. (2007). Biochemical heterogeneity of mesenchymal stem cell populations: clues to their therapeutic efficacy. *Cell Cycle* **6**:2884–2889.
12) Prockop, D.J., et al. (2010). Evolving paradigms for repair of tissues by adult stem/progenitor cells (MSCs). *J. Cell Mol Med.* **14**:2190–2199.
13) Orlic, D., et al. (2001). Bone marrow cells regenerate infarcted myocardium. *Nature* **410**:701–705.
14) Tamai, K., et al. (2011). PDGFRalpha-positive cells in bone marrow are mobilized by high mobility group box 1 (HMGB 1) to regenerate injured epithelia. *Proc Natl Acad Sci USA* **108**:6609–6614.
15) Terai, S., et al. (2003). An in vivo model for monitoring trans-differentiation of bone marrow cells into functional hepatocytes. *J Biochem* **134**:551–558.
16) Kuroda, Y., et al. (2010). Unique multipotent cells in adult human mesenchymal cell populations. *Proc Natl Acad Sci USA* **107**:8639–8643.
17) 福島雅典．(2011)．「幹細胞臨床開発の現状と展望」臨床評価 39(1)：135–138.
18) Osiris Therapeutics, Inc. (2012). Osiris therapeutics provides update on groundbreaking stem cell trial for type 1 diabetes.
http://www.osiris.com/pdf/2012-01-03%20Interim%20T1D%20Results.pdf
19) D'Ippolito, G., et al. (2004). Marrow-isolated adult multilineage inducible (MIAMI) cells, a unique population of postnatal young and old human cells with extensive expansion and differentiation potential. *J Cell Sci* **117**:2971–2981.
20) Jiang, Y., et al. (2002). Pluripotency of mesenchymal stem cells derived from adult marrow. *Nature* **418**:41–49.
21) Kucia, M., et al. (2006). A population of very small embryonic-like (VSEL) CXCR 4(+)SSEA-1(+)Oct-4+ stem cells identified in adult bone marrow. *Leukemia* **20**:857–869.
22) Hayase, M., et al. (2009). Committed neural progenitor cells derived from genetically modified bone marrow stromal cells ameliorate deficits in a rat model of stroke. *J. Cereb Blood Flow Metab* **29**:1409–1420.
23) Wakao, S., et al. (2011). Multilineage-differentiating stress-enduring (Muse) cells are a primary source of induced pluripotent stem cells in human fibroblasts. *Proc Natl Acad Sci USA* **108**:9875–9880.
24) Zhang, R.L., et al. (2006). Reduction of the cell cycle length by decreasing G1 phase and cell cycle reentry expand neuronal progenitor cells in the subventricular zone of adult rat after stroke. *J. Cereb Blood Flow Metab* **26**:857–863.
25) Takahashi, K., Yamanaka, S. (2006). Induction of pluripotent stem cells from

mouse embryonic and adult fibroblast cultures by defined factors. *Cell* **126**:663–676.
26) Kuznetsov, S.A., et al. (2001). Circulating skeletal stem cells. *J. Cell Biol* **153**:1133–1140.
27) Kuznetsov, S.A., et al. (2007). Circulating connective tissue precursors: extreme rarity in humans and chondrogenic potential in guinea pigs. *Stem Cells* **25**:1830–1839.
28) Chino, T., et al. (2008). Bone marrow cell transfer into fetal circulation can ameliorate genetic skin diseases by providing fibroblasts to the skin and inducing immune tolerance. *Am J. Pathol* **173**:803–814.

1.3 糖尿病性潰瘍の患者に対する末梢血・血管内皮前駆細胞（EPC）移植の課題と将来の展望

1.3.1 はじめに

近年，食生活や生活習慣に伴い糖尿病の患者が増加の一途をたどっている．2007年の国民健康・栄養調査では日本国内における糖尿病の患者が糖尿病のわれる患者を含め2,210万人に上ると報告されている．それに伴い，糖尿病の合併症である糖尿病性潰瘍も増加している．報告により様々であるが糖尿病の患者のうち足病変合併率は4〜25％とされ[1),2)]，非外傷性の下肢切断の約40〜60％は糖尿病の患者であり，下肢切断に至るケースも少なくない[3)]．下肢切断に至った場合，患者の生活の質・人生の質（Quality of Life, QOL）が低下するだけでなく，生命予後も悪化し，5年生存率はわずか38％との報告があり，一部の悪性腫瘍より予後が悪い[4)]．糖尿病の患者の足病変を含む多くの合併症の主な原因は血管障害，組織の虚血である．糖尿病の患者のみならず様々な虚血性疾患に対して近年，幹細胞を用いた血管再生治療が注目されている．1997年に体性血管幹細胞である血管内皮前駆細胞（Endothelial Progenitor Cells, EPC）が発見されて以降，多くの研究者がEPCを用いた血管再生治療の基礎研究，臨床研究を行っている．

本節では今後増加が予想される糖尿病の患者の虚血性病変（主に下肢虚血性病変）に対するEPCを用いた血管再生治療の現状，課題，今後の展望について述べる（図1.3.1）．

1.3.2 EPCとは？

EPCが発見されるまでの血管形成は，組織既存隣接血管の血管内皮細胞が増殖・分化して血管が形成される血管新生（angiogenesis）のみで血管が形成されると考えられた．その後，EPCが分化抗原群（Cluster of

1.3 糖尿病性潰瘍の患者に対する末梢血・血管内皮前駆細胞移植

<疫学>
○ 糖尿病患者：約250万人（日本），約2,100万人（米国）
○ 糖尿病足病患者：約25万人（10％）
○ 糖尿病は下肢切断の第一原因
　（世界で30秒に1人の足が切断されている）

下肢切断後の5年生存率　約32％
悪性腫瘍　の5年生存率　約60％

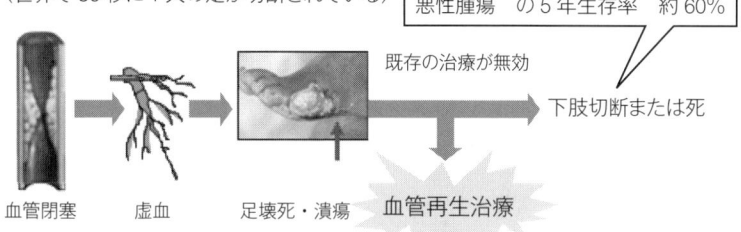

血管閉塞　虚血　足壊死・潰瘍　既存の治療が無効　下肢切断または死

血管再生治療

血管幹細胞による再生治療
(Endothelial Progenitor Cells: EPCs)
問題：糖尿病下肢潰瘍に対して自己EPCによる血管再生治療の臨床研究を開始し，一定の安全性を確認しているが，十分な効果が得られていない．

図 1.3.1　糖尿病性潰瘍に対する血管再生治療の必要性

Differentiation, CD）34陽性細胞として成人末梢血中に未分化な状態として単核球中に含まれ，虚血などの刺激により末梢血に動員され新規血管形成に関与することが発見され，胎児初期にしか起こらないと考えられていた血管発生（vasculogenesis），つまり未分化な血管幹細胞が遊走，増殖，分化することで血管が構築される過程が成体の血管形成でも起こることが明らかになった[5]（図 1.3.2）．

　EPCは，末梢血中に単核球分画の一部として体内を循環している．通常，末梢血EPC数と骨髄EPC数は平衡状態を保ち，一定の割合で骨髄から末梢血へ動員され，末梢血中のEPC数を一定のレベルに保っている．そこで，組織が虚血に至ると血管内皮細胞増殖因子（Vascular Endothelial Growth Factor, VEGF），ストロマ細胞由来因子1（stromal cell-derived factor 1, SDF-1），血小板由来成長因子（Platelet-Derived Growth Factor, PDGF-CC），顆粒球刺激因子（Granulocyte Colony-Stimulating Factors, G-CSF），脳由来神経栄

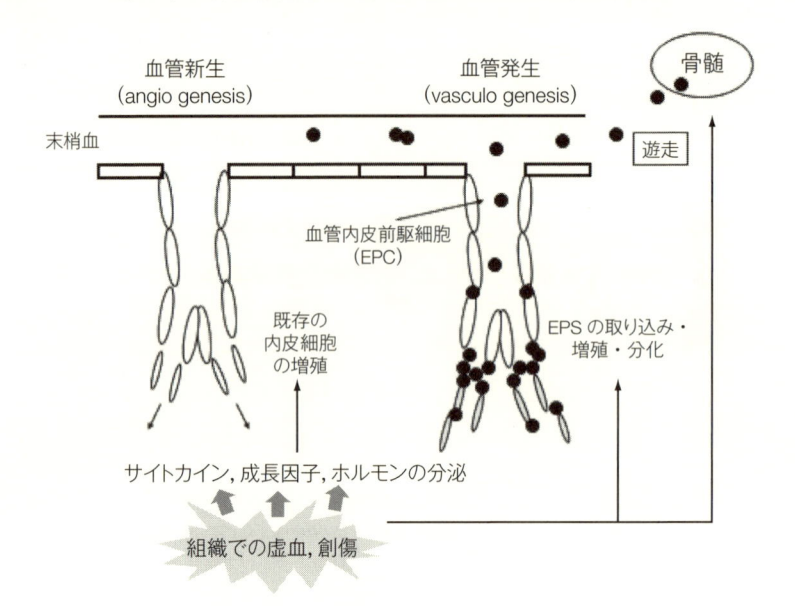

図 1.3.2 血管形成（文献 [27] p.33 より引用）

養因子 (Brain Derived-Neurotrophic Factor, BDNF), 胎盤増殖因子 (Placental Growth Factor, PLGF), アンジオポエチン -1 (angiopoietin-1), エストロゲン (estrogen), エリスロポエチン (erythropoietin) などの様々なサイトカイン, 成長因子, ホルモンにより EPC は骨髄から動員され, 末梢血中の EPC 数が上昇し, 虚血組織に集積する.

虚血部位に集積した EPC には, 直接血管に分化し, 血管を再生する細胞集団[6]と血管外にとどまり EPC 自体が種々のサイトカインを合成して既存の内皮細胞の増殖・遊走を促進し間接的にも血管形成に貢献しているものがある[7~9].

1.3.3　EPC の臨床応用

EPC の発見から末梢動脈疾患（Peripheral Arterial Disease, PAD）をはじめ, 虚血性心疾患, 原発性高血圧症, 癌治療, 難治性糖尿病性潰瘍などの疾患

に対してEPCの臨床応用を目的とした様々な基礎研究が行われ，良好な結果が得られている[10]．下肢虚血に対するEPC血管再生治療の基礎研究としてカルカ（Kalka）氏ら[11]は，健常人の末梢血単核球から培養したEPCを免疫不全下肢虚血モデルマウスに静脈内投与し，移植細胞の虚血部位への集積，ヒトEPCによる血管新生の増加，虚血肢の血流増加を証明した．

これらの基礎研究の結果，EPCを用いた血管再生療法（Therapeutic Vascular Regeneration）という新たな治療法への道が近づき[11),12)]，多くの施設で臨床研究が開始されている．現在多くの施設で行われているEPC移植は，主に非選別EPC移植と選別EPC移植である．

(1) 非選別EPC移植

末梢血または骨髄からEPCを分離せずにEPCを含む単核球を採取し，移植するこの方法は，EPCを分離する手間を必要とせずコストも安いため，多くの施設がこの方法で血管再生治療を行っている[13)〜15)]．

この方法で世界に先駆けて日本で実施された研究がTACT（Therapeutic Angiogenesis by Cell Transplantation）trailである．本研究は，京都府立大学の松原弘明教授らが日本における他施設共同において重症下肢虚血（Critical Limb Ischemia, CLI）の患者に対して実施する骨髄と末梢血単核球移植の安全性と有効性を世界で初めて検証した医師指導型臨床研究である[16)]．重症下肢虚血の患者25例の患側に骨髄単核球，対側に生理食塩水を移植した結果，骨髄単核球移植群に有意な最大歩行距離，上肢下肢血圧比（ABPI），経皮酸素分圧（$TCPO_2$）の改善が認められ，移植の安全性と有効性が報告された．両側に重症下肢虚血を認めた患者には片側に骨髄単核球を，片側に末梢血単核球を移植し有効性を比較した．その結果，末梢血単核球を移植した群に比べ骨髄単核球を移植した群は移植効果が高かったという結果が得られている．本研究により末梢動脈疾患に対する骨髄と末梢血単核球移植が世界中で実施されるようになった．

現在では末梢動脈疾患に対する血管再生治療は日本における先進医療に認定

され，多くの施設で実施されている．しかし，その後も移植効果を科学的に検証する論文報告がない．そこで現在，日本において堀江卓氏を主任研究者とした他施設共同研究，UMIN-CTR 臨床試験［末梢動脈疾患患者に対する G-CSF 動員自家末梢血単核球細胞移植治療のランダム化比較試験（improvement of PAD with G-CSF mobilized autologous PBMC transplantation, IMPACT STUDY)][17] を実施し，末梢血単核球移植の科学的検証を行っている．

(2) 選別 EPC 移植

EPC を EPC の細胞表面マーカーである CD34 陽性細胞あるいは CD133 陽性細胞として分離し，移植する治療法を選別 EPC 移植という．臨床の現場においては，滅菌された閉鎖回路で細胞を分離できる磁気細胞分離装置（CliniMACS®）（ミルテニーバイオテク株式会社製）を用いて CD34 陽性細胞を分離している．しかし，骨髄と末梢血単核球中の CD34 陽性細胞は白血球の1%未満とごくわずかであることから，ただ単に末梢血を採取し，CD34 陽性細胞を分離しても十分な細胞数を確保できない．そこで，顆粒球刺激因子（G-CSF）を患者に投与し，骨髄内の CD34 陽性細胞を増幅し，末梢血へ動員させ，白血球除去療法（Leukapheresis, アフェレーシス）によって単核球を大量に採取し，そこから CD34 陽性細胞を分離する方法がとられている．CD34 陽性細胞の分離は上記 CliniMACS® という機械の購入が必要であること，分離に使用する試薬にコストがかかることなどを理由に非選別 EPC 移植に比べて普及しにくい面がある[18]．

選別 EPC 移植による PAD の治療に関しては，先端医療振興財団先端医療センターの川本篤彦氏らが 2009 年にその有効性を報告した[19]．その結果によると，G-CSF による重大な副作用も認められず，移植効果としては最大歩行距離，経皮酸素分圧（$tcpO_2$），皮膚組織灌流圧（Skin Perfusion Pressure, SPP），自覚症状の改善が認められている．

(3) 選別と非選別 EPC 移植の比較

選別 EPC 移植は EPC 分画の分離に時間と費用を要するが，安全性・有効性の面から非選別 EPC 移植のほうが望ましいという意見がある．ホフマン (Hofmann) 氏らは急性心筋梗塞の患者に 18F-2-フルオロ-2-デオキシグルコース (^{18F}-FDG) 標識した単核球細胞を移植し，体内での分布を ^{18F}-FDG でトレースしたところ，単核球の多くが肝臓・脾臓に集積していたが，CD34 陽性細胞は梗塞領域に特異性高く集積し，非選別移植に比べ選別 EPC 移植のほうが有意に高いホーミング率（1.3～2.6% vs. 14～39%）を示したと報告している[20]．川本篤彦氏らは，ラット心筋梗塞モデルを用いた検討では，非選別 EPC 移植群において高頻度に心筋石灰化，移植心筋内出血を認め，選別 EPC 移植群ではそのような副作用は認められなかった[21]．

多くの施設において選別と非選別 EPC 移植が行われているが，両者を同じ条件下で比較検証する他施設臨床研究は行われていない．両者にはそれぞれに長所と短所があるためどちらがより安全で有効な EPC 移植であるかの検証は困難であるが，今後日本で保険診療を目指すのであればその検証が必要であると考える．

1.3.4 糖尿病性潰瘍の患者を対象とした EPC 移植

(1) 糖尿病 EPC の特性

2002 年にテパー (Tepper) 氏らは初めて糖尿病と EPC の関係について報告した．彼らは糖尿病の患者と健常人の末梢血 EPC の数，増殖能，血管形成能，接着能，遊走能を検討し，糖尿病の患者において有意にその能力が低下していることを示した[22]．またカプラ (Capla) 氏らはマウス皮弁虚血モデルに対して糖尿病の患者と健常人の EPC をそれぞれ静脈注射し，皮弁虚血部位における EPC の集積を解析した．その結果，糖尿病の患者の EPC を注射した群において，有意に血管形成や EPC の関与が減少しており，糖尿病の患者の EPC は虚血組織への遊走やホーミングが障害されていることを明らかにした[6),23]．さらに筆者らは，糖尿病 EPC のホーミング障害は糖尿病マウス骨髄，

末梢血におけるEPCの血管への分化障害が原因であると報告している[24]。

これらの研究結果に基づき，現在では糖尿病の患者の創傷治癒遅延や心血管系合併症の原因の一つとして糖尿病環境下にある骨髄と末梢血EPCの機能障害が関係していると考えられている．シャッテマン（Schatteman）氏らは，ヒトEPC（CD34陽性細胞）を糖尿病マウス潰瘍に移植し，初めて糖尿病性潰瘍に対するEPC移植の有効性を報告した[25]．移植されたEPCは血管形成に関与し，同時に創傷治癒を促進する．リン（Lin）氏らはマウスEPCを糖尿病マウス潰瘍モデルに塗布することで有意な潰瘍縮小と血管形成が認められることを証明している[26]．これらの基礎研究の結果，糖尿病の患者における自己EPCを用いた血管再生療法[11],[12]という新たな治療法の可能性が生まれた．

(2) 臨床研究結果

筆者らは，東海大学病院施設で，2006〜2010年にかけて難治性糖尿病潰瘍の患者に対してG-CSF動員末梢血自己CD34陽性細胞移植を行った[27]．筆者らが知る限りでは，難治性糖尿病潰瘍の患者のみを対象としたEPC移植治療を行ったのは当該施設が初めてである．

合計で5例の患者に対し治療を実施し，すべての患者においてG-CSFによる重大な副作用は認められていない．また，全例潰瘍は完治し，歩行可能となり大切断に至った患者はいない．移植前低値であったSPPも全例で有意な改善が認められている．しかし，2例目においては，2度の潰瘍再発が認められ，3例目と4例目においては，治癒までに3か月以上かかった．また，G-CSF動員後アフェレーシスにより採取されたCD34陽性細胞数は非糖尿病の患者に比べその数は1/20であった．さらに移植したCD34陽性細胞の血管再生能をEPC-CFA（EPC-Colony Forming Assay）で検査したところ，移植したCD34陽性細胞の血管再生能が高い患者ほど移植効果が高い傾向があったことがわかった．つまり，移植細胞の質は移植効果に重要な影響をもたらすということである．

1.3 糖尿病性潰瘍の患者に対する末梢血・血管内皮前駆細胞移植

糖尿病 EPC は数が少なく機能が低下している．

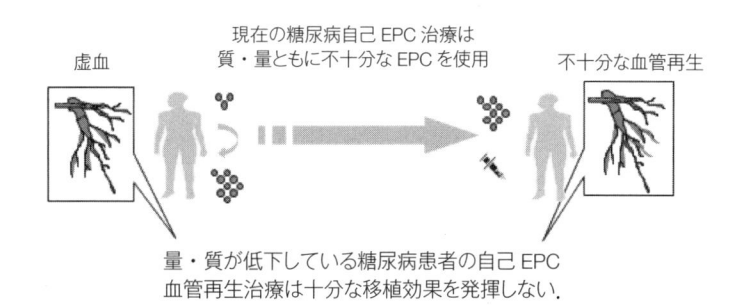

虚血

現在の糖尿病自己 EPC 治療は質・量ともに不十分な EPC を使用

不十分な血管再生

量・質が低下している糖尿病患者の自己 EPC 血管再生治療は十分な移植効果を発揮しない．

図 1.3.3 糖尿病の患者における血管再生治療の問題点

1.3.4(1)で記述したように糖尿病の患者の EPC は，量・質ともに健常人に比べ低下していることから G-CSF の反応が悪く，骨髄より動員される末梢血 EPC 数も非糖尿病の患者に比べ少ないため，十分量の機能的 EPC の採取，移植ができない．これらの理由から，今後の糖尿病の患者を対象とした自己 EPC 移植の課題として血管再生能力の改善と細胞数の確保が挙げられる（図1.3.3）．

1.3.5 EPC による再生治療の今後の課題と展望

過去の研究結果において EPC 移植による移植効果は EPC 移植細胞数に依存することが確認されている．したがって，より多くの EPC を確保・移植することが一定の治療効果を得るために必要であると考えられる．また，実際に移植を受ける患者は高齢であり様々な基礎疾患を有している場合が多いため，糖尿病の患者同様に末梢血循環 EPC 数が減少するだけでなくその細胞機能も低下している．当然のことながら，このような患者の自己細胞移植は十分な治療効果が期待できない．また，現在の EPC 採取は G-CSF 投与後，アフェレーシスや骨髄穿刺を行っており，治療対象の多くが高齢者であり合併症を多く抱えている患者にとってはどの手技も侵襲が大きい．

幹細胞による再生治療を多くの患者に普及させるためには，安全であり患者

の負担が少なく効果的であることが望まれる．そこでこれらの課題を克服するべく，筆者らは，簡単に自己細胞が採取でき，量と質が確保きる新しいEPC移植による再生治療を開発する必要性を感じ，現在，東海大学医学部再生医療科の浅原孝之教授，増田治史准教授とともに開発した生体外増幅培養法を用いた，「糖尿病足潰瘍患者におけるハイブリッド型生体外増幅法による新・血管再生治療の開発」（研究代表者：筆者）を内閣府の最先端次世代研究支援プログラムの助成のもとで行っている．

本研究は採血のみから採取した糖尿病患者末梢血からEPCを採取し，その数と機能を増幅する培養系の開発である．本研究によりハイブリッド型生体外増幅培養増幅移植法の有効性が in vivo, in vitro において証明された際には，医師主導型臨床研究を行い，高度医療申請を行う予定である．同時に細胞の安全性を証明し，技術の標準化，細胞の標準化などを視野に研究を進めていく予定である（図 1.3.4）．

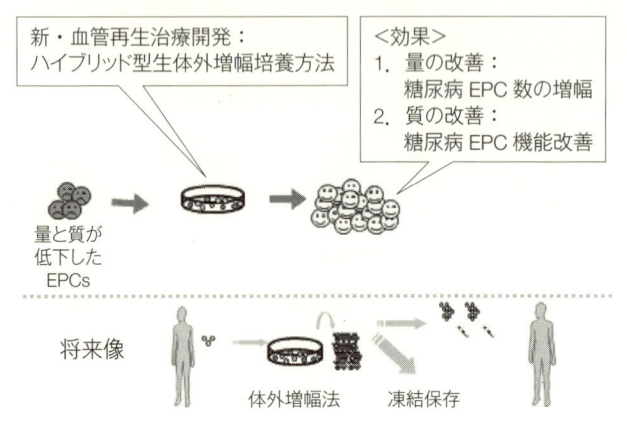

図 1.3.4 糖尿病の患者における新しい血管再生治療の開発

1.3.6 体性幹細胞を用いた再生治療の利点

現在 iPS 細胞の研究が目覚ましい勢いで発展しているが，現在の臨床現場で機能している唯一の幹細胞が，体性幹細胞である．事実，体性幹細胞は，30 年も前から骨髄移植などの治療に用いられている．体性幹細胞を用いた再生医療は自己の細胞であるため拒絶反応の心配はなく，癌化の可能性もほとんどない．体性幹細胞は胚性幹細胞のように完全な「可塑性」を持っていないため，完全な臓器を再生するのは困難であるが，組織損傷部の再生に関しては，体性幹細胞で十分な結果が得られている．標準的な臨床治療方法の確立も遠くない未来だと考えている．

参考文献

1) El-Sarky ME-S. (1997). Local intravenous therapy in chronic inflammatory and vascular disorders of the foot. *Int. Surg.* **82**(2):175–181.
2) 稲葉雅史, 笹嶋唯博. (2002). "知っておくべき血管外科の基礎知識" 日常診療でみることの多い血管疾患—糖尿病足病変の診断と治療—. 外科 **64**(10):1171–1175.
3) 内村功, 渥美義仁. (2000). 糖尿病足病変に関する国際ワーキンググループ. 糖尿病足病変（医歯薬出版, 東京）22–23.
4) Dossa, C.D., Shepard, A.D., Amos, A.M., et al. (1994). Results of lower extremity amputations in patients with end-stage renal disease. *Journal of vascular surgery* (official publication, the Society for Vascular Surgery and International Society for Cardiovascular Surgery, North American Chapter) **20**(1):14–19.
5) Asahara, T., Murohara, T., Sullivan, A., et al.(1997). Isolation of putative progenitor endothelial cells for angiogenesis. *Science* **275**(5302):964–967.
6) Capla, J.M., Grogan, R.H., Callaghan, M.J., et al. (2007). Diabetes impairs endothelial progenitor cell-mediated blood vessel formation in response to hypoxia. *Plastic and reconstructive surgery* **119**(1):59–70.
7) Ii, M., Nishimura, H., Iwakura, A., et al. (2005). Endothelial progenitor cells are rapidly recruited to myocardium and mediate protective effect of ischemic preconditioning via "imported" nitric oxide synthase activity. *Circulation* **111**(9):1114–1120.
8) Urbich, C., Aicher, A., Heeschen, C., et al. (2005). Soluble factors released by endothelial progenitor cells promote migration of endothelial cells and cardiac resident progenitor cells. *Journal of molecular and cellular cardiology* **39**(5):733–742.
9) Rehman, J., Li, J., Orschell, C.M., March, K.L. (2003). Peripheral blood "endothelial

progenitor cells" are derived from monocyte/macrophages and secrete angiogenic growth factors. *Circulation* **107**(8):1164–1169.

10) Kawamoto, A., Gwon, H.C., Iwaguro, H., et al. (2001). Therapeutic potential of ex vivo expanded endothelial progenitor cells for myocardial ischemia. *Circulation* **103**(5):634–637.

11) Kalka, C., Masuda, H., Takahashi, T., et al. (2000). Transplantation of ex vivo expanded endothelial progenitor cells for therapeutic neovascularization. *Proceedings of the National Academy of Sciences of the United States of America* **97**(7):3422–3427.

12) Asahara, T., Masuda, H., Takahashi, T., et al. (1999). Bone marrow origin of endothelial progenitor cells responsible for postnatal vasculogenesis in physiological and pathological neovascularization. *Circulation research* **85**(3):221–228.

13) Makela, J., Ylitalo, K., Lehtonen, S., et al. (2007). Bone marrow-derived mononuclear cell transplantation improves myocardial recovery by enhancing cellular recruitment and differentiation at the infarction site. *J Thorac Cardiovasc Surg* **134**(3):565–573.

14) Tatsumi, T., Ashihara, E., Yasui, T., et al. (2007). Intracoronary transplantation of non-expanded peripheral blood-derived mononuclear cells promotes improvement of cardiac function in patients with acute myocardial infarction. *Circulation journal : official journal of the Japanese Circulation Society* **71**(8):1199–1207.

15) Beeres, S.L., Bax, J.J., Dibbets-Schneider, P., et al. (2007). Intramyocardial injection of autologous bone marrow mononuclear cells in patients with chronic myocardial infarction and severe left ventricular dysfunction. *The American journal of cardiology* **100**(7):1094–1098.

16) Tateishi-Yuyama, E., Matsubara, H., Murohara, T., et al. (2002). Therapeutic angiogenesis for patients with limb ischaemia by autologous transplantation of bone-marrow cells: a pilot study and a randomised controlled trial. *Lancet* **360**:427–435.

17) UMIN000002280

18) 川本篤彦, 浅原孝之. (2009). "膠原病 病態解明・新規治療の光明" 治療：難治性血管炎に対する血管再生治療. 日本臨床 **67**:612–618.

19) Kawamoto, A., Katayama, M., Handa, N., et al. (2009). Intramuscular transplantation of G-CSF-mobilized CD 34(+) cells in patients with critical limb ischemia: a phase I/IIa, multicenter, single-blinded, dose-escalation clinical trial. *Stem Cells* **27**(11):2857–2864.

20) Hofmann, M., Wollert, K.C., Meyer, G.P., et al. (2005). Monitoring of bone marrow cell homing into the infarcted human myocardium. *Circulation* **111**(17): 2198–2202.

21) Kawamoto, A., Iwasaki, H., Kusano, K., et al. (2006). CD 34-positive cells exhibit increased potency and safety for therapeutic neovascularization after myocardial infarction compared with total mononuclear cells. *Circulation* **114**(20): 2163–2169.

22) Tepper, O.M., Galiano, R.D., Capla, J.M., et al. (2002). Human endothelial progenitor cells from type II diabetics exhibit impaired proliferation, adhesion, and incorporation into vascular structures. *Circulation* **106**(22):2781–2786.
23) Tepper, O.M., Carr, J., Allen, R.J., Jr., et al. (2010). Decreased circulating progenitor cell number and failed mechanisms of stromal cell-derived factor-1alpha mediated bone marrow mobilization impair diabetic tissue repair. *Diabetes* **59**(8):1974–1983.
24) Tanaka, R., Wada, M., Kwon, S.M., et al. (2008). The effects of flap ischemia on normal and diabetic progenitor cell function. *Plastic and reconstructive surgery* **121**:1929–1942.
25) Schatteman, G.C., Hanlon, H.D., Jiao, C., et al. (2000). Blood-derived angioblasts accelerate blood-flow restoration in diabetic mice. *The Journal of clinical investigation* **106**:571–578.
26) Lin, C.D., Allori, A.C., Macklin, J.E. et al. (2008). Topical lineage-negative progenitor-cell therapy for diabetic wounds. *Plastic and reconstructive surgery* **122**(5):1341–1351.
27) 田中里佳. 他. (2011). 血管内皮前駆細胞による血管再生と創傷治癒. PEPARS（全日本病院出版会), 50:33.

1.4 細胞治療の事業化に向けて──自家培養表皮の製品開発と供給

1.4.1 はじめに

再生医療は医学的学問領域であると同時に，医療技術の一つでもある．米国で定義された組織工学（Tissue Engineering[1]）は，生きた細胞を用いて移植組織を作り出し，疾患の集学的治療を目的としている．かつては，患者の治療にあたる医師自らが培養を手がけ，新しい医療行為の一環として行われてきた．すなわち，細胞培養を行うための設備や技術を有する医療機関でのみ実現できる医療であった．

これに対して，近年，細胞培養を用いた人工臓器・組織に対する技術開発が進んできた．その結果，これらを製品として先の培養施設を持たない医療機関に提供する試みがなされるようになってきた．さらに，医薬品・医療機器産業から注目を集め，多くの企業がこれに参画するようになった．筆者らは，これら生きた細胞を用いた皮膚の治療として，自家培養表皮を安定供給する仕組みを作ってきた．その結果，2007年，厚生労働省から日本初の自家細胞製品である自家培養表皮「ジェイス」として製造販売承認を得た．

本節では，筆者らの経験した自家細胞による再生医療製品提供経験をもとに，これら製品の開発ならびに品質確保に関する取組みについて述べる．

1.4.2 自家培養表皮「ジェイス」

日本初の再生医療製品である自家培養表皮「ジェイス」は，米国のグリーン（H. Green）氏らの方法によって確立された細胞培養技術をもとにしており，グリーン（Green）型自家培養表皮とも言われる．放射線によって不活化されたマウス由来細胞株である3T3細胞（フィーダー細胞）と，ヒト正常皮膚から得られた表皮角化細胞を共培養することによって得られる．1975年の

1.4　細胞治療の事業化に向けて

彼らの報告[2]によると，切手大のヒト正常皮膚から，約3週間の培養によって成人一人分の全身を覆うことができる表皮ができあがる．表皮細胞が3〜5層程度に重層化したものであるため，機械的に脆弱であるものの細胞間結合が発達しており，しなやかな膜状構造物として培養シャーレから剥離できる（図1.4.1）．構造を維持するための材料を何も要しないことが最大の特徴であろう．まさに，人工の表皮であると言える．

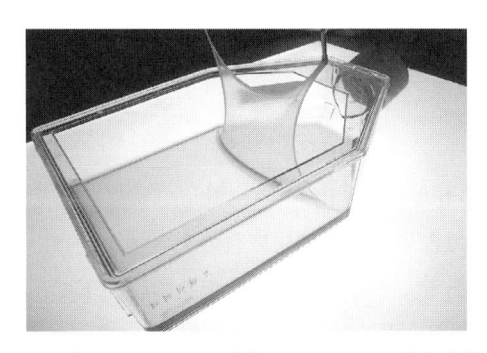

図1.4.1　培養フラスコから剥離したグリーン型自家培養表皮

1980年代になると，オコーナー（O'Connor）氏らによってグリーン型自家培養表皮の臨床応用が行われた[3]．すなわち，広範囲熱傷によって失ったヒト皮膚の治療に対してこの培養表皮を移植し，きわめて良好な結果を得ている．薄膜状であるため，種々の表皮欠損に対して容易に移植でき，移植部において生着する．比較的短期間で広範囲を被覆できる培養表皮が得られるため，全身熱傷などの広範囲皮膚損傷には有用であると考えられている．その後，培養表皮は熱傷のみでなく，はん（瘢）痕による醜形の改善や母斑・白斑などの色素異常等，様々な表皮欠損・異常に用いられてきた．

厚生労働省から製造販売承認を受けた「ジェイス」は，医療機器の範ちゅうで扱われている．体表の30％を超える広範囲熱傷を適応症として，重症熱傷治療に用いるものとして位置付けられた．これまでの4年間の活動の結果，150例を超える重症熱傷例に提供し，多くの経験が蓄積できた．

1.4.3 自家培養表皮「ジェイス」の製品開発

　医療機器として提供される自家培養表皮「ジェイス」は，薬事法に則った審査を経て製品化された．日本初の再生医療製品であるため，これまでの医薬品・医療機器とは異なった対応が必要であるものの，十分に安全性や有効性を担保しなくてはならない．「ジェイス」の製品開発において，実施した事項を次の6項目(1)～(6)に分けてそれぞれ解説する．これらの項目は，グリーン型自家培養表皮に限らず，生きた細胞を使った製品に共通の内容になると考えている．

(1) 3T3細胞のセルバンク化

　グリーン氏らの報告した表皮角化細胞の大量培養法は，3T3細胞との共培養が最大の特徴である．すなわち，3T3細胞の存在下で，表皮角化細胞は終末分化をきたすことなく大量増殖し，重層化によって正常表皮と似た構造を呈する．グリーン氏らの用いている3T3細胞は3T3-J2細胞と名付けられ，他の3T3細胞とは表皮角化細胞の増殖効率において圧倒的に有利に働くことが知られている．

　3T3-J2細胞はマウス胎孔由来の間葉系細胞から樹立した細胞株である．セルバンク化にあたっては，厚生労働省から発出された通知[4]に準じ，安全性試験を実施した．具体的には，これらがマウス由来の細胞株であるため，異種移植に関する指針に従い，3T3細胞についてセルバンクを構築し，マスターセルバンク，ワーキングセルバンク，CAL（設定した継代回数を超えて培養した高継代の細胞）について所定の試験を行うとともに，放射線照射で増殖不能にした3T3細胞（フィーダー細胞）についてレトロウイルス否定試験を行った（表1.4.1）．

(2) グリーン型自家培養表皮の特性解析

　自家培養表皮の製品化にあたっては，これがどのようなものであるかを端

1.4 細胞治療の事業化に向けて

表 1.4.1 セルバンク（3T3-J2）構築のために実施した試験

	マスターセルバンク	ワーキングセルバンク	CAL	フィーダー細胞
アンソザイム分析	○	○	—	—
核型分析	○	—	○	○
軟寒天コロニー形成試験	○	—	○	—
無菌試験	○	○	○	—
マイコプラズマ否定試験	○	○	○	—
ウイルス試験				
感染性試験：延長 S+L− アッセイ	○	—	○	○
延長 XC プラークアッセイ	○	—	○	○
電子顕微鏡観察	○	—	○	○
逆転写酵素活性試験	○	—	○	○
Vero 細胞等を用いた in vitro 試験	○	—	○	—
モルモット，ニワトリ受精卵等を用いた in vivo 試験	○	—	○	—
マウス抗体産生試験	○	—	—	—
ウシ由来迷入ウイルス試験	○	—	—	—

CAL：設定した継代回数を超えて培養した高継代細胞

的に表現するための特性解析が重要である．どのような細胞で構成されたものか，どれくらいの細胞が生きており，活性なるものを有しているのか，細胞成分以外はどのようなものが含まれているか，ならびに感染因子などの安全性に疑いのもたれる物質を含んでいないか，など具体的に明らかにする必要がある．自家培養表皮「ジェイス」の場合，構成される細胞の種類や量，生細胞率ならびに生細胞密度，残留抗生物質およびウシ血清由来の残留 BSA（Bovine Serum Albumin）など培地添加物由来の残留因子の定量評価，細菌，マイコプラズマ等の微生物の否定，エンドトキシンの定量評価などを実施して，自家培養表皮の特性を明らかにした（表 1.4.2）．

構成される細胞の種類の検討では，「ジェイス」に含まれる可能性のある細胞種として，表皮角化細胞，メラノ細胞，ランゲルハンス細胞，メルケル細胞，線維芽細胞，脂肪細胞を想定した．これらは，自家培養表皮を作るために採取した患者の組織内に含まれる可能性のある細胞群である．「ジェイス」製

表 1.4.2 代表的な特性解析試験

○連続継代試験	○洗浄効率確認試験
○コロニー形成能試験	○細胞凍結解凍確認試験
○表皮細胞含有量定量試験	○マイコプラズマ否定試験
○含有細胞種定量試験	○無菌試験
○サイトカイン産生定量試験	○エンドトキシン定量試験
○フィーダー細胞残存定量試験	○強度試験
○残留抗生物質定量試験	○保存温度設定試験
○残留ウシ胎児血清定量試験	○保存安定性試験
○残留培地添加物定量試験	○長期保存試験
○外観および細胞形態確認試験	

造（細胞培養）中，すべての細胞種について，それぞれ細胞数の経時的変化を確認した．その結果，線維芽細胞以外は徐々に減少し，「ジェイス」ができあがった段階ではほとんど含まれていないことが明らかとなった．また，線維芽細胞も減少傾向を示し，完成した「ジェイス」にもごくわずか含むのみであった．

一方，先述の 3T3-J2 細胞は重要な混入細胞としてとらえている．すなわち，異種由来細胞であるとともに，樹立した細胞である．先に示したとおり，放射線（またはマイトマイシン C）によって増殖不能にしているものの，これら 3T3 細胞が最終製品にどの程度含まれていて，これらが後に増殖しないことを評価するための試験を行って，その安全性確保に努めた．

(3) 培養法の標準化

グリーン氏らの報告によると，自家培養表皮は約 4 cm^2 から 3 週間で成人体表面積に相当する面積の培養表皮が得られるとしている．具体的には，およそ 1 週間で初代培養細胞がほぼ培養シャーレ一面を覆い，その後，継代を重ねて最終的に重層化させる．これら一連の培養工程について，標準的なスケジュールを確立するとともに，その培養に供する正常皮膚の大きさなどを決めなくてはならない．

通常の工業製品であれば，これら製造工程を厳密に設定する必要がある．し

1.4 細胞治療の事業化に向けて

かし,生きた細胞の場合には増殖能力にばらつきを生じるため,一律に決めにくいという課題がある.特に自家細胞を用いる際には,患者の年齢や採取する部位等によって細胞の増殖能が変わる恐れもある.とはいえ,適切な工程管理を行うために培養方法を標準化するとともに,これを評価すべく次項のような品質規格を策定することが必要である.

(4) 安全性と有効性の規格の設定

再生医療製品に限らず,医薬品ならびに医療機器の品質管理には,安全性および有効性の規格設定が重要である.しかし,自家細胞を用いた再生医療製品の場合,どのようにしてこれら規格を設定すべきかについて定まった方法はない.細胞という生きたものの安全性をどのようにとらえるか.また自らの細胞を用いたものの有効性をどのように評価するか.

次にそれぞれについてその概要を述べる.

a) 再生医療製品の安全性評価

製品の品質を評価するための種々の特性解析試験を実施するとともに,これをもとにした製品規格を設定した.自家培養表皮は患者自身の細胞を培養するため,ウイルスなど当該患者由来の微生物について,そのすべてを完全に排除することは難しい.

これらの事実をふまえ,自家培養表皮の安全性確保において考慮した事項は,

① 培養に使用するマウス3T3細胞に関するもの
② 使用した培地(特に血清など動物由来物)に起因するもの
③ 長期培養中にきたす細胞変化に起因するもの

等である.次に,それぞれの概要を述べる.

3T3細胞に起因するものは次のとおりである.自家培養表皮製造のためにはグリーン氏らが開発した当初から3T3細胞を必須とする.多くの無血清培地などが開発され,その有用性が示されているが,グリーン氏らの細胞株(3T3-J2細胞)は,他の3T3細胞ならびに無血清培地とは格段に異なる表皮角化細

胞の増殖能を示した．ベネフィット（benefit）を示すことで，マウス由来細胞株使用のリスク（risk）を受け入れることから始まった．さらに，1.4.3(1)で示したとおり3T3細胞についてセルバンクを構築し，種々の安全性試験を実施した．加えて，これら放射線照射の効果について検証するため，別途フィーダー細胞の生存期間を測定し，その安全性を担保した．

一方，使用した培地に起因する感染性因子の否定には，培養時に用いるウシ由来血清，ブタ由来トリプシン等について，厚生労働省から出されている通知等[5]に従い原材料評価を行った．とりわけ，生物由来原材料を用いる際には，その詳細が厚生労働省からの通知として発出されているので方針が定めやすい．さらに，これら動物由来原材料の可及的除去（できるだけ取り除く）は，異種蛋白に起因するアレルギー等の免疫反応の回避にもつながる．一定の洗浄・除去工程ならびに残留量評価を実施し，できる限りリスク軽減することとした．

細胞培養工程における染色体への影響や造腫瘍性について，核型分析試験，軟寒天コロニー試験，免疫不全動物を用いた移植試験を所定の方法で実施した．これら試験の概要については割愛するが，核型分析試験では一定の正常組織からも核型異常が検出されること，軟寒天コロニー試験および免疫不全動物を用いた移植試験については，造腫瘍性に対する検出感度が低い可能性があることなど問題を有する．これまでにヒト細胞を用いた移植組織において悪性腫瘍が発生した報告は見られないものの，将来にわたっての造腫瘍性否定は今後の再生医療製品の品質確保の課題である．

b) 再生医療製品の有効性評価

細胞を用いた製品の有効性確保については，製品に含まれる生細胞の量的評価，すなわち生細胞率や生細胞密度がこれにあたる．自家培養表皮においても，これらの有効性指標について特性解析を行い，製品の規格とした．特に，生細胞密度や生細胞率は出荷規格とし，すべての出荷症例について抜取検査として実施している．

一方，細胞を用いた製品の多くは単一の細胞で構成されていない．そのた

め,目的の細胞と目的外の細胞とを区別し,目的の細胞がどの程度含まれているかも有効性評価として考慮すべきである.しかし,これら細胞を区別して評価する試験を実施するには長時間を要する.自家培養表皮のように保存期間がきわめて短い自家細胞製品においては,すべて出荷症例について実施することは現実的でない.そのため,先に述べたように特性解析の一環としてこれら試験を実施し,採用した細胞培養方法において一定の結果が得られることを確認した上で,これら試験を出荷ごとに行わないこととした.

有効性の確保を目的に製品規格を設定する際,とりわけ自家細胞を用いた製品の規格値に対する合理的な根拠を示しにくいことが最大の課題である.すなわち,患者から採取した組織の性能はばらつきがあり,年齢にも影響を受ける可能性がある.さらに,これら製品規格に適合しなかった場合でも,安易に廃棄できない.患者から受け取った細胞だからである.患者または医療機関に不適合とする合理性を説明しなくてはならない.これらをふまえて一律に出荷規格を設定する作業がきわめて困難であった.

(5) 製品パッケージと輸送システムの構築

大学病院など,細胞培養が可能な設備を有した医療機関で実施する場合には,長距離の輸送は不要である.例えば,細胞培養したまま手術室のベッドサイドで随時洗浄して用いるか,仮に,培養施設内で洗浄したとしても,ほとんど時間のずれ(タイムラグ)なしに移植に用いることが可能である.しかし,細胞治療の事業化を念頭に置いた場合,必然的に生産(培養)施設から医療機関への遠隔地輸送が必要となり,製品パッケージや輸送の仕組みを作らなくてはならない.

生きた細胞のパッケージに際しては,これが安定した製品として提供されるべく,パッケージ後の生細胞の増殖または劣化を最小にしなくてはならない.当初,筆者らは製品を培養中に輸送することを考えていた.しかし,その場合,培地中の添加物を含む製品になるため適用時の除去工程が担保できないこと,移動中の細胞変化(造腫瘍性等)について何ら担保していないこと,など

の指摘があった．出荷時に実施される品質試験を経た製品品質と，実際に手術時に使用するものの品質との間に差異があるべきでないとの考えである．

実際には，自家培養表皮「ジェイス」では，洗浄包装後およそ50時間の保存期限を達成できた（図1.4.2）．これは表皮細胞が比較的長期間安定的に維持できるためである．再生医療技術の進歩によって，更に高性能のものが開発される可能性は十分にある．しかし，一方では保存安定性が低いために，これらの性能が十分に生かしきれない可能性も否定できない．さらに，複数種の細胞で構成される培養組織の場合，それぞれの細胞の保存安定性によって製品の使用期限を定めざるを得ないことに加え，保存期間中に細胞の構成比率が変わってしまう懸念もある．まさに，医薬品や医療機器とは異なった対応が必要であり，新しいルール作りが急務である事例と考えている．

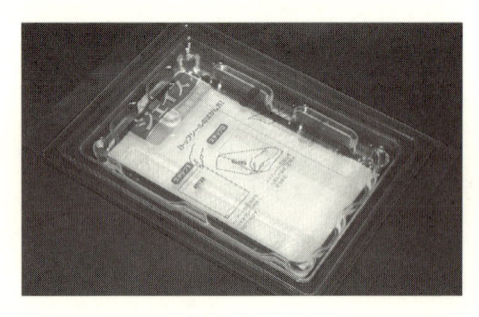

図1.4.2 自家培養表皮「ジェイス」のパッケージ

(6) GMP/QMS適合施設の建設

細胞培養のための施設は，医薬品（医療機器）製造施設として医薬品及び医薬部外品の製造管理及び品質管理の基準に関する省令（Good Manufacturing Practice, GMP）／医療機器及び体外診断用医薬品の製造管理及び品質管理の基準に関する省令（Quality Management System, QMS）適合施設の認証を受けなくてはならない．既に多くの医療機関で細胞培養に特化した施設をCPCとして稼働させている．これら適合施設には，製品が適切に製造できるための製造設備（ハードウェア）と，これを適切に運用するための標準作業手

順書（Standard Operating Procedure, SOP）や作業者教育システムなど（ソフトウェア）をともに設定する必要がある．

　筆者らの施設では，自家細胞を用いた再生医療製品の製造施設として，通常の医薬品・医療機器同様に清浄度管理を実施するとともに，扱う組織が生きたヒト組織であるため，バイオハザードの考えも共存させている．今後，多くの経験を経て，自家細胞特有の施設管理基準を作ることが必要であると考える．

1.4.4　おわりに

　冒頭に述べたように，再生医療は単なる学問領域ではなく医療技術の一環である．患者を治すべく一般の医療として普及することも重要な役割といえる．新しい薬や医療機器の開発に際し，その成果が適切な仕組みによって患者のもとに届けられてきた．製品提供者である企業と使用する医師との間に役割分担が存在し，整然とこれらが普及するためのルールが存在したのである．

　一方，細胞（とりわけ自家細胞）を用いた医療では，従来の枠組みが適応できない場合も数多くある．製品と呼ぶにはふさわしくない内容を多分に含んでいる事業である．米国では，このような状況の中，他人の細胞（同種細胞，他家細胞）を用いた再生医療産業が中心となりつつある．自家細胞と比べ，同種細胞では大量生産が可能であり，製品という概念になじむからである．

　本節では，筆者らが経験してきた自家培養表皮の製品化活動を六つの項目［1.4.3(1)〜(6)］に分けて解説した．これらは，現状で合理的実現が可能なものと，そうでないものが存在する．もとより再生医療製品は，自家細胞を使ったところに最大の医学的長所があるはずである．自家細胞を使ったものを提供するにふさわしい標準的な仕組みについて，産官学一体となって構築することが急務であるといわざるを得ない．

参考文献

1) Langer, R., Vacanti, J.P. (1993). Tissue Engineering. *Science* **260**:920–926.
2) Rheinwald, J.G., Green, H. (1975). Serial cultivation of human epidermal keratinocytes: the cell formation of keratinizing colonies from single cells. *Cell* **6**: 331–344.
3) O'Connor, N.E., Muliken, J.G., Banks-Schlegel, S., et al. (1981). Grafting of burns with cultured epithelium prepared from autologous epidermal cells. *Lancet* **1**: 75–78.
4) 「『異種移植の実施に伴う公衆衛生上の感染症問題に関する指針』に基づく 3T3J2 株及び 3T3NIH 株をフィーダー細胞として利用する上皮系の再生医療への指針について」. 医政研発第 0702001 号. (2004).
5) 「生物薬品（バイオテクノロジー応用医薬品／生物起源由来医薬品）製造用細胞基材の由来, 調製及び特性解析について」. 医薬審第 873 号. (2000).

1.5 製薬業界からの展望

1.5.1 はじめに

東日本大震災後まもなくの 2011 年 7 月，企業連合体である一般社団法人再生医療イノベーションフォーラム（FIRM）が発足した．革新的に医療を変えるポテンシャルを有するといわれる再生医療が，ついに企業によって産業化への第一歩を切ったのである．ポスト大震災への日本産業復興と時を同じくしたことは非常に感慨深いものがある．2011 年は，再生医療産業化元年となった．立ち上げに尽力された各業界の方々のご苦労と情熱に感謝申し上げたい．

再生医療は，産業界が動かなければ決して国際標準を獲得し，復興を支える競争力を持った産業とはならないのは自明である．それでは，誰が産業化を推進するのか．例えば，欧米を中心に行われている細胞を医薬品として用いる医療を再生医療と呼ぶのであれば，これは極めて簡単である．担うのは製薬企業である．低分子医薬品から，蛋白質，抗体やワクチン等のバイオ医薬品へ変遷し，そしてついに更に複雑な「細胞」へと技術が進歩しただけで，特に製薬業のビジネスモデルが変わるわけでもない．製薬業界が普通に取り組めばよい問題である．再生医療をこのような製薬業におけるモダリティ（modality）転換と考えると，再生医療のポテンシャルを見誤りかねないことを危惧する．それでは，再生医療のポテンシャルを正しく引き出すには，誰が，何をなすべきなのか．本節では，製薬業や一企業の戦略を離れて，あるべき姿を考えてみたい．

1.5.2 再生医療とは何か？

「もう，病気を治す薬というイメージではないのですね」2011 年 1 月にテレビ放送された再生医療に関する番組で，アステラス製薬株式会社を取材した NHK のキャスターが最後にこう言い残した．「病気を治す薬を造る」製薬業

にとってこれまで当たり前であったことが，そうでなくなろうとしているのである．再生医療とは何か．実は，これに明確に答えることのできる企業はほとんどない．これがまず，再生医療の第一の特徴である．アカデミアによる再生医療の定義はいろいろあるが，答えは，「企業」が独自に出さなければならないであろう．「事業は何か」が定義できないと，それを規制する法令も適正に制定することはできないからである．適正な規制のないところに事業は存在しない．例えば，製薬業は，薬事法という適正な法令で規制されており，それに基づき，厳格で科学的な有効性・安全性評価を行い，付加価値の高い有用で安全な医薬品を継続的に生み続けている．もちろん，モダリティに関しては，それぞれ企業によって得手不得手がある．疾患指向領域も企業によって異なる．モダリティは，伝統的な天然物や低分子医薬品に始まり，最近では，抗体，蛋白質，核酸，ワクチン等のバイオ医薬品，さらには，ジェネリック医薬品と多様であり，各社各様のコンピテンスに応じて医療に貢献している．事業としてのアイデンティティー（identity）が確立した上で，基本の収益構造は変えずに，事業が細分化（セグメント化）していく．これは製薬業に限らず，他の業界でも同様であると考える．再生医療においては，これが全く逆に行われていると思う．だから分かりにくい．セグメントがまずあって，事業のアイデンティティーがないのである．日本は，何をもって再生医療と規定し，どのようにそれを細分化し，適正な規制を適用していくのか，まず，ここから始めなければならない．

次に製薬業の立場から，再生医療の第二の特徴を挙げたい．それは，「臨床先行」であることである．再生医療は最近始まったわけではなく，1900年代初頭から行われている医療である．情熱ある医師が，患者自身の細胞を用いて難治性の疾患の治療に挑戦してきた長い歴史を持つ．患者の骨髄や脂肪組織が使われ，臨床研究の知見は膨大である．現在は，幹細胞という形で臨床知見を蓄積しつつある．すなわち，（幹）細胞は，「臨床において病気を治す力がある」ことが実証されている．いわゆるヒト臨床POC（Proof of Concept）が取れているのである．もっとも，治療の有効性は（幹）細胞の患者多様性により

安定はしない．医薬の場合は，膨大な基礎研究の結果，分子レベル，細胞レベル，動物レベルと仮説を積み上げていって，最終的に臨床試験で勝負となる．非臨床と臨床では，大きなギャップがある．再生医療では，全く逆で，臨床の知見とそれから考えられる"unmet medical needs"（まだ満たされていない医療ニーズ）をいかに，動物，細胞，分子レベルへと科学的，論理的にブレークダウンするかが重要になってくる．このような帰納法から演繹法への転換が現代の製薬業の創薬においては実はなかなか難しい．

　三つ目の特徴は，何を治療するのかである．医薬品は，直接病気を治すために用いられる．病因である創薬標的に作用し，それを抑制あるいは活性化するからである．医薬品は「病気」を治す．それでは再生医療はどうであろうか．確かにこれまでの臨床知見は病気を治しているように見える．しかしそれは，病因に直接働いているわけではなく，病気の種類によらず，その発病の源となった「臓器」の機能を再生させているから治っているのである．事実，骨髄由来の幹細胞は，心筋梗塞にも，肝硬変にも，糖尿病にも治療効果を発揮する．また，疾患の多寡にもよらない．再生医療は病気を治すのではなく，「臓器」を治しているからである．これは製薬業にとって，また，患者にとっても，大きなパラダイムシフトを必要とすることである．ただ，病気ではなく，臓器を治す治療は既に確立した医療としてある．臓器移植医療である．

　事業のアイデンティティーとそれに基づく適正な規制，臨床研究先行，臓器の治療，これらはすべて臓器移植医療の歴史において既に人類が一度経験していることであり，ここから十分に学ぶことが再生医療を事業として考える上で極めて重要であると考える．

1.5.3　再生医療は，医療の産業化を加速する

　厚生労働省によると2010年度の国民医療費総額は，36.6兆円であり，2011年度は推計であるが，総額39.1兆円，その内訳は保険料負担19.2兆円（49.1％），公費負担14.1兆円（36.1％），自己負担5.8兆円（14.7％）である．保険料で半分，そして公費と合わせてその85％をまかない，自己負担を

抑え，国民の誰もが安価に必要な医療を受けることができる，日本が世界に誇る素晴らしい医療制度である．しかしながら，今後，医療費は急速な高齢化や医療の高度化等によって，国内総生産（Gross Domestic Product, GDP）の伸びを大きく上回って増大し，これに伴い，保険料，公費，自己負担の規模も，GDPの伸びを大きく上回って増大する見込みであり，特に公費の増大が著しいとのことである[1]．今後，東日本大震災からの日本の再生に向けて，この医療制度もこれまでにない視点で改革が進められていくだろう．筆者は，その先導役になるのが再生医療であると考える．現在の医療は，直接医療に携わる医療機関従事者を除くと，製薬業や医療機器製造業等，異なる業種が独自のビジネスモデルで支えている．再生医療は現行医療と異なる．再生医療がその役割を果たすには，医療にかかわる企業が独自にではなく，同一業界として貢献しなければならない．そのためには，医療を「産業構造化」しなければならないのである．

再生医療は，1社単独ですべての技術と事業を担うことはできないとよく言われる．再生医療に必要な技術やサービスは幅広いからである．同様な事例は，医療以外に目を向けると，ポスト大震災の新産業創生に向けて種々の取組みに見ることができる．例えば，農業再生や環境配慮型都市等がそうであろう．家電，重電，食品等の製造業，IT，流通等，各業界では実績のある多くの企業が，業界の既存のビジネスモデルを超えて全く未経験の事業に集っている．もちろん，これらの事業には，これまで各企業が得意技術を持って「独自」に参入していることもあったが，新業界を規定するビジネスモデルや規制が存在しないために，1社の力では業界を形成・変革することはできなかった．独立した企業が割拠するのではなく，一体となって既存の規制を打ち破り，適正な規制と収益モデルの構築を促し，新しい産業業界を形成しようとする試みは素晴らしいと思う．医療も人口構成という将来確実に予想できる変化による構造的な課題を抱えている．ポスト大震災のこの時期は，医療もこれまでにない変革を行うチャンスであると考える．

1.5.4 真のオールジャパン

再生医療はこれまで医薬品と同様,「細胞」を用いた単品売り（単一疾患対象）ビジネスとして，意欲あるベンチャー企業によって行われてきた．前例のない製品開発に取り組まれた，その苦労と努力には敬意を表したい．ただし，再生医療を，米国を中心として展開されている「細胞医薬」と混同してはならないと思う．日本でこれまでベンチャー企業によって行われてきた事業も，決して細胞を「医薬」として使うのではなく,「医療行為」の一部として考てきたように思われる．再生医療を細胞医薬の応用とみなすと，これは製薬業で普通に行われている現行創薬の延長線上となってしまう．製薬業にとっては理解しやすいが，日本の医療を変えるほどのポテンシャルを発揮することはできないであろう．機会損失を誘導する恐れがある．したがって，再生医療は，これまでそれを担ってきたベンチャー企業のやり方でも，既存の製薬業や医療機器製造業のやり方でもない，全く新しいビジネスモデルを構築しなければならない．また，例えば,「再生医療業界」といった新しい業界を創造するとしたら，それは自動車やエレクトロニクスのような裾野の広い産業としなければならない．現在の医療は，産業としてはプレイヤーが並列的に多く，重層的な厚みに欠けるのが課題であると考える．再生医療事業を遂行するためには，これまで医療従事者，製薬企業，医療機器製造業の守備範囲外の技術が必要となる．組織工学（Tissue Engineering）的技術や細胞加工技術（Cell Processing）である．再生医療は,「本来人体が持っているが，進化の過程で封じられた臓器・組織再生機能を，いったん，体外に取り出し，何らかの方法で人工的に再構成し，再移植することによって蘇らせる医療」と考えることができる．臓器移植医療においては，移植する対象物である「臓器」はドナーからの善意によって提供され，工学的技術の関与する余地はない．しかしながら，再生医療においては同じように細胞・組織を移植するにしても，それら移植体には工学的技術を加えることができる．端的に言えば,「細胞・組織培養技術」である．「培養」には，細胞だけではなく，培地，培地添加物，薬剤，

足場，培養機器，制御機器，検査機器等，ベースとなる素材産業とでもいうべき基盤が必要である．現在は，これらの産業の製品は，主として研究用に供されているが，医療産業となるとその市場は格段に拡大する．これらの日本の素材産業はものづくりの高い技術力を持っており，医療を確実に支えてくれると思う．また，細胞・組織を移植するには，高度な精度と取扱いの容易さを要求される医療機器が必要になる．日本の医療機器は，検査機器に比べて治療機器が弱いとされている．再生医療は，新たな治療用医療機器の市場を拓くと考える．このような技術や機器は，個々の技術が優秀なだけではだめで，ある目的を持ったシステムとして縦横に擦り合わせをしないと，イノベーティブな医療は創成できない．重要なことは，欧米のやり方に惑わされて，各企業が単独で目先のできることや従来の業界の常識でできることに走らないことである．せっかく生まれつつある大きなチャンスを，自らつぶしてしまうことになりかねない．製薬業は「モノ」を中心とした知的財産を自社に囲い込むことによって発展してきた．再生医療においては，個々の「モノ」や「技術」を組み合わせた「トータルソリューション医療システム」，すなわち，「サービス」がビジネスの基本となると思われる．医療は特殊であるという殻に閉じこもらずに，現在，震災復興として行われているイノベーティブな事業からよく学ばねばならないと考える．そうすることによって，真のオールジャパンの姿が見えてくると思う．

1.5.5 製薬業の役割

さて，それでは，製薬業は，このような医療革新のチャンスにおいてどのような役割を果たすべきであろうか．ポイントは二つあると考える．まず，新しい業界を創生するための「モジュラー（modular）」としての役割である．自動車でいえば，エンジン，エレクトロニクス，車体，タイヤ，部品等，各業界の優秀な技術やモノを擦り合わせて，完成車に仕立てる役割である．再生医療業界は，医薬品業界でも医療機器業界でもない，これまでにない業界である．それぞれ個別の業界が抱えていた課題をイノベーションによって克服し，復興

日本の新医療産業界とならねばならない．そのためには，技術とモノを擦り合わせる役割が必要となる．製薬業の「人体に移入するモノを，安全かつ効率的に製造する実績，そしてその有効性を科学的，合理的，論理的に評価できる実績」が重要なコンピテンスとなると考える．

次に，「適正価格」と「普及」ということであろう．再生医療は，これまでの薬物療法とは異なり，「症状改善」ではなく，「治癒」を誘導する医療であるといわれている．このような医療は，おそらく，まずは他に治療法がない難治性疾患から始まり，一般疾患へと適用されていくと考える．この際，治療効果が高い画期的な医療ということになると，医療費が高く設定される可能性がある．もちろん，企業としては対価は高い方がよいのであるが，欧米における最近の「細胞を医薬品として用いる」試みを見る限り，あまりにも高い薬価が保険償還価格として設定されると，いくらよい医療でも使いにくいという現状がある．このことは，保険負担，公費負担が膨らむ日本でも同じであると考える．臓器移植医療は，ドナーの善意により「治癒」を誘導できる素晴らしい医療である．アステラス製薬株式会社は，画期的な免疫抑制剤を創出することにより，グローバルな移植医療の「普及」に大きく貢献した．アステラス製薬に限らず，多くの日本の製薬企業は，「画期的新薬」というものを世に送り出し，「適正価格」で薬物治療の拡大に貢献してきた．再生医療は，薬物治療だけではないが，医薬品によって，誰でも適正価格で受けられる医療として普及を加速させることが可能であると考える．いかにして，患者と医師が使いやすい医療として，普及させるか．最新医療の発展に貢献してきた製薬業の果たすべき役割は大きいであろう．

1.5.6 おわりに

グローバル化の進展により，政治も経済も，一つの国のやり方だけでものごとが調和をとって進むことはなくなっている．企業活動も同様である．企業が慣れ親しんだ業界の常識とビジネスモデルに安住して，唯我独尊で発展していくことはできない．また，円高の継続化によるM&Aも活発化しているが，こ

れも自社を中心として単独で，その業界で生きていくための方策の一つである．東日本大震災が教えてくれたのは，「絆」の大切さということであると思う．異業種および産官学が，自分の業界や立場を超えて，日本産業の再生という「夢」に向かって，これまでにない「絆」を結ぶことができるか．再生医療をポスト大震災の日本産業を牽引する医療ビジネスとするためには，技術やモノだけではなく，こういう「ものの考え方」のイノベーションも必要であると考える．再生医療は，いかなる既存の業界にも取り込むべきものではなく，新しく業界を創っていくものであると信じる．

参考文献

1) 厚生労働省保健局．(2011)．高額医療費の見直しと受診時定額負担について．第46回社会保障審議会医療保険部会資料 2．
http://www.mhlw.go.jp/stf/shingi/2r9852000001r2af-att/2r9852000001r2dr.pdf

1.6 再生医療の産業化を促進する自動培養装置の開発

1.6.1 標準化と装置開発

　機械メーカーの機械技術者である筆者にとって，標準化とは設計上，守るべき規格であった．ISO の TC 1 は Screw threads，ネジであるそうだが，ネジは同じ M3（直径 3 mm のネジ，M3 のネジと呼ぶ）のネジを買ってきて，別のメーカーから買った M3 のナットに合わなければ使い物にならない．どこで買っても使えるようにネジを決めるのがネジの規格，ISO 規格であった．材料の場合は成分となる．S45C というのは，鋼の規格で，45 という数字は炭素の含有率を示している．実際の規格は，炭素の含有率の上下限，炭素以外の成分の混入率を規定しており，S45C と指定するとどこの鉄鋼メーカーから買っても，鋼材の強度は同じ（ある許容幅の範囲で）であった．

　しかし，これらの機械の規格は，機械工学という学問体系ができた後に決まった規格である．しかし，今，対象としている再生医療の標準化（筆者の関係する，そこで使われる機器の標準化）は，まさに，開発が進んでいる最先端の技術に対する規格であって，まだ，誰も，これなら大丈夫とは言えない世界である．「大丈夫」に重点を置くと，規格はオーバースペックとなり，逆に，限界を狙うと安全性等が十分に確保されない結果も起こり得る．本節では，これが標準となるとの記述はできないが，自動培養装置にとって何を考えるべきか，実際の開発事例を挙げて論じる．

1.6.2 開発のきっかけと非臨床用の自動培養装置の開発

　2000 年代になり，再生医療が脚光を浴び始めた．再生医療で重要なのは細胞の培養であるが，熟練が必要な作業であり，施設の面，人件費の面で，大きな課題であった．ロボットは，精密な作業を間違いなく，かつ，クリーンに行うことができる．ロボットをキー技術に培養の自動化を考えた．

医療の世界で無菌空間とは，クリーン度 100 の環境を言い，この 100 という数字は，1 辺が 1 フィートの立法体の空間に，0.5 μm 以上の粒子が 100 個以内という意味である．一方，ロボットは，半導体製造に使われるようになり，クリーン化の開発が進み，クリーン度 10，あるいは，クリーン度 1 という，医療の世界の 10～100 倍クリーンな環境でも作業が可能となった．図 1.6.1 にクリーン度の比較を模式的に示す．

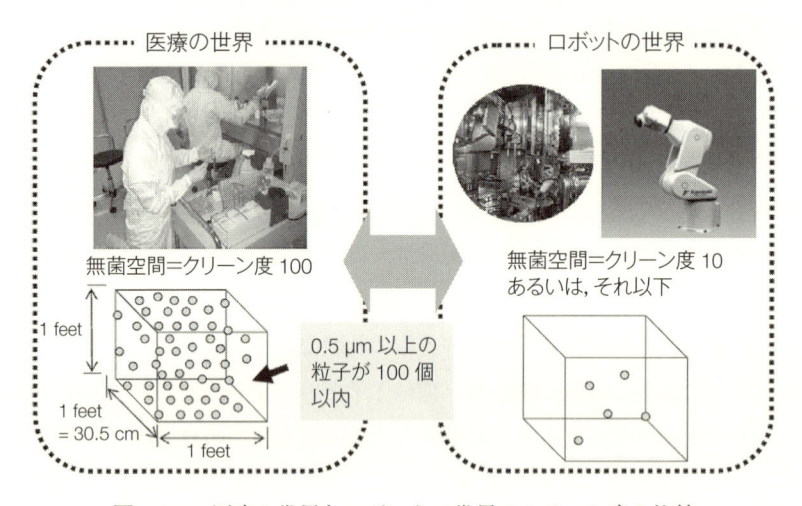

図 1.6.1 医療の世界とロボットの世界のクリーン度の比較

自動培養装置の開発は，まず，ロボットを中心とした技術での培養作業の自動化の開発から始め，最初に商品化したのが非臨床用の細胞自動培養装置である．ここで，「非臨床用の細胞」とは，主に研究用に使われる細胞で，直接，あるいは，間接的に，患者に使用されることはない細胞である．非臨床用の細胞自動培養装置は，ロボットと自動機械を組み合わせたフレキシブルな装置として構成した．特に力を入れたのが，多様な細胞に対応できることと，長期に無人運転ができることである．図 1.6.2 に開発した非臨床用の細胞自動培養装置を示す．

当初，多様な細胞への対応については，自動培養装置への培養法の組込みを自社で行うソフトウェア開発事業とすることを考えた．ユーザーから細胞を預

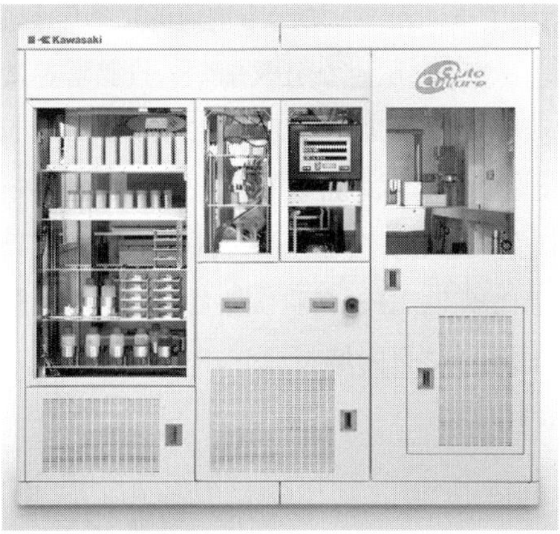

1.6 再生医療の産業化を促進する自動培養装置の開発

図 1.6.2 開発した非臨床用細胞自動培養装置

かり，手培養のプロトコルを聞き，有償で自動培養のソフトウェアを開発するのである．しかし，ユーザーにとって，細胞は門外不出であり，細胞の提供や培養法を知ることはできないことがわかってきた．そこで，実機はユーザー側で多様な細胞に対応できる装置とした．これは，次のように行う．培養法に特徴のある細胞の培養法を自社で開発して装置に組み込む．そのとき，機械的な動作の違いを数字で表し，パラメータ化する．ユーザーには，代表的な細胞を培養するパラメータの数値を公開する．ユーザーは，培養の専門家であるので，ユーザーが使いたい細胞と，パラメータが公開された代表的な細胞の培養法の違いから，パラメータを独力で決めることができるのである．さらに，パラメータを登録することで，ディッシュ1枚単位で，培養のやり方を変えることを可能とした．

また，長期の無人運転としては，正月や夏季の長期休暇を対象とし，1週間の連続運転を目標とした．培地や剥離剤等の薬剤，チップや培養容器等の保管庫を装置内に設けることにした．培地や剥離剤は冷蔵庫，それ以外は常温保管でよいので，常温保管庫と呼ぶスペースを設けた．クリーンな状態を保持したまま保管できる装置内のスペースである．

こうして，開発した非臨床用の細胞自動培養装置は，パラメータの調整によ

り，多様な細胞に対応でき，かつ，いつも安定的に動作することができた．そこで，培養操作のばらつきに敏感な iPS 細胞の自動培養にチャレンジした．iPS 細胞は，長期の培養では性質が変化することがあると言われ，短期の培養では結果が明確にならないので，30 継代以上の長期培養を目指した．10 継代ごとに，ALP 染色，免疫染色等で確認し，30 継代では核型や分化能を確認した．その結果，30 継代以上，iPS 細胞の性質を維持し，自動培養が行えたことが確認された．図 1.6.3 に自動培養した iPS 細胞の ALP 染色結果とコロニーの顕微鏡写真を示す．

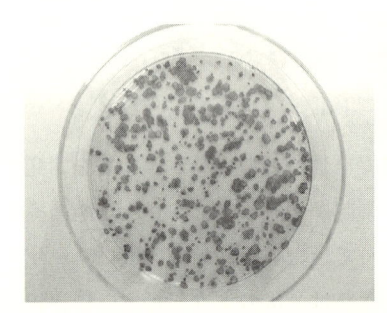

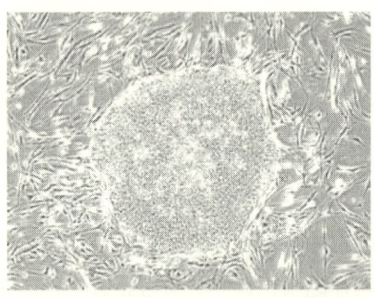

図 1.6.3 自動培養した iPS 細胞の ALP 染色結果(左)とコロニーの顕微鏡写真(右)

しかし，iPS 細胞は株によって性質が異なる．分化しやすい株では，熟練した研究者が細心の注意を払って培養しても，分化するコロニーが現れる．分化したコロニーは研究者が顕微鏡観察で形態から判断し，未分化のコロニーのみを選んで継代している．そこで，自動培養装置でも，形態から判断し，未分化のコロニーのみを継代する方法を開発している．

1.6.3 臨床用の細胞自動培養装置の開発

臨床用の細胞自動培養装置の開発では，培養した細胞が臨床に使用できると認められる自動培養装置のスペックを決めて，開発する必要がある．標準化されていれば，まさに，自動培養装置の必要要件が決まっており，メーカーはその用件にあった装置を開発すればよいことになる．しかし，実情は，臨床に使用できる細胞を培養できる自動培養装置は世の中に存在しない状況であり，そ

のための標準も存在しない．そこで，自社で必要要件と思われるものを設定し，開発を進めた．詳細はノウハウに属するため，代表例を次に説明する．

必要要件としては，医薬品の製造および品質管理に関する基準（Good Manufacturing Practice, GMP）への対応が基本である．しかし，GMPに対応できても，ユーザーにとってコスト高となれば使う価値はなくなる．ユーザーにとっての価値を生むよう，次の設計目標を設定した．

(1) GMP対応
  ① 汚染を起こさないこと
  ② 間違いを起こさないこと
(2) 事業者にとってのメリットの提供
  ① 同時培養する患者数の増加
  ② 同時培養する細胞数の増加
  ③ 無人化
  ④ 多種の細胞への対応

ここでは，代表例を紹介する．(1)①と(2)③のキー技術として，装置を過酸化水素蒸気による滅菌レベルの自動除染が可能なものとした．この自動除染機能は，パスボックスと培養操作部に設けた．培養操作部とは，ロボットが動き，培地交換や継代等を実施する場所で，CPCにおける安全キャビネット内に相当する．CPC内で安全キャビネットは，カテゴリーBのクリーン空間に設置する必要があるが，パスボックスに自動除染機能を設けることで，自動培養装置の設置場所は，カテゴリーC以下にすることが可能となる．培養操作部に自動除染機能を設けることで，培養対象が入れ替わるチェンジオーバー時の除染が自動化できる．一つの装置内で，複数の患者由来の細胞を培養したとしても，1人の培養操作終了後に自動除染を行えば，次に別の患者の細胞を取り扱うことが可能になると考えられる．これにより，多くの患者の細胞を同時に自動培養することが可能となる．

臨床用の細胞自動培養装置の試作機は，大阪大学内に設置され，骨髄液から間葉系幹細胞を自動培養し，軟骨再生に用いる臨床研究に使用しようとしてい

る．本研究の責任者は武庫川女子大学脇谷滋之教授で，脇谷教授の手培養でのプロトコルを自動培養装置に実装した．装置内に入れられた骨髄液は，初代培養で，遠心分離によって凝固防止用のヘパリンの成分を除去後，フラスコにされる．数回の培地交換の後，継代を行い，さらに数回の培地交換の後，約3週間で必要量の間葉系幹細胞が得られる．装置内には顕微鏡観察に相当する機能があり，フラスコを装置外に出すことなく，観察が可能である．また，無菌検査のための培養上清や継代時の縣濁液サンプルを出庫することもできる．現在，「ヒト幹細胞を用いる臨床研究に関する指針」（以下，ヒト幹指針）申請に必要なデータ所得のための実証試験を実施中で，ヒト幹指針に申請し，臨床研究に使用する予定である．図1.6.4に臨床用細胞自動培養装置の試作機を示す．

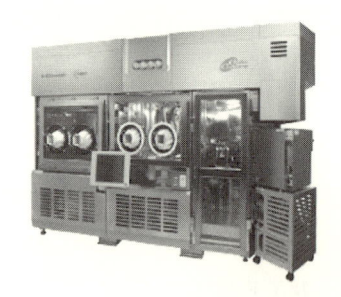

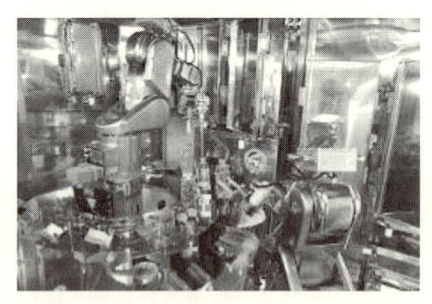

図 1.6.4　臨床用細胞自動培養装置の試作機（外観と内部）

1.6.4　他の細胞培養への応用

他の細胞への応用について紹介する．一つは，温度応答性培養皿を使った角膜再生である．大阪大学眼科学教室西田幸二教授のご指導による方法で，患者の口腔内皮の細胞を温度応答性培養皿に播種し，自動培養した．培養した細胞シートを確認いただき，臨床で使用されている手培養での細胞シートと同等のものが培養できていると，評価をいただいた．なお，患者の口腔内皮の組織から，細胞を分離する作業は手作業であるが，自動培養装置をアイソレータとして使用し，実施できる．それゆえ，CPCを持たないユーザーでも角膜再生が可能となる．図1.6.5に培養した細胞シートの断面を示す．

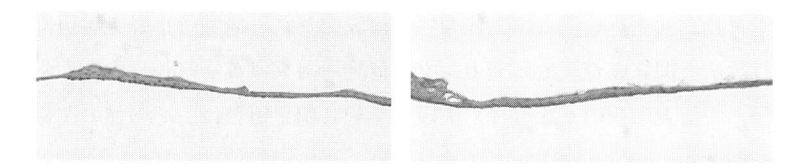

1.6 再生医療の産業化を促進する自動培養装置の開発

図 1.6.5 培養した細胞シートの断面（左：手培養，右：自動培養）

もう一つは，心筋再生であり，大阪大学心臓血管外科澤芳樹教授にご指導をいただいた．心筋再生は患者の大腿部の筋芽細胞を採取し，大量に培養し，細胞シートを作る．課題は大量培養の部分であり，手培養では外形がT175フラスコで，内部が3層になったフラスコ（T500相当）を40個使用する．回収に要する時間を短縮するため，手培養の細胞回収は複数の担当者による人海戦術で行われる．自動培養装置で行う場合，処理時間を短くするため一度の処理量を増大させ，内部が10層のフラスコ（T1720相当）を使うことにした．フラスコの所要数は12個となる．10層のフラスコを扱う場合，内部の液体の排出は単に傾けるのではなく，途中で方向を変えながら液体を排出する必要がある．ロボットは，一度教示した動きを毎回再現するため，10層のフラスコの扱いが可能となり，筋芽細胞の大量培養の道が開けた．

謝　辞

本装置開発は，大阪市立大学大学院医学研究科脇谷滋之准教授（現・武庫川女子大学教授）をプロジェクトリーダーとする独立行政法人新エネルギー・産業技術総合開発機構（NEDO）プロジェクト「再生・細胞医療の世界標準品質を確立する治療法および培養システムの研究開発」の成果である．また，開発時に信州大学で使用した先行試作機は，独立行政法人科学技術振興機構（JST）委託開発で開発されたものを使用した．

ご支援いただいた関係者，独立行政法人新エネルギー・産業技術総合開発機構，独立行政法人科学技術振興機構，武庫川女子大学脇谷滋之教授，東京大学医科学研究所田原秀晃教授，信州大学下平滋隆准教授，独立行政法人産業技術総合研究所植村壽公研究グループ長，独立行政法人産業技術総合研究所浅島誠

センター長，独立行政法人国立成育医療研究センター研究所小野寺雅史部長，独立行政法人国立成育医療研究センター研究所阿久津英憲室長，大阪大学澤芳樹教授，大阪大学西田幸二教授，大阪大学紀ノ岡正博教授，その他の関係者に謝意を表する．

1.7 iPS 細胞に関する研究動向

1.7.1 医療への期待

　iPS 細胞の発見以来，種々の疾患治療への応用への期待は大きい．この最大の理由は，ドナーの出現を待つ以外に手段がなかった身体の一部が，機能を失った患者自身の臓器細胞が，そして治療不可と思われた遺伝子疾患の患者の正常細胞が，それぞれ手の届く距離になったためである．幹細胞研究者はもとより細胞医療関係者，臨床医を挙げて，夜を日に継ぐ研究がなされている．特に日本においては，産官学すべてのレベルにおいてオールジャパン体制での研究の取組みが進められており，耳目が集まる中，日々新たな研究成果が発表されている．

　iPS 細胞に関する黎明期の研究動向については，既に『科学技術動向』誌に記した[1]ので，その後の進展について記したい．今回は，日本における治療へ向けた研究に焦点を当てる．

1.7.2 iPS 細胞を利用する治療

　種々の細胞へ分化できることが iPS 細胞の大きな特徴であり，患者自身の細胞から iPS 細胞を作り対象細胞へと分化させて治療する再生医療への期待は大きい．この数年研究進捗の著しい研究テーマを中心に，表 1.7.1 にまとめた．

1.7.3 再生医療・細胞医療（自己細胞治療）

　iPS 細胞の登場に期待が寄せられているのは，患者自身の細胞を用いて治療する自己細胞治療においてである．すなわち，患者自身の皮膚細胞から iPS 細胞を作製して，治療に必要な細胞・組織に分化・培養し，提供者である患者自身の治療に用いる方法である．

表1.7.1 iPS細胞を用いた最近の治療研究

領域	対象細胞	対象疾患	研究拠点	研究成果
眼科	角膜（内皮・上皮）	○角膜上皮幹細胞疲弊症 ○水疱性角膜症	慶應義塾大学	ヒト角膜上皮細胞シートの作製，角膜内皮細胞と共通する遺伝子を発現する細胞を作製[2]
			大阪大学	ヒト角膜上皮細胞シート，角膜内皮様細胞の作製[2]
	網膜	加齢黄斑変性症	理化学研究所	○サルを用いた臨床研究 ○拒絶なしに1年以上生着[3]
心臓	心筋	心不全（重症）	慶應義塾大学	心筋細胞の増殖を促す因子［顆粒球刺激因子（Granulocyte Colony-Stimulating Factors, G-CSF］の発見[4]
			京都大学	ヒト心筋細胞へ効率よく分化誘導，純化する方法[5]
			大阪大学	ヒト心筋細胞シートを作製し，ブタ心筋梗塞モデルへ移植．移植後8週，腫瘍形成なく機能改善[2]
神経系	神経幹細胞	脊髄損傷	慶應義塾大学	ヒト神経幹細胞を作製し，マウス脊髄損傷モデルに移植．良好に生着し正常に分化，移植群は下肢運動機能改善，神経伝導が回復[6]
	グリア細胞（アストロサイト）	筋委縮性側策硬化症（ALS）	京都大学	ヒトアストロサイトを作製し，ALSモデルマウスの脊髄へ移植．運動神経周囲に生着[2]
	ドーパミン神経細胞	パーキンソン病	○京都大学 ○理化学研究所	ヒトドーパミン神経細胞を作製．霊長類モデルの脳に移植し，6か月生着[7]
			Buffalo大学 他	遺伝性パーキンソン病患者皮膚細胞からiPS細胞を作製し，このiPS細胞からドーパミン神経細胞を作製[8]
	アルツハイマー病患者由来神経細胞	アルツハイマー病	慶應義塾大学	アルツハイマー病患者皮膚細胞からiPS細胞を作製し，このiPS細胞から病状を呈する神経細胞を作製[9]

1.7 iPS細胞に関する研究動向

表 1.7.1　（続き）

領域	対象細胞	対象疾患	研究拠点	研究成果
神経系	アルツハイマー病患者由来神経細胞	アルツハイマー病	カリフォルニア大学サンディエゴ校（UCSD）	同上 [10]
血球系	血小板	輸血	京都大学	血栓形成能を有するヒト血小板の作製 [11]
免疫系	樹状細胞		熊本大学	ヒトTリンパ球を活性化する能力を有する，ヒトの樹状細胞の作製 [12]
免疫系	ナチュラルキラーT（NKT）細胞	癌	理化学研究所	マウスNKT細胞からiPS細胞を作製し，そのiPS細胞からNKT細胞だけを効率的に作製 [13]
膵臓	膵島（β細胞）	糖尿病	東京大学	インスリン分泌能を有するマウス膵島細胞の作製，および糖尿病モデルマウスへ移植し血糖値を下げる効果の確認 [14]
歯科	エナメル芽細胞	歯再生	東北大学	マウスエナメル芽細胞の作製 [15]
遺伝子疾患	筋肉細胞	筋ジストロフィー	鳥取大学	ジストロフィン遺伝子を完全に人工的に修復した患者細胞からiPS細胞を作製し，筋肉細胞に分化させるとジストロフィン遺伝子が正常に作用 [16]
遺伝子疾患	腎臓細胞	常染色体優性多発性嚢胞腎（ADPKD）	京都大学	体細胞分裂期相同組換えにより遺伝子の異常部分が修復される原理をiPS細胞にも適応できることを示した [17]．

(1) 眼　科

　角膜上皮幹細胞疲弊症や水疱性角膜症などの角膜疾患で視力が失われる．角膜移植により治療が可能ではあるが，ドナーの絶対数の不足という課題以外に免疫拒絶の克服という大きな課題があり治療満足度を上げる必要性がある．角膜は外側から順に，上皮，実質，内皮で構成される．角膜上皮が失われると角膜上皮幹細胞疲弊症に，角膜内皮細胞数が減少すると水疱性角膜症になり失明に結びつくので，角膜上皮細胞と角膜内皮細胞への分化がターゲットとなる．

　大阪大学の西田幸二教授のチームでは，ヒトiPS細胞から重層上皮細胞を誘導し，東京女子医科大学岡野光夫教授の細胞シート技術を用いて上皮細胞シートを作製することに成功した[3]．同時に，角膜内皮細胞と同様の性質を有する細胞への分化にも成功している．上皮細胞シートは，既に角膜上皮細胞が成体と同様の膜となっているので，患者角膜上層に貼ることにより治療適応可能な状態となっていて，もっとも治療に近いステージに至っているといえよう．

　加齢黄斑変性症は網膜の疾患で，根本的な治療法がいまだ見出されていない．理化学研究所の高橋淳准教授のチームは，作製したサルのiPS細胞を網膜色素上皮細胞へと分化させることに成功した．このサル網膜色素上皮細胞をサルに自家移植し，1年以上拒絶されることなく生着していることを確認した[4]．

　2012年3月に開催された「再生医療の実用化ハイウェイプログラム第1回公開シンポジウム」では，角膜内皮再生医療は3年以内の臨床応用と位置付けており，早期の適応に期待したい．

(2) 心　臓

　心不全の根本治療は心臓移植治療と人工心臓治療であるが，前者はドナーの絶対数不足と拒絶問題，後者は人工心臓の機器としての耐久性の問題がある．これらのことから，iPS細胞からの心筋細胞の作製には期待が大きい．

　大阪大学の澤芳樹教授らのチームは，ヒトiPS細胞から心筋細胞へと分化させ，東京女子医科大学の細胞シート技術を用いて心筋細胞シートの作製に

成功した．この心筋細胞シートをブタの慢性期心筋梗塞モデルに移植したところ，8週後も良好に生着し移植部位には腫瘍形成を認めなかった．さらに，超音波検査の結果，移植群で有意に心機能改善を認めた[2]．大型動物ブタにおいて意義ある結果を得たので，ヒトへの応用に一歩近づいたといえよう．

(3) 神経系

神経系は，脳・脊髄内の中枢神経系と運動・感覚伝達の末梢神経系に大別されるが，いったん損傷や変性が起こると修復が難しいのが中枢神経系である．

外傷により脊髄を通る神経軸策に損傷が起こると，軸策は再度延長せず四肢等に障害が残る．これまでの研究で，神経幹細胞の移植が有効である実験結果が得られているが，神経幹細胞の供給源である胎児組織を治療に用いること自体に倫理問題があり，代替となるiPS由来の神経幹細胞の作製が求められてきた．慶應義塾大学の中村雅也専任講師らのチームは，ヒトiPS細胞よりヒト神経幹細胞を作製し，マウス脊髄損傷モデルに移植したところ，良好に生着しニューロン（神経細胞）やアストロサイト，オリゴデンドロサイト（グリア細胞）へと分化した．神経幹細胞移植群のマウスでは，下肢運動機能が改善し電気生理学的にも神経伝達機能が回復していることが観察された[6]．

一方，脳内への移植治療へ向けた研究も進められた．パーキンソン病は，ドーパミンを放出するドーパミン細胞と呼ばれる神経細胞が脳内から消失することが原因で神経伝達機能が低下する．中絶胎児由来の正常ドーパミン細胞を患者脳内に移植する治療法があるが，倫理上日本では実施されない．京都大学の高橋淳准教授らのチームは，ヒトiPS細胞からドーパミン細胞を作製し，カニクイザルのモデルの脳内に移植して6か月間機能を保って生着していることを確認した[7]．米国バッファロー大学のフェン（Feng）氏らのチームは，遺伝性パーキンソン病の患者の皮膚細胞からiPS細胞を作製し，このiPS細胞からドーパミン神経細胞を作製した[8]．遺伝疾患が原因でパーキンソン病を発症しているため，作製されたドーパミン細胞もこの患者と同じ疾患遺伝子を持つ．生きているパーキンソン病の患者からドーパミン細胞の取得はできない

が，今後パーキンソン病の原因細胞を用いた治療薬などの評価が可能となる．

アルツハイマー病は，神経細胞にベータアミロイドやタウという強毒性蛋白が蓄積した結果神経が変性・消失することによって起きる．しかし，患者の脳から神経細胞を採取することができないため，疾患の発症や進行のメカニズムの研究は困難であった．慶應義塾大学の鈴木則宏教授らのチームは，家族性アルツハイマー病の患者の皮膚細胞から iPS 細胞を作製した[9]．この iPS 細胞を神経細胞に分化させたところ，アミロイド β42 の産生が 2 倍に増加していることが見出され，アルツハイマー病の神経細胞に特徴的な挙動を示すことがわかった．また，アルツハイマー治療薬候補物質を添加させるとアミロイド β42 の産生量が減少することも確かめられ，治療薬開発の評価系にも使える可能性が出てきた．

(4) 血球系

血液は献血によって臨床現場に供給されている．血液から分離して得られる血小板などは需要が多いにもかかわらず，凍結保存ができないので常に不足している．京都大学の江藤浩之教授らのチームは，ヒト iPS 細胞に c-Myc と BMI1 の 2 種の遺伝子を働かせ，ほぼ無限の増殖能を持つ不死化巨核球という血小板になる前駆細胞株を得た[11]．この細胞株は凍結させて保存することも可能であり，必要時に血小板へ分化できるという特徴を有する．この血小板を免疫不全マウスモデルへ輸血すると，血栓形成能を有することが確認されている．この方法が確立されれば，献血だけに頼らない輸血への道が開かれると期待される．

(5) 免疫系

NKT 細胞（Natural Killer T cell）は，T 細胞，B 細胞，NK 細胞に次ぐ第 4 のリンパ細胞と呼ばれ，癌治療に期待が寄せられている．しかし，血中の約 40％のリンパ細胞の中に NKT 細胞は 0.1％以下と，その数はわずかである．

理化学研究所の古関明彦グループディレクターらのチームは，抗癌効果を有

するマウス NKT 細胞から iPS 細胞を作製し，その iPS 細胞から NKT 細胞を効率的に作る方法を見出した[13]．通常 iPS 細胞は皮膚細胞から作製されることが多いが，NKT 細胞に分化する確率が低く効率が悪い．しかし，NKT 細胞から作製した iPS 細胞を用いると，分化した細胞はほぼ目的とする NKT 細胞なので非常に効率がよいことが判明した．今後，ヒトでも同様の結果が得られるかどうかに注目したい．

(6) 膵 臓

糖尿病では，インスリンを分泌するが損傷したり高濃度の血糖に反応しない状態になっていて，インスリン分泌機能が低下している．iPS 細胞から正常なインスリン分泌能を持つ膵島を作製する試みがある．東京大学の宮島篤教授のチームは，マウス iPS 細胞からインスリン分泌能を有するマウス膵島細胞の作製に成功した．この膵島細胞を糖尿病モデルマウスの腎臓皮膜下へ移植したところ，継続的にインスリンが分泌され血糖値が低下した．移植した膵島細胞はインスリン分泌能を維持しつつ正常に定着し，血糖値低減効果は 10 週間にわたり維持されていることを確認している[14]．

(7) 歯 科

歯はエナメル質・象牙質・セメント質から構成され，中でもエナメル質は最も硬い組織で咀嚼(そしゃく)に必要な組織であるが，エナメル質を造るエナメル芽細胞は幼児期に消失してしまう．したがって，虫歯でエナメル質が破壊されると，再生させることは不可能であり，これまでの治療では代替物での修復が行われてきた．東北大学の福本敏教授のチームは，歯が形成される歯胚は，口腔内の歯原性上皮細胞と間葉細胞との相互作用が重要である点に着目した．ラット由来の歯原性上皮細胞とマウス由来 iPS 細胞を共培養すると，iPS 細胞がエナメル基質を発現することを見出した[15]．これにより，歯の硬組織の修復へも道が開かれようとしている．

(8) 遺伝子疾患

iPS 細胞は遺伝子異常によって起こる先天性疾患の治療分野へも新たな扉を開くものと期待される．すなわち，先天性疾患の患者の細胞から iPS 細胞を構築し，患者が持つ遺伝子損傷部位を DNA レベルで正常に修復した後に分化させ，体内へ戻すことにより正常に機能する組織・臓器を再生させる方法，あるいは難治性疾患部位に iPS 細胞由来の正常細胞を移植して治療する方法である．

筋ジストロフィー（デュシェンヌ型）は遺伝子の異常で筋力低下が発症し進行する疾患である．鳥取大学の押村光雄教授らのチームは，筋ジストロフィーの患者の皮膚細胞の中の異常遺伝子，ジストロフィン遺伝子を正常なものに修復することに成功した．この修復に成功した患者の皮膚細胞から iPS 細胞を作製し筋肉細胞に分化させたところ，修復したジストロフィン遺伝子は正常に機能することが確かめられた[16]．

また，京都大学の多田高准教授らのチームは，Pkd1 遺伝子をヘテロノックアウト（1 対の遺伝子 2 個のうち 1 個をノックアウト）して作られた常染色体優性多発性囊胞腎（ADPKD）のモデルマウスから，iPS 細胞を作製した．この一つの iPS 細胞由来の細胞クローンの Pkd1 遺伝子を 1 万種類以上解析したところ，1 種のクローンで 1 対の Pkd1 遺伝子 2 個とも正常なクローンを見出すことができた．この正常化された iPS 細胞からのキメラマウスの腎臓は正常なものであった[17]．これは，細胞内の片方の正常遺伝子を鋳型とした体細胞分裂相同組換えによって異常遺伝子が修復され，正常化した iPS 細胞を選別することが可能であることを証明したものであり，ヘテロザイゴート（1 対の遺伝子 2 個のうち 1 個が異常）の遺伝子疾患の患者から正常な iPS 細胞を得る道を開いた画期的な成果といえよう．

1.7.4 今後の課題

iPS 細胞を用いた治療が現実のものとなるためには，基礎研究から臨床研究への切れ目ない研究体制が構築されることはもとより，それを支援する官庁間

の連携体制や，規制・標準化等の社会的認知とインフラ整備も必要となる．

具体的には，「疾患特異的 iPS 細胞を活用した難病研究」プロジェクトでは，文部科学省と厚生労働省が協働して研究開発を推進するとし成果を速やかに社会に還元するとしており，省庁間の連携も徐々に進みつつある．また，本書の主題である標準化は法規制と切っても切れない関係であるので，iPS 細胞を用いた治療を推し進めていくためには，研究者・医療界・産業界・当局等の関係者を巻き込んで議論を深めることが重要である．

参考文献

1) 鷲見芳彦．(2009)．「iPS 細胞に関する研究動向と課題」．科学技術動向 96(3):10-19.
2) 文部科学省 iPS 細胞等研究ネットワーク第 3 回合同シンポジウム資料
3) http://www.ips-network.mext.go.jp/network/pdf/event/symposium/no03/poster/no01.pdf
4) Okamoto, S. and Takahashi, M. (2011). Induction of retinal pigment epithelial cells from monkey iPS cells. Invest. *Ophthalmol. Vis. Sci.* **52**(12):8785–8790.
5) Shimoji, K., et al. (2010). G-CSF promotes the proliferation of developing cardiomyocytes in vivo and in derivation from ESCs and iPSCs. *Cell Stem Cell* **6**:227–237.
6) Uosaki, H., et al.(2011). Efficient and scalable purification of cardiomyocytes from human embryonic and induced pluripotent stem cells by VCAM1 surface expression. *PLoS ONE* **6**(8):e23657.
7) Nori, S., et al. (2011). Grafted human induced pluripotent stem cell-derived neurospheres promotes moto. *Proc. Natl. Acad. Sci. U S A.* **108**(40):16825–16830.
8) functional recovery after spinal cord injury in mice
9) Kikuchi, KT., et al. (2011). Survival of human induced pluripotent stem cell-derived midbrain dopaminergic neurons in brain of a primate model of Parkinson's disease. *Journal of Parkinson's Disease* **1**:395–412.
10) Jiang, H., et al. (2012). Parkin controls dopamine utilization in human midbrain dopaminergic neurons derived from induced pluripotent stem cells. *Nature Communications* **3**:668.
11) Yagi, T., et al. (2011). Modeling familial Alzheimer's disease with induced pluripotent stem cells. Hum. *Mol. Genet.* (in press). First published on line on Sep. 7, 2011.
12) Israel, M.A., et al. (2012). Probing sporadic and familial Alzheimer's disease using induced pluripotent stem cells. *Nature* **482**:216–220.
13) Takayama, N., et al. (2010). Transient activation of *c-MYC* expression is critical for efficient platelet generation from human induced pluripotent stem cells. *J. Exp.*

Med. **207**:2817–30.
14) Senju, S., et al. (2011). Generation of dendritic cells and macrophages from human induced pluripotent stem cells aiming at cell therapy. *Gene Therapy* **18**:874–883.
15) Watarai, H., et al. (2010). Murine induced pluripotent stem cells can be derived from and differentiate into natural killer T cells. *J. Clin. Invest.* **120**(7):2610–2618.
16) Saito, H., et al. (2011). Generation of glucose-responsive functional islets with a three-dimensional structure from mouse fetal pancreatic cells and iPS cells in vitro. *PLoS ONE* **6**(12):e28209.
17) Arakaki, M., et al. (2012). Role of epithelial-stem cell interactions during dental cell differentiation. *J. Biol. Chem.* (in press). First Published online on Feb. 1, 2012.
18) Kazuki, Y., et al. (2010). Complete genetic correction of iPS cells from Duchenne Muscular Dystrophy. *Molecular Therapy* **18**:386–393.
19) Cheng, Li-Tao, et al. (2012). Cure of ADPKD by selection for spontaneous genetic repair events in Pkd1-mutated iPS cells. *PLoS ONE* **7**(2):e32018.

1.8 再生医療産業化の取組み

1.8.1 再生医療の現状

再生医療は臓器移植と異なり，ドナー不足などを克服できる革新的治療法であり，従来の方法では治療困難な疾患・障害に対応が有望視される等，これまで不治と考えられていた病気に対して，新たな治療法が提供できるとの期待も大きい．

一方，産業化の観点からも次世代を担う新たな成長産業としての期待が高く，独立行政法人新エネルギー・産業技術総合開発機構（NEDO）の「三次元細胞組織モジュール工学調査研究」では再生医療関連産業は全世界で48兆円という巨大な産業に成長するとの予測もある．仮に日本の市場規模を医薬品の場合と同様に10%と仮定すると，5兆円規模の産業が新たに生み出されることが期待される．

1997年に，世界で初となる再生医療製品，自家培養軟骨「カーティセル（Carticel®）」および自家培養表皮「エピセル（Epicel）」［いずれもジェンザイム（Genzyme）社］が米国で上市されてから，既に15年を経過した．しかし，その後の産業としての立ち上がりは予想外に遅く，最近では全世界市場規模が2010年時点で300億円，2020年時点での予測で約3,000億円程度と，期待に応える結果にはなっていない．レポートによると2010年の世界再生医療市場の状況は表1.8.1に示したとおり報告されており[1]，製品数が多く治験数も多い米国・ドイツ・韓国に対して，日本では再生医療製品として1品種が製品化されているのみで，治験数も2例しか存在せず，日本の劣勢は明らかである．再生医療の実用化で米国・韓国等と日本の差が生じている原因を明らかにすることは，今後日本の再生医療の産業化を進めていく上で大きな示唆を与えるものと考えられる．

表 1.8.1 世界の再生医療製品（2010年）[2]

国 名		製品数	治験数
日 本		1	2
韓 国		7(10)*	22
米 国		8	76
欧 州	ドイツ	8	23
	英 国	1	
	イタリア	1	
	ベルギー	1	
	オランダ	1	
	デンマーク	1	
	スロベニア	1	
	スウェーデン	1	
その他	オーストラリア	2	5
	シンガポール	2	

＊（　）内は，2012年1月の状態

1.8.2 再生医療実用化の課題

ES細胞に関する研究，様々な体性幹細胞の実用化の進展に続いて，2007年の京都大学山中伸弥教授の研究成果によるiPS細胞の登場は，ES細胞に潜む倫理的な問題を根本から解決できる画期的な成果として，再生医療研究を大いに活性化した．しかしながら，再生医療で多く用いられる幹細胞の腫瘍化の懸念が払拭できていないことと，特にベンチャー企業にとっては開発費の負担が大きい，という問題が存在する．

2009年2月，一編の論文[2]が再生医療関係者に大きな衝撃を与えた．ロシアにおいて毛細血管拡張性運動失調症の治療として複数の胎児脳細胞の移植治療を受けた少年の脳に，イスラエルで行った治療4年後の検査で，移植した複数種の細胞に由来した腫瘍の発生が確認されたと報告されたのである．幸い発生した腫瘍は悪性ではなかったが，実際に移植した細胞の腫瘍化が生体内で起こることが示されたことは，再生医療の実用化に多大な影響を与えた．

さらに，2011年11月米国の再生医療ベンチャーの雄と目されていた米国「ジェロン（Geron）社」の，ES細胞由来細胞による脊髄損傷の再生医療治療法開発中止が大きなニュースとなった．直接のきっかけは細胞に関する欧州での特許権の問題とされるが，再生医療先進国と考えられている米国においても再生医療ベンチャーは厳しい環境にあり，世界的にも厳しい状況にあることを如実に示している．再生医療の環境が整っている米国でのこの現状から，日本での再生医療の実用化に，茨の道が延々と続いていることは容易に想像できる．

日本において，製品化まで至った再生医療製品は自家培養表皮1品目のみで，経済的支援がなく開発中止を余儀なくされたり倒産したりするベンチャー企業も少なくない．そのような状況において，前述したような技術的・経済的な課題を解決し，日本の再生医療産業化を達成し，再生医療という最先端の治療を国民にあまねく行き渡らせることは再生医療に携わる者の使命である．

1.8.3　一般社団法人再生医療イノベーションフォーラム（FIRM）の概要

（1）　FIRM設立の目的

京都大学山中教授のiPS細胞開発成功をはじめとして，日本の再生医療研究は世界をリードする位置にある．しかし，日本国内では再生医療を実用化するための臨床研究・治験・承認などのプロセスに非常に長時間を要するのが現状であり，結果として先端的な医療技術の製品化が海外に比べて大幅に遅れをとり，国益を守るどころか輸入過多に拍車がかかることが危惧されている．その問題に風穴を開けるべく2011年6月，一般社団法人再生医療イノベーションフォーラム（FIRM）を設立した．FIRMは再生医療の産業化を推進することを第一の目的としている．

再生医療研究では海外をリードしているが産業化が遅々として進まず，健康保険が適用される再生医療製品が重症熱傷治療用自家培養表皮1品目（1.4参照）のみであり，しかも重度の患者の治療に必要な枚数は保険でまかなえず，保険から外れた部分は企業が負担していた．この矛盾は2012年4月から解消

されたが，再生医療の産業化が一企業の負担の上に成り立っていたことは問題である．

さらに，再生医療は新規な産業であるため，製品の実用化においては医学的な成果だけでなく，工学的な緻密さの付加，規制に適応するための当局との関係調整等，各方面とのネットワークが重要となる．各方面をつなぐネットワークを醸成する場として，種々な産業に携わる企業が参加する産業団体として，FIRM立ち上げの目的がある．

(2) FIRMの会員

FIRMの会員は，製薬や医療材料・機器といった企業やバイオベンチャーにとどまらず，CPCや細胞培養の設備を提供する企業，医療経済面で対応するための保険・金融の企業なども含まれる．多種多様な企業が参画するのは，再生医療の形作る産業は医療機関や医療に関連する企業のほか，それをサポートする種々の産業までを必要とし，非常に裾野の広い産業に成長する可能性を秘めていることによっている．

(3) FIRMの位置付け（図1.8.1）

再生医療は「日本再生医療学会」が先端的な研究を主導しており，規制側としては厚生労働省の関係部局および2011年1月に発足した内閣官房医療イノベーション推進室（イノベ室）が存在する．しかしながら，医薬品の「日本製薬団体連合会」，医療機器の「日本医療機器産業連合会」に相当する産業団体は存在せず，FIRMが再生医療の産業団体に位置付けられる．FIRMは小所帯ではあるが，日本の最先端の研究成果をなるべく早期に，それを必要とする患者のもとに届けるため，特にイノベ室との連携を強化して推進していく役割を担っていく．

(4) FIRMの活動

FIRMは，現在三つのワーキンググループ（WG）

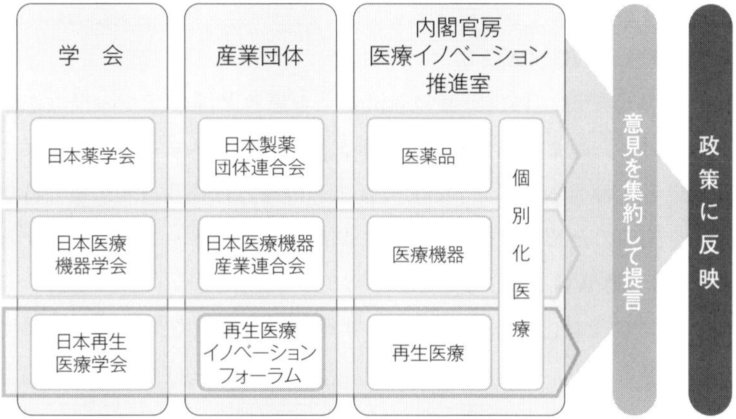

1.8 再生医療産業化の取組み

図 1.8.1 FIRM の位置付け

① 規制制度 WG（WG 1）
② 医療経済 WG（WG 2）
③ 広報 WG（WG 3）

の活動が中心となっている．

（a）規制制度 WG（WG 1）

現在の薬事法においては，「医薬品」と「医療機器」の二つのカテゴリーしか存在しないため，細胞を用いた再生医療製品もどちらかのカテゴリーにあてはめて規制を行っているのが現状であるが，細胞を含む再生医療製品をどちらかのカテゴリーに区分するには無理があるというのが大多数の意見である．再生医療製品の性質を見極めてそれにふさわしいカテゴリーを創設して，再生医療製品に最もふさわしい適切な規制のもと，再生医療という先端的な医療技術を患者のもとに速やかに届けることができるように，再生医療製品の規制のためのガイドライン，規制制度案を世の中に提案をするのが WG 1 の役割である．治療を提供するためのルールを主眼に，安全性や有効性の評価法などに関するガイドライン案の作成，迅速な市場導入を図るための条件付き承認も含めた承認プロセスの改革案，医薬品や医療機器とは違う第 3 の医療カテゴリーに関する法規案，CPC に関する施設・搬送基準案などに関して提言を行って

いく.

(b) 医療経済 WG (WG 2)

医療経済 WG では,再生医療の経済効果を患者と国の二つの視点からグローバルに検討し,産業として成り立つ事業構造,ビジネスモデルを提案する.さらに,患者へのベネフィットとして従来の医療とは違う再生医療に特化した保険制度や国内の企業を支援するための制度を具現化する方策を立案する.

(c) 広報活動 WG (WG 3)

広報活動 WG では,産業化実現によりベネフィットを受ける一般国民の理解,支持を得るため,医学・工学分野のアカデミアや医療関係者とも協力して啓発活動を行う.具体的には,2012年6月に開催された第11回日本再生医療学会総会においてイノベ室と協力してパネルディスカッション「日本発の再生医療の普及に向けて」を実施し,さらに,2012年10月に開催されるバイオジャパン 2012 においてセミナー開催と展示の実施により FIRM の認知度を高めていくことを積極的に推進していく.

1.8.4 今後の展望

日本の再生医療産業化の歩みが遅いのはなぜか? 再生医療の産業化の速度を飛躍的に向上するにはどのような方策を取ればよいのか? これらの問に答えるには,日本と再生医療先進国との比較を行うことが有効と考える.韓国では 2011 年世界で初めての幹細胞を使用した再生治療薬を承認し,続いて 2012 年 1 月には 2 品種再生医療製品の承認を行った.現在,再生医療製品の承認数が 10 品目と,米国・ドイツを抜いて世界一の承認数を誇る国となっている.日本と韓国との比較を行ったレポート[3]では,研究段階では日本が韓国を凌駕しているが,実用化数では韓国が圧倒している.その理由を,臨床試験の経路が韓国では薬事当局である韓国食品医薬品安全庁(Korea Food & Drug Administration, KFDA)の審査に一本化されているのに対し,日本では独立行政法人医薬品医療機器総合機構(PMDA)審査の臨床試験と,医師法に基づく臨床研究の2本が存在し,臨床研究で効果が確認された治療法で

も製造承認を得るための PMDA 審査への移行が円滑に行われていないため，と結論付けている．日本と韓国の現状の違いを目の当たりにすると，この点を一度テーブルに上げて議論する必要があろう．

最終的には，再生医療を日本の全ての人に等しく提供できるように，議論を尽くし必要な提言を行っていきたいと考えている．

参考文献

1) 平成 22 年度中小企業支援調査（再生・細胞医療の産業化に向けた基盤整備に関する調査）報告書（平成 23 年 3 月）．シード・プランニング．
2) Amariglio, N., et al. (2009). Donor-derived brain tumor following neural stem cell transplantation in an Ataxia Telangiectasia patient. *Plos Medicine* **6**:221–231.
3) 倉田健児，他．(2010)．再生医療の普及のあり方―日韓間の規制枠組みの違いを通して―ディスカッションペーパー 2010．独立行政法人経済産業研究所．

第 2 章

幹細胞技術の
標準化に向けて

2.1 iPS 細胞の臨床応用
——標準細胞とデファクト標準について

2.1.1 はじめに

人工多能性幹（induced Pluripotent Stem, iPS）細胞は体細胞に既知の因子を導入して得られる細胞株である．生物学的興味の対象であるのみならず，創薬や移植医療などへの応用が期待されている．iPS 細胞の技術を真に実用化し，新たな臨床医学の展開に寄与するものとするためには，科学・技術的課題の解決と並行して，戦略的に標準化を進めていくことが求められている．本節では，iPS 細胞とはいかなる細胞かについて整理し，科学・技術的現状と課題を概説したうえで，標準化の動向について論を進める．

2.1.2 iPS 細胞の本質的特徴

応用の観点からは，iPS 細胞の特徴は次の四つに集約されるといえる．

（1）分化多能性

iPS 細胞は，体を構成する様々な種類の細胞へと分化する能力を有する．マウス iPS 細胞では，初期胚への移植によって iPS 細胞のみに由来する個体が発生することから，体を構成する全ての細胞（ただし，胎盤は除く）へと分化しうることが証明されている．ヒト iPS 細胞と同様の実験は行うことができず，生体を構成する全ての細胞と真に同等な細胞へと分化する能力を有しているか否かは証明されていないが，少なくとも 3 胚葉系の細胞への分化能力を有していることは他の実験から明らかにされているほか，いくつかの細胞種への *in vitro* での分化の成功も既に報告されている．

(2) 無限の自己複製能

自己複製能とは，細胞分裂の結果，前述の分化多能性等，自己と同じ性質を有する細胞を生み出す能力をいう．生体内に存在する体性幹細胞の多くにおいては，自己複製能は有限であると考えられている．*in vitro* で無限の自己複製能を有する（＝培養皿の中でいくらでも増やすことができる）のは，現時点ではiPS細胞と胚性幹（Embryonic Stem, ES）細胞のみである．

(3) 個性の判明した個人から樹立できる

前述(1)，(2)については，iPS細胞とES細胞で共通であるが，iPS細胞は個性の判明した個人の体細胞から樹立できるのに対し，ES細胞は初期胚から樹立するため，この胚がどのような個性を持った個体へと発生しうるのかは不明な状態からの樹立となる．この場合の個性とは，遺伝性疾患の有無をはじめとする種々の遺伝的素因，あるいは，移植免疫に関与するヒト白血球型抗原（Human Leukocyte Antigen, HLA）型などが含まれる．逆の言い方をすれば，iPS細胞の由来となった，生存している個人が存在することである．

(4) 人工的な細胞である

iPS細胞はES細胞とともに，人工的に作製された細胞株であって，受精にはじまる通常の個体発生の過程および成体のいずれの時期においても存在していない細胞である

(1)，(2)，(3)が，iPS細胞が創薬や移植医療への応用が期待される根拠であると同時に，その実現に向けた戦略構築における本質的基盤となる．また，(4)は特性評価や品質管理等の面から極めて重要なことである．このことは，絶対的な正常対照（群）が存在しないことを意味し，適切な評価項目や規格値設定が困難であることにつながる．例えば，iPS細胞などを分化させ肝細胞を作製する場合には，作製された肝細胞様細胞を評価する際の正常対照は，通常の発生過程を経た生体に存在する肝細胞とすべきことは明らかであるが，iPS細胞にはこのようなものがないのである．これは，後述する標準株の設定をい

かにして行うかについて考えるうえでも，重要なことである．

2.1.3 iPS細胞応用の展開

(1) 創 薬

現在，iPS細胞から様々な種類の細胞への分化誘導を行う技術開発が進められている．これは，生体外で生体内の現象を再現する取組みともいうことができる．そしてこの技術は，創薬すなわち，薬剤の毒性や有効性の評価に有用なものである．

多くの薬剤候補物質において，心毒性や肝毒性の有無は重要な関心事項である．従来，動物を用いたり，ヒト初代培養細胞を用いたりなどして，毒性試験を行っている．しかし，前者の場合は，動物実験で得られた結果と同様のことがヒトでも起こるのか否か（「ヒトへの外挿性の有無」といわれる）の議論が常に避けられないし，動物愛護の観点からも可能な限りこれを代替する方法を確立することが望まれてきた．また，後者の場合は，入手できる細胞の量が限定的であるという問題がある．

これらの問題を解決する方策の一つとして，無限の自己複製能が可能な多能性幹細胞，すなわちES細胞やiPS細胞から $in\ vitro$ で肝細胞や心筋細胞を多量に作製し，これを試験に供する，というものがある．2012年5月現在で既に，いくつかの製品が上市されている．例えば，ReproCELL社や米国Cellular Dynamics International社はヒトiPS細胞由来の心筋細胞を発売している．これらを，電極を配したプレート上で培養し，その電気的活動を測定しながら種々の薬剤を加えて，催不整脈作用を評価することも可能であるし，そのほか，様々なアッセイ（分析・評価）を行うことで毒性評価に用いることが可能となる．また，Cellartis社は，ヒトES細胞由来肝細胞を発売している．

iPS細胞は，上に述べたように個性の判明した個人からの樹立が可能であるので，遺伝的背景の異なるiPS細胞ごとに同様の試験を行うことも容易である．使用する国によって有害事象の出現が異なる薬剤もあるが，多くの国で臨床試験を行うことには，多大なコストがかかる．iPS細胞であれば，様々な人

種のものを樹立し，それぞれから心筋細胞や肝細胞を作製して試験に供することは容易である．また，遺伝性疾患を in vitro で再現し，それに対して有効な薬剤を探索することにも有用であると考えられており，既に複数の疾患に対してこのような取組みが始まっている．

また，多能性幹細胞は遺伝子工学的手法により，様々なレポーターを組み込むことも可能である．このような手法により，より効率的な創薬のためのアッセイを確立することも可能であろう．

(2) 細胞移植治療

iPS 細胞は，細胞移植治療の原料としても大きく期待されている．これらの細胞をもとに，必要とする種類の細胞を，必要な量だけ得ることが可能であると考えられるからである．

移植医療は，ある種の疾患に対しては極めて強力であることが知られている．しかし，臓器移植医療においては，ドナー不足やドナーへの侵襲の大きさの問題などが存在する．また，脊髄損傷など，臓器移植として行うのが不可能である疾病も存在する．

これらに対する解決策の一つとなりうるのが多能性幹細胞からの細胞移植治療である．特に，ES 細胞あるいは iPS 細胞由来の網膜や角膜，神経幹細胞，ドーパミン産生細胞，インスリン分泌細胞，心筋細胞，肝細胞などの治療開発が世界各地で進められている．米国のジェロン（Geron）社はヒト ES 細胞由来オリゴデンドロサイト前駆細胞製剤 GRNOPC 1 を用いた脊髄損傷の患者に対する臨床試験を 2010 年 10 月に開始した．また，ACT 社は網膜疾患［スターガルト病（黄色斑眼底，斑状網膜症候群）および加齢黄斑変性症］の患者に対し，ヒト ES 細胞由来網膜色素上皮細胞（MA09-hRPE）による臨床試験を2011 年 6 月より開始した．また，iPS 細胞の場合，自家 iPS 細胞や，ヒト白血球型抗原（Human Leukocyte Antigen, HLA）一致ドナー由来 iPS 細胞の使用により，免疫拒絶反応を回避し，免疫抑制療法を不要あるいは減量することも可能であると考えられている．

2.1.4　iPS 細胞の応用に向けた科学・技術的課題

　細胞形態や増殖能力，分化能力，ゲノムやエピゲノムの状態などは培養によって変化することが細胞一般について知られており，iPS 細胞についてもこのような変化を避ける条件の探索が行われている．また，iPS 細胞は，*in vitro* で分化させてから用いるが，この分化誘導技術と，分化細胞の選択（未分化細胞や，目的外細胞へ分化した細胞の除外）方法についても，技術開発が続けられている．

　iPS 細胞は現在，様々な方法で作製することができる．由来細胞種や導入する初期化因子の組合せ，因子導入法などがその要素となる．これらの中から，最適な作製方法を明らかにすることも重要な課題の一つである．一方，現時点の技術では，同じ方法で作製した iPS 細胞株であっても，株ごとに性質が異なる．一回の樹立操作で数十以上の iPS 細胞株を得ることが可能だが，これらの中から，より好ましい性質の株を選抜する方法を確立することも，iPS 細胞にかかわるもう一つの大きな課題である．

　前述の内容は，iPS 細胞の品質評価および管理をいかに行うか，と言い換えることが可能だろう．ここで注意しなければならないことは，「品質」とは「意図した用途への"適切さ"のこと．あるいは，製品などにおいて，性質の組合せが，"要求事項を満たす程度"のこと」であるということである．すなわち，測定しうる"特性"の全てが「品質」に含まれるわけではない．今日では遺伝子発現やエピゲノム，ゲノムなど，極めて多くの特性が容易に調べられるようになった．しかし，そのうちのどれが「品質」評価の項目になるかは「意図する用途」ごとに，十分な検討がなされなければならない．

2.1.5　標準化への取組み

　iPS 細胞の応用において，今日最も重要なキーワードの一つが「標準化」である．「標準化とは何か？」ということは大きなテーマであり，ここで論じるには本項の紙数は十分なものではなく，そもそも筆者はその任に適うものでは

ない．ごくざっぱくな筆者の理解によると，「標準化とは，実用化のために必須のプロセス」である．最適化への取組みは半永久的に続くが，標準化は真の実用のために必ず乗り越えるべきものであろう．具体的には，（少なくともユーザーとなるべき人は）誰でも，簡単に使えて，他の人が使った場合の結果と比べられる，といってよいだろう．

　幹細胞に関していえば，例えばその性質を論じるにあたって，どのような方法で，どのように評価すべきか，ということや，評価の際のコントロール（対照）を何に設定するか（標準株の確立など），が含まれるであろう．そして，そのいずれもが現時点では未確立である．

　幹細胞の標準化への取組みは，世界各地で行われている．このことは，標準化の重要性が世界中で認識されていることを意味するであろう．米国のWiCell Research Institute や Wisconsin International Stem Cell Bank，英国の National Institute for Biological Standards and Control（NIBSC）およびその内部組織 UK Stem Cell Bank（UKSCB）などは，品質管理技術開発とともに講習会開催やプロトコル公開などの技術普及，さらにバンキング（細胞受託および提供）を行うことで，デファクト標準の形成を図ってきたものと思われる．実際，Wisconsin International Stem Cell Bank で樹立された ES 細胞株である H1 や H9 は，世界各地の研究機関で使用され，デファクト標準株としての地位を築いている．前述したように，ES 細胞や iPS 細胞は人工的な細胞株であり，絶対的な"正常"対照とすべき細胞が存在しないという中で，このような形で標準株が確立されることは，様々な細胞株に関して比較しながら客観的に論じるための座標の"基点"ができることとなり，ES 細胞や iPS 細胞を扱う者全てにとって有意義なものである．しかし，標準株は，それに付随する情報の量と確かさを伴ってこそ，その有用性が大きくなるものであることから，標準株のユーザー側と比べ，提供者側に立つことの優位性は存在するであろう．

　一方，様々な細胞の座標を定めるための"軸"をつくるのは，「品質評価をいかにするか」という方法論であり，この基盤になるのは「品質」の指標とな

る特性の項目やその測定方法である．それに関連する国際協調体制として，日本を含む約20の国の資金によるISCF（International Stem Cell Forum）の下部組織として，主に幹細胞研究の基盤整備を行うInternational Stem Cell Initiative（ISCI），幹細胞バンクの運営に関する国際的合意形成に取り組むInternational Stem Cell Banking Initiative（ISCBI），そして，倫理的問題を検討するEthics Working Party（EWP）がある．このような場で形成された品質に関するデファクト標準の中には，特定の国の特定の企業のみが知的財産権を有する技術が組み込まれうるし，やがて関係諸国でのデジュール標準の形成にも大きく影響を与える可能性があることから，これら国際的な議論の場に日本も積極的に参画しておくことは，産業化なども見据えた展開の中で重要なことであろう．

このような中，日本の政府に設置された知的財産戦略本部は，「知的財産推進計画2010」の中で「国際標準化特定戦略分野」として，

① 先端医療
② 水
③ 次世代自動車
④ 鉄道
⑤ エネルギーマネジメント
⑥ コンテンツメディア
⑦ ロボット

の7分野を定めた．このうち，先端医療の中ではiPS細胞，ゲノム，先端医療機器が選定された．これを受け，関係府省の連携の場として設置された「iPS細胞等研究連絡会」のもとに「国際標準化戦略部会」が2010年に設置され，幹細胞に係る標準化に関する議論が行われた．もちろん，机上で戦略を練ることと同時に，世界で有効活用されうる技術，あるいは細胞そのものをいち早く作るための現場の努力とそれに対する支援体制が必須であることはいうまでもない．具体的には，注力すべき「意図する用途」を明確にし，その品質管理の方策と高品質のモノを製造する技術を確立することである．

2.1.6 再生医療への期待

幹細胞に関する標準化への取組みは，欧米に先んじられた感が否めないが，日本がいかなる標準化戦略のもとに国際競争の場に立つかについては，今後も継続的な議論を要するものと考える．筆者の私見であるが，まずはその議論の土台となる用語の標準化に取り組むべきだろう．様々な用語が，異なる立場の人によって異なる意味やニュアンスで語られている．実は，「再生医療」の語も統一された定義がないのである．日米欧の公的なガイドライン等においても「再生医療」の定義は見当たらず，一方で非公式には様々に定義され，用いられている．

詳細な議論は略すが，筆者は，「再生医療」とは，「治療によって，機能不全があった臓器・組織に完全に健常な状態がもたらされること」，言い換えれば「疾患を根治すること」との定義が適切ではないかと考えている．「完全に健常な状態」＝「根治」とは，病院に通う必要もない，すなわち，免疫抑制剤を含む投薬も必要としない状態ということである．組織，臓器の機能不全を有する患者に対して，このような状態をもたらすことができる薬剤の開発や細胞移植治療の実現には，これまで述べてきたように種々の幹細胞は最も有力な材料となると考えられる．そして，上記定義による「再生医療」の実現は，患者の生活の質・人生の質（Quality of Life, QOL）に多大なる貢献をすると同時に，現在存在する慢性疾患（すなわち"根治"不能な疾患）にかかる巨額の医療費の削減と新たな産業創出にもつながるものであり，日本の医療の中心課題として掲げるに値するものであるといえるのではないだろうか．その実現のためには，標準化や科学研究および技術開発，そして社会的合意の形成など，様々な課題に，産官学の連携はもとより，患者やその家族を含む，国民の広い参画のうえで，取り組むことが重要であろう．

2.2 バイオテクノロジー領域の ISO/TC 新設の動き

2.2.1 国際標準化における ISO/TC の役割

　国際標準化機構（International Organization for Standardization, ISO）では本書でも述べられているように幹細胞技術にも関係する専門委員会（Technical Committee, TC）が既に多数活動している．一方でバイオテクノロジーに特化した TC の新設に向けた準備作業が進められており，幹細胞技術にも関係すると考えられるためここで紹介したい．

　ISO は工業製品およびサービスなどの国際的商取引促進を目的とした国際標準化機関（163 か国）であり，国際標準規格文書（いわゆる ISO 規格）を制定している．ISO 規格は単独では法的拘束力を持たないが，各種規制や認証制度などに引用されることで強制力を有してくる．特に自由貿易という観点から各国国内規格は国際規格と整合させることが求められており，ISO の影響力は増大している．ISO が扱う内容は極めて幅広く，産業分野ごとに 200 以上の TC，さらにそのもとに分科委員会（Subcommittee, SC）など数千の委員会を組織しており，規格原案はこれら委員会で作成されている．ISO 加盟国は各委員会に対応する国内審議団体を有しており，これらが窓口となって新しい ISO 規格の提案，審議，そして制定された ISO 規格を国内規格と整合させるなどの標準化活動を行っている．国内審議団体は多くの場合それぞれの産業を代表する団体（工業会，協会，学会など）が担っており，一般財団法人日本規格協会が全体を取りまとめている．

　一般的には ISO 規格は企業の経済的利益という視点が入り込み，ISO/TC の活動は産業界の意向に大きく左右される．バイオテクノロジーに関して ISO/TC が新設されるということは，主要国がこの分野を成長産業分野として重要視していることの表れであり，バイオテクノロジーが個々の製品化という段階から，ビジネスとして産業分野が成立する段階に来ていると言える．

本書のテーマである幹細胞技術は日本の成長分野の一つと位置づけられるが，これに関しても先進各国は標準化に向けた具体的な動きを見せている．今後の ISO を舞台とした国際標準化の動向を注視することは，幹細胞技術という日本が科学的に大きく貢献している技術をベースにした産業活動の発展にとって欠かせないものであり，産学官が協調して行動していくことが重要である．

2.2.2　ISO/TC 新設に向けたタスクフォースの活動

2008 年 11 月 13 日，ISO 事務総長は理事会決議を受けて加盟各国に対し，バイオテクノロジーの専門家の選任を依頼し，これに応じた 9 か国（日本，米国，英国，フランス，ドイツ，南アフリカ，インド，中国，ブラジル）によるタスクフォースが発足した．日本からは筆者（湯元）が委員として参加した．

これによりバイオテクノロジーに関する新しい標準化のための議論および調査が公式に始まった．2009 年 4 月 30 日，ジュネーブにおけるタスクフォース会合において ISO としての活動指針と優先的検討分野として

　① Terminology
　② Measurement and characterization for biotechnology/bioscience
　③ Application of biotechnology in the industry/environment field

が選択され，それぞれに検討項目リストを採択した．さらに本リストの内容について多様なステークホルダー（利害関係者，団体，機関），特に他の産業分野の ISO/TC メンバーからの意見を集約し，優先課題を絞り込んだうえで合意を形成する必要があるとの認識から，オープンなワークショップの開催を理事会に要請した．

タスクフォースが採択したリストの中に，"幹細胞分析（Stem cells analysis）" という分野が記載され，具体的技術として "表面分析（Surface analysis）"，"遺伝子発現（Gene expression）"，"プロテオミクス（Proteomics）" が挙げられており，幹細胞の定義と評価法の標準化が提言されていることは本技術が国際的にも重要視されている証左と言える．

2.2.3 ISO/TC 新設勧告の内容

2009 年のタスクフォース要請を受け，2011 年 10 月にジュネーブで ISO Workshop "International Standards for Biotechnology" が開催された．会議で使用されたプレゼンテーション資料と，議論の結果と勧告を公式に表明した "Results and Directions for Future Action" は Web 上で公開されている．(http://www.iso.org/sites/biotechnology2011/index.html)

ワークショップの目的はステークホルダー間の相互理解の促進，既存の規格文書および勧告などの情報収集，そして優先事項の選別とされ，討議内容をもとに今後の規範となる勧告を行うこととされた．ワークショップ形式とした理由は，広い範囲の専門家らをオープンに参集させることで，決議する勧告に正当性を与えるためである．実際の参加者は研究現場に近い学術的な「草の根」標準化組織，国家計量標準機関のバイオサイエンス関係者，特定分野に特化した (vertical な) バイオテクノロジー応用技術の標準化を既に進めているISO/TC，そして経済協力開発機構 (Organisation for Economic Co-operation and Development, OECD) や ISO など国際機関の代表者など，12 か国 40 人である．ISO からは事務総長のロブ・スティール (Rob Steele) 氏が出席し，日本からは筆者や一般財団法人バイオインダストリー協会の堀友繁氏などが出席した．

主に討議された内容としては，
① 既存の標準化活動について
② 技術的な課題 (用語, 計測, 特性評価) について
③ ISO として活動する意義について

などである．その結果，基本的な考え方として，産業分野に横断的な基盤技術の課題，すなわち分野横断的な (horizontal) 課題を優先させ，個別分野に特化した (vertical) 課題はそれぞれの分野の TC で討議されるべきであることが確認された．また，ISO という国際的組織の公正さ，情報発信力，ネットワークに対する出席者の期待は大きく，ISO を積極的に活用することが合意

された. さらに学術, 産業, および標準化に関する既存の活動との整合性を重視するため, ISO規格文書の形式的な制定にかかわらず, 既存の活動を活用することでステークホルダーが利用しやすい標準化をより迅速に推進するという方針が示された. 具体的には, OECDのような国際機関で公表され既に運用されているガイドライン, 国立生物工学情報センター (National Center for Biotechnology Information, NCBI), 欧州分子生物学研究所 (European Molecular Biology Laboratory, EMBL) などのバイオデータベース, さらには『Nature』誌,『Science』誌等の有力ジャーナル掲載論文 (引用件数の多い学術論文も知の共有という意味で紛れもない標準化である) などをISO推奨のガイドラインとして活用するシステムである. これが実現すれば新設されるISO/TCのステークホルダーの裾野は大幅に広くなると考えられる.

表2.2.1は, ワークショップの議論を経て示された勧告の概要である.

2.2.4 新ISO/TCにおける幹細胞技術の位置付け

現状では, データベース乱立による問題が顕在化しているバイオインフォマティクス関係者 (特に英国ケンブリッジ大学) の標準化に対するモチベーションが高いようである. 例えば, Biosharing (オックスフォード大学を中心としたバイオ関連データ解析と統合プロジェクト), OBO (Open Biomedical Ontology), STRENDA (Standards for Reporting Enzymology Data) 等である. 具体的には「オミクス」データベースの整理統合が話題となっており, 個々のデータ (塩基配列データ, マイクロアレイデータなど) はもちろんのこと, それらに付随する情報の質, 例えば用いた細胞の種類, 生育条件およびこれらの評価方法なども含めて, データベースとして統合する重要性が説かれていた. 幹細胞技術の標準化の重要性については, 再生医療などで実用化された際の品質評価という観点だけではなく, このようなバイオデータベースの基礎情報となることを念頭に置いた議論も行われた.

また, ワークショップに参加した機関から幹細胞技術に関連した情報提供が行われた. 先進国を中心とした国際機関であるOECDは, 貿易の円滑化を目

表 2.2.1 バイオテクノロジー分野の国際標準化に向けた勧告の要旨

(1) 全体指針（バイオテクノロジー分野でのISO活動の推進に向けて出席者が合意した活動指針） ―広い範囲で大きなインパクトを持つ，すなわち産業ニーズに応える課題であること． ―既存の活動や規格を包括し，整合性を保つこと． ―学術研究のための標準化は行わないが，研究から産業応用への連続的展開を考慮して，学会等と協調して活動する． ―急速に変化する課題に迅速に対応すること． ―最初の段階では，より多くのステークホルダーに認知されるようなガイドラインの制定に注力し，将来的にガイドラインをもとにISO規格文書とする．
(2) スコープ（適用範囲） ―第一段階として，horizontalとverticalの2軸で大枠を考え適切なニーズ把握と計画立案を行う． ―Biosharingなどの既存の枠組みを活用する． ―最優先課題は，ヘルスケアや環境などの応用に直結するゲノム解析（次世代を含む）技術とする． 【horizontalとverticalの例】 　例1）horizontal：分野横断的な基盤となる事項 　　○データベースのためのファイルフォーマット 　　○サンプル調製や処理方法などバイオアッセイに関する実験操作 　例2）vertical：各種産業分野に特化した応用技術 　　○ジェノミクス（ヘルスケア分野などでの応用） 　　○プロテオミクス（創薬分野などでの応用） 　　○ファンクショナルジェノミクス（細胞評価での応用） 　　○メタボロミクス（毒性評価や食品安全分野などでの応用）
(3) 組　織 ―ISOにおいて新TCを設立する．新TCでは基本的にhorizontalな課題を扱う．verticalな課題は，各分野の標準化団体等と合同委員会を組織するなどして，協調して対応する． ―モデルとして，ISO/TC 229 Nanotechnologiesの体制および活動を参照する．ナノテクノロジーにおいても，horizontalとverticalな構造があり，TC 229の状況は参考になる．
(4) その他 ―バイオセーフティ，バイオセキュリティに関する課題について，既存の標準化活動として現在ISO規格制定に向けた協議が行われている欧州域内の標準規格文書（CWA: CEN workshop agreement）との整合性が必要． 　○ CWA 15793:2008（Laboratory biorisk management standard） 　○ CWA 16335:2011（Biosafety professional competence）

的として数多くの「ガイドライン公表」を行っているが，これはゆるい形の国際的コンセンサスを構築するための活動であり，文書による国際標準化と同義と言える．

表2.2.2はバイオテクノロジーに関する既存のOECDガイドラインの例であり，遺伝資源あるいはヒト由来試料など，幹細胞技術の実用化に関係しうるガイドラインも見られる．これらガイドラインも今回の勧告で今後活用すべき既存の標準化活動とされているものである．

表 2.2.2 バイオテクノロジーに関連のあるOECDガイドライン

遺伝資源の知的財産権	OECD Guidelines for the Licensing of Genetic Inventions, 2006
遺伝子検査	OECD Guidelines for Quality Assurance in Molecular Genetic Testing, 2007
ヒト由来試料バンクおよびゲノム情報	OECD Guidelines on Human Biobanks and Genetic Research Databases, 2009

国際度量衡局（International Bureau of Weights and Measures, BIPM）では，物質量諮問委員会（Consultative Committee for Amount of Substance—Metrology in Chemistry, CCQM）による国際比較が進められている．これは臨床検査結果などの国際標準化を目的として各国標準研究所等で一斉分析を行うものであり，標準物質による機器分析の国際同等性確保に直結する．国際比較には米国標準研究所（National Institute of Standards and Technology, NIST）あるいは英国における化学生物分析の国家計量標準機関であるLGC（Laboratory of the Goverment Chemist）などが，また，日本からは独立行政法人産業技術総合研究所の計量標準総合センター（NMIJ）などが参加している．NISTおよびLGCでは標準物質の国際比較のみならず，新分野の標準化に向けた研究開発を実施しており，幹細胞技術に関係する標準化も推進している．例えばNISTでは化学物質標準を扱うセクション（年間予算20億円）が，細胞計測分野を蛋白質計測，核酸計測，およびナノバイオと並ぶ四つのコア分野の一つと位置付け，幹細胞評価などについても大学等と共同で積極的な

標準化活動を実施し，標準プロトコルを作成している．同様にLGCも培養細胞評価の標準化に関する活動を開始しており，例えば英国内のガイドラインとしてPAS 93: Characterization of human cells for clinical applications の作成に協力している．NISTおよびLGCは既に新TCへの参画を表明している．

以上のように，バイオテクノロジー分野のISO/TC新設という国際的な動向の中で幹細胞技術は重要視されており，先進各国の標準研究所においても活発な活動が始まっている．

2.3 ISO/TC 150/SC 7 の創設およびデジュール標準について

再生医療に関する国際標準は，これまでのような既製品との互換性の重要視や，市場実績がある業界標準の経験をもとにした，いわゆるデファクト（de facto）規格とは性質を大きく異にしている．再生医療にかかわる組織工学医療製品（Tissue Engineered Medical Products, TEMPs）の規格は，これからの新しい医療機器創製の指針を正しく導くための憲法的ルールとして科学的根拠を重視した，いわゆるデジュール（de jure）標準でなければならないため，規格作成の意義と手順は従来と大きく異なっている．一方で，組織工学医療製品を研究開発段階から事業段階へと展開することこそ再生医療の発展を促す駆動力となるはずであり，現にいくつかの製品が国の審査を待っている状況である．このような状況に鑑みて国際標準化機構（International Organization for Standardization, ISO）／専門委員会（Technical Committee, TC）150（外科用体内埋没材）において新しく分科委員会（Sub Committee, SC）7（再生医療機器）を設けて，当該機器に関する標準化の活性を促すよう日本が提案を行った．ISO/TC 150/SC 7 設立は 2007 年 4 月に国際投票で承認され，日本が幹事国に就任した．

本節では，ISO/TC 150/SC 7 創設の背景，経緯，再生医療と標準化等について概説する．

2.3.1 ISO/TC 150/WG 11 の創設と経緯

一番新しい分科委員会が当該 SC 7 である（図 2.4.1 参照）．その前身は 2000 年 9 月に設置が議決された TC 150 の直下の作業グループ（Working Group, WG）11（Tissue Engineered Implants）であり，2001 年のキャンベラ（オーストラリア）総会で第 1 回会合が開催されている．1990 年代後半頃から組織工学医療機器の規格を取り上げようとする話合いが始められてきた．当時は日欧米における組織工学医療機器の規制環境が急速に進展されてきた頃

であり，国際標準化の必要性が認識され始めたのである．

2.3.1.1　WG 11 の創設

2001年の第1回 WG 11 では委員長にオーストラリア医療機器審査機構（Therapeutic Goods Administration, TGA）のブランドウッド（Dr. A. Brandwood）氏が就任し，審議にあたって，まず欧州標準化委員会（European Committee for Standardization, Comité Européen de Normalisation, CEN）におけるヒト組織製品規制（Human Tissue Products Regulation）について，そして米国食品医薬品局（Food and Drug Administration, FDA）における組織工学医療製品の規制フレームワークと米国標準との調和について紹介があった．また日本における組織工学医療製品に対する取組みおよび規制フレームワーク作りについても紹介があった．

再生医療機器の標準化に関しては，米国材料試験協会（American Society for Testing and Materials, ASTM）が既に医療用具委員会 F04（Committee F04 on Medical and Surgical Materials and Devices）において分科会40シリーズとして TEMPs の規格を精力的に生み出している．

WG 11 においては ASTM との連携を深めながらも重複を避けるために，当面は規格の策定を急がず，標準化のターゲットを選定することに努めることなどの方針を確認し，2001年9月には次の事項が決められた．

(1) オーストラリア，カナダ，ヨーロッパ，日本，米国など各国の取扱い規定や法規および WG 11 が扱う「組織工学」の定義について議論がなされ，定義の確定に向けて意見を集めること．組織工学の範囲は，広げれば，膨大なものになり，例えば，細胞の保存，バンク化までが範ちゅうに入るため，適切な参加メンバーを増やして，協議すべきであるが，TC 150 の特殊性を活かした内容の定義に変更することで合意に達した．

(2) 骨欠損修復材については非生物の純人工材料が多く，組織工学による定義外になるが，生産量も多く，今後更に生きた細胞を含めた真の組

2.3 ISO/TC 150/SC 7 の創設およびデジュール標準について 117

織工学的インプラントにもなりうることから，対象に含めることを検討する．
(3) 組織工学に関する Good Manufacturing Practice (GMP) のような品質評価システムについて規格案の策定を次回までに急ぐ．
(4) 国際組織工学会や国際生体材料学会など関連諸学会の助言を求める．

2.3.1.2 WG 11 での新提案

2002 年 9 月には，"General requirements for safety, marking and for information to be provided by the manufacturer of tissue engineered implantable devices" に関する新規作業項目提案 (New Work Item Proposal, NWIP) の案文作成に取り掛かることになった．その前提として ASTM 代表および日本代表からの情報提供がなされた．

(1) ASTM からはピキオロ (Dr. Picciolo) 氏 (ASTM/TEMPs 副議長) らが F04 の作業状況について報告した．ASTM/TEMPs でできた文書を組織工学関連の ISO 規格としてはどうかとの提案があった．この両者が今後どのように協調するべきかについては現在にも引き続く議論となっている．ASTM は米国一国の規格ではないかとの質問に対して，ASTM は実質上，2001 年から ASTM international と改名・改組した国際的組織であり，当該 F04 （医療用具）委員会だけでも 40 か国以上が参加していると述べた．しかし，F04 の中の組織工学関連の現在の活動では，限られた国からの個人資格の委員しか参加していない実情がある．

(2) 日本からは土屋利江氏（国立医薬品食品衛生研究所，以下，いずれも当時の所属機関名を示す），大串始氏（独立行政法人産業技術総合研究所ティッシュエンジニアリング研究センター）および小川哲朗氏（旭光学工業株式会社）が日本の薬事法改正の取組みと，細胞の取扱い (good tissue practice, GTP) 概要（標題：Reform of biological

products regulation in Japan and Principle of good tissue practice for cellular and tissue based products）や骨関節の再生医療および骨再生用セラミック材料について現状報告した．その後，日本で現在実質上有効な基準となっている厚生労働省の取組みに対しての質問や，ドナーの選択の重要性，追跡の可能性等について討議された．大串，小川両氏に対し，多孔性に関する質問や大串氏が行っている骨再生には厚生労働省の認可が必要か，との質問があった．さらに，アパタイトの結晶性と骨伝導に関する専門的な質問もあった．

(3) 一般的な討議として，TC 150 と他の ISO 専門委員会［TC 194（医用・歯科用材料および機器の生物学的評価），TC 210（医療用具の品質管理と関連する一般事項）など］での組織工学活動との関係について時間が費やされた．また，動物細胞を用いた医療機器も TC 150 の範ちゅうに含まれるかについては，既に土屋氏の報告した日本のスタンダードでも動物細胞・組織を含んでおり，CEN でもこの動物を扱っている文書があるため，TC 150 の分野でも動物を入れることになるとした．

2.3.1.3　WG 11 の改名

2003 年 9 月には WG 11 の名称が Tissue Engineered Medical Products に改名されるとともに，各国の取組み状況の発表があった．

(1) 米国から ASTM における TEMPs の分類項目や軟骨の評価等の規格化プログラムの紹介があり，米国整形外科学会（American Academy of Orthopaedic Surgeons, AAOS）［サンフランシスコ（米国），2004 年 3 月 10～14 日］との共催で整形外科関連の組織工学による医療機器に関する会議を企画していることなどが報告された．

(2) 日本からは土屋氏から薬事法改正など厚生労働省の法規制の取組みや組織由来製品に関する審議状況を説明した．次いで大串氏から間葉系幹細胞を用いた骨再生医療の臨床研究例の紹介があり，分化された骨芽細胞の新しい定量測定法を新規作業項目（New Work Item, NWI）と

2.3 ISO/TC 150/SC 7 の創設およびデジュール標準について

して提案する意向を述べた．

(3) ついで，NWI について討議がなされた．スウェーデンから
　① 対象の定義が不明確
　② 市場が未成熟
　③ 審議団体として TC 150 が適当か疑問
　④ 足場や培養液などの生体材料学的局面，移植等の安全性を含めた生物学的局面，および製造における局面からの各問題が山積

などの意見が出され，対象を人工肝臓なども含めた再生医療全般に広げて議論するために新しい審議専門部会を上部機構に提案すべきと述べた．

(4) 一方，米国の委員からは ASTM や米国食品医薬品局（Food and Drug Administration, FDA）では既に長期間にわたり取組みがなされてきており，企業活動も活発で製品に自信を有しているので，その承認にあたっては法規制と基準を早く示す必要があるとの反論が出された．

(5) 日本もそれにほぼ同調して，WG 11 では個々の製品に限定した個別の具体的な（vertical）規格の早期作成に焦点を絞り，安全性等の分野横断的な（horizontal）規格は ISO/TC 194 で行うべきであるとの意見を出した．

審議の結果をまとめると次のとおりである．

(1) 創傷被覆材や細胞外マトリックス治療を含めた組織工学医療製品は共通の技術や安全性の論点を有しており，これらの製品を審議している専門委員会は現在のところ，TC 150 以外にはないので，やはり TC 150 で審議することとし，対象を広げるために表題を "Tissue engineered implants" から "Tissue engineered Medical products" と改名する．

(2) NWIP："Implants for surgery—Tissue engineered products—General requirements for safety, marking and for information to be provides by the manufacturer" の原案を作成次第，国際投票に回す．

(3) 関連する審議団体である ISO/TC 194/WG 15 (Strategy approach to biological testing of medical devices), ISO/TC 198 (ヘルスケア製品の滅菌) や ISO/TC 210 との連携に努める.

2.3.1.4 WG 11 の沈滞

2004 年以降 WG 11 の活動は，上記 NWIP の提案が可決されず，修正・再提案・否決の繰返しで前進がみられないままで，WG 11 の委員長であるブランドウッド氏も欠席が続くなど活動が低調に陥った.

2.3.2 ISO/TC 150/SC 7 の創設と経緯

2.3.2.1 新しい小委員会の創設

WG 11 が低調な活動になった原因として，NWIP が horizontal 提案であり，各国の法規制との整合が取りにくい点が挙げられる．そこで前述のように個々の再生医療製品に限定した vertical な規格案に絞った審議を積極的に活性化するために，WG から格上げして新しい SC にする提案を日本から発することにした．

2005 年の韓国における年次総会で日本が提案した新 SC の創設に対する国際投票の結果は，賛成5か国，反対5か国，棄権5か国，無回答9か国であり，P メンバー (Participating member) の有効投票数 2/3 を獲得できず，承認には至らなかった．しかし投票後，2006 年のウィーン（オーストリア）総会において各国へ働きかけた結果，特に米国による賛成意見の表明を受けたこと，ならびに有効投票国が少なかったことを受けて，再審議を行うことが決まった．

この日本からの新 SC 創設の提案を機に，TC 150 で取り扱うべき再生医療用具関係の審議対象や定義について再度，議論を行った．また，新 SC 設立に反対の多かった欧州諸国の背景にある欧州再生医療用具に関する新規規制組織についての状況説明がオランダのクロス (Kloth) 教授からなされた．その結果，欧州規制を支援するためにも適切なガイドライン作りが必要であるこ

2.3 ISO/TC 150/SC 7 の創設およびデジュール標準について　　121

とが確認された．また，当初やはり反対国であった米国の意見は，米国規格 ASTM での当該先行規格について ISO での無駄な重複審議を避けること，更に前進的な規格作りを目指すことなどを条件として，継続審議に賛成すると表明があった．投票に付記された各国からの意見の聴取と協議の結果，適用範囲（scope）を見直して改訂を行った新 SC 創設の提案（表 2.3.1）を，再度 2006年末までの国際 3 か月投票に回付することに決した．

2.3.2.2　国際投票

2007 年 1 月 16 日付で国際投票の結果（賛成 5 か国，反対 1 か国，棄権 2 か国）で新 SC 7 の設立が可決され，同年 4 月には ISO の上部機関である技術管理評議会（Technical Management Board, TMB）の承認を経て，めでたく，同年 9 月天津（中国）総会において第 1 回委員会を開催した．提案国が自動的に国際幹事国となり，委員長を決める権利を持つ．委員長には米国のジャック・レモンズ（Jack Lemons）教授を指名した．レモンズ教授は ASTM の医療機器委員会 F04 の委員長であり，再生医療機器の標準化を推進しており，かねてから製品別の規格作りの推進計画で日本勢と同調してきた強力なリーダーであるからである．ASTM の総会に乗り込んで，指名に関する支持要請の演説を行って，ASTM の公式承認を得た．国際幹事には国立医薬品食品衛生研究所療品部の中岡竜介氏に依頼した．中岡氏は，後年には医療機器の生物学的安全性を担当する ISO/TC 194/SC 1（身体組織製品の安全性）の事務局も担当され，重要で多忙な業務を精力的に切り回している．

2.3.2.3　ISO/TC 150/SC 7（再生医療機器）

ISO/TC 150/SC 7 設立後，直ちに設置された WG を次に示す．
　① WG 1（Management of risk）
　　コンビナー：クロス（Prof. Sabine Kloth）教授（ドイツ）
　② WG 2（General guideline of safety test）
　　コンビナー：スー（Prof. Hwal Suh）教授（韓国）

表 2.3.1　ISO/TC 150/SC 7 の創設に関する投票呼び掛け文書（原文）

PROPOSAL TO ESTABLISH A SUB-COMMITTEE UNDER ISO/TC 150
　・Date of circulation: 2006-09-29
　・Closing date for voting: 2006-12-31
　・Proposer: **JISC**
Proposal: Establishment of a new sub-committee "Tissue engineered medical products" under ISO/TC 150
Title of subcommittee: Tissue engineered medical products
Scope: Standardization for the general requirements and performance of tissue engineered medical products with the exclusion of gene therapy, transplantation and transfusion.
Purpose and justification: The ISO/TC 150/WG 11 "Tissue Engineered Implants" has been required to expand its activities as a new sub- committee in order to adapt the recent rapid development of new products used in tissue engineered implants. Many subjects for standardization will be proposed in the programme of work. Establishment of this proposed subcommittee would ensure an orderly and coordinated development and maintenance process of these and related standards within ISO/TC 150. The committee will not enter into the field of standardization of risk management and product safety (ISO/TC 194 and its SC 1).
Programme of work: New standards and guidance for cell / tissue engineered medical products including,
　・General requirements
　・Performance of biomaterials and scaffolds
　・Manufacturing Processes
　・Performance test methods
　・Cell and tissue quality
　・Preservation and storage
The work programme will incorporate and further develop existing work by other regulatory and standards bodies by liaison with those groups. *P-members of the technical committee or subcommittee concerned have an obligation to vote.*
Survey of similar work undertaken in other bodies:
VAMAS/TWA 30 on Tissue Engineering
ASTM/F 04.42 on Biomaterials and Biomolecules for TEMPs
Liaison organizations:
ISO/TC 106, ISO/TC 194, ISO/TC 194/SC 1, ISO/TC 210, ASTM/F 04/TEMPs, VAMAS/TWA 30
Comments of the Secretary: The Japanese member body offered to support the proposed new Sub Committee by providing the secretariat. All member bodies are requested to inform the secretariat of ISO/TC 150 of their willingness to participate actively (P-member) or as an observer (O-member) by returning the attached voting sheet.

2.3 ISO/TC 150/SC 7 の創設およびデジュール標準について   123

③ WG 3（Tissue-engineered medical products for skeletal tissues）

コンビナー：廣瀬志弘氏（日本，独立行政法人産業技術総合研究所）

WG 1 は，SC 7 の業務範囲（scope）に抵触することから 2008 年ベルリン総会において TC 194 との合同協議を行い，TC 194/SC 1 を創設してそこへ移行することになった．WG 2 も同様に SC 7 の業務範囲にふさわしいかどうか微妙な問題をはらんでおり，議論が現在もやかましい．WG 3 は，日本がコンビナー（設立時：独立行政法人産業技術総合研究所伊藤敦夫氏）を務めており，足場材料としての多孔体材料を使用した in vivo での骨形成や軟骨再生の評価について，幹細胞と材料との両面から検討されている．また，再生された関節軟骨中の硫酸化グリコサミノグリカン類（sulphated glycosaminoglycans, sGAG）の定量化についても検討している．さらには，再生関節軟骨が関節軟骨として潤滑機能を果たすような機能性の再生が果たされているかを in vivo で非侵襲的に評価するために，拡散テンソル磁気共鳴描画（Diffusion Tensor Magnetic Resonance Imaging, DT-MRI）による軟骨の異方性構造の評価については標準報告書（Technical Report, TR）として既に採択されている．そのほかに MR スペクトロスコピー（Magnetic Resonance Spectroscopy, MRS）（核磁気共鳴画像法 MRI の一つ）を用いた再生軟骨の評価法についても審議中である．

2.3.3　ISO/TC 150/SC 7 におけるデジュール標準

2.3.3.1　標準の分類

標準の種類を大きく分類すると，次の三つが挙げられる．

① デファクト標準：個別企業等の標準が市場の取捨選択・淘汰によって市場で支配的となった事実上（de fact）の標準

② フォーラム標準：関心のある企業等が集まってフォーラムを結成して作成した標準

③ デジュール標準：公的で明文化され公開された手続きによって作成された公的（de jure）標準

公的な標準化機関によって策定された標準とは，まさに ISO 標準がデジュール標準に当てはまるが，これまでの ISO 標準は既製の工業製品の互換性を扱う規格，市場実績のある製品の業界標準を格上げしたいわゆるデファクト標準がほとんどであった．ここで対象にしている再生医療にかかわる組織工学機器は，まだ上市されている製品としては少なく，産業としても十分に成長していない．これからの新しい再生医療機器を創製するにあたって，正しい方向へ有効に導くためには，指針，ガイドラインとしての憲法的ルールが望まれ，法的（フランス語で de jure）標準が必要となる．これまでの既製品を対象とした製品規格の作成とは，意義も手順も大きく異なっている．再生医療にかかわる多くの分野にまたがる専門家を広く含めた産官学グループの標準化推進団体を創設して，意見集約を実行しなければならない．

2.3.3.2　レギュラトリーサイエンス（Regulatory Science）と標準化

レギュラトリー（regulatory）とはいわゆる規制のことであり，社会や規制の枠組みの中で，科学的立場から評価や開発をすることである．分析・解析技術の開発・確立による性能評価，統計データ蓄積やリスク設計による安全・安心，市場支配・互換性からの脱却による実績尊重，上記デファクト標準も必須である．しかし再生医療機器のような新規性の強い対象に対しては，さらなる機器の開発のみならず，評価試験法の開発・確立が重要であり，よりいっそう科学的根拠の重視，つまりデジュール（ガイドライン）標準が重要となってくる．

標準化は官界の法規や許認可規制，保険適用条件などと規格との整合性の確保にも努める必要があるので，前述のとおり多くの分野の専門家を含めた産官学グループの標準化推進団体の創設と意見集約を実行しなければならない．有効でより安全な再生医療機器をより早く患者に届けるためには，再生医療機器の標準化・規格化のベネフィット（benefit）とリスク（risk）を正しく天秤にかける必要がある．再生医療機器を標準化し，規格化することのベネフィットは共通試験・評価による信頼性・効率化の向上であり，国際市場との整合性も

高くなることである．しかし，リスクとしては，新規製品への開発意欲を阻害する危険性や，例えば，規格＝必要最低条件として定義されれば，技術開発目標がその最低条件に合わせるだけという低水準化が発生する可能性もある．さらに，再生医療機器を標準化し，規格化する業務を誰（行政官，研究者，生産者？）が行うのが最適か．どのような討議過程（規制当局，学会，業界？）で広く公示して決定するのか．それらの業務担当者の努力に対する業績評価は妥当なのか．などの重要な問題点についても，まだまだ最適化が果たされているとはいえず，関係各位の総意を結集して解決する必要がある．

2.4 ISO/TC 150における取組み
──経緯,現状および将来展望

2.4.1 はじめに

　幹細胞等,生きた細胞を利用して様々な生体組織を組織工学的技術により作製し,治療する再生医療が次世代の根治療法として期待されている.2007年10月に日本発の再生医療機器である自家培養表皮が厚生労働省より製造販売承認を受けるに至り,ますます再生医療の実用化・産業化に向けた気運が高まっている.これら再生医療機器の実用化・産業化には,評価技術の確立と評価試験法の標準化が不可欠である.日本工業標準調査会(Japanese Industrial Standards Committee, JISC)のホームページによると,標準化(standardization)とは「自由に放置すれば,多様化,複雑化,無秩序化する事柄を少数化,単純化,秩序化すること」,また,標準(=規格:standards)は,標準化によって制定される「取決め」,と標準化が定義されている.このような観点からも,再生医療機器の安全性・有効性に関する評価試験技術を確立し,評価試験法を標準化する意義は大きい.特に金属やセラミックス系インプラント材料などの従来から使用されてきた材料とは異なり,生きた細胞や再生組織の適切な評価試験法の標準化は,再生医療の早期実用化を実現するために必須な事項である.

2.4.2 ISO/TC 150における再生医療分野の国際標準化活動の経緯と現状

　国際標準化機構(International Organization for Standardization, ISO)は,工業標準の策定を目的とする国際機関で,各国の標準化機関の連合体である[1].日本はJISCが事務局として機能している.ISOには,電気・電子分野を除く様々な工業製品分野の標準化を扱う専門委員会(Technical Committee, TC)が積極的な活動を展開している.1971年に創設されたISO/

2.4 ISO/TC 150における取組み——経緯，現状および将来展望

TC 150では外科用体内埋没材（implants for surgery）を中心に標準化が進められている．TC 150ではさらに，六つの分科委員会（Subcommittee, SC）があり，それぞれ SC 1（材料：Materials），SC 2（心臓血管インプラント：Cardiovascular Implants），SC 3（神経外科インプラント：Neurosurgical Implants），SC 4（人工骨・人工関節：Bone and Joint Replacement），SC 5（骨接合・脊椎デバイス：Osteosynthesis and Spinal Devices），SC 6（能動インプラント：Active Implants and Extracopreal Systems）である．TC 150の国内委員会は，一般社団法人日本ファインセラミックス協会および日本医療器材工業会が事務局として機能している．TC 150では，SCの下部組織として，作業グループ（Working Group, WG）に分かれ，各国の専門家により，議論が進められている．

2012年3月現在のISO/TC 150の体制を図2.4.1に示す．

当初は，WG 11（Tissue Engineered Implants）において，組織工学材料や組織工学技術に関する規格案が審議され始めたが，特に再生医療分野に特化した案件を扱うための新たなSCが必須との観点より，日本大学（当時：京都大学）堤定美教授が中心となり，各国関係者と討議を重ね，2007年4月に新SCであるSC 7（再生医療機器：Tissue Engineered Medical Products）が創設された（2.3参照）．SC 7では，現在は国際幹事を日本（国立医薬品食品衛生研究所，中岡竜介博士），また，議長を米国［米国食品医薬品局（Food and Drug Administration, FDA）／米国食品医薬品局医薬品評価研究センター（Center for Drug Evaluation and Research, CDRH），Dr. David Kaplan］が担当し，文字どおり日本が先導するSCとなっている．2012年3月現在，ISO/TC 150/SC 7は，Pメンバーが11か国およびOメンバーが3か国から構成されており，三つのWGが組織されている．そのうち，WG 3（硬組織用再生医療機器：Tissue-Engineered Medical Products for Skeletal Tissues）は，硬組織をはじめとする特定領域の提案を審議するWGとしての位置付けであり，WG 3のコンビナーは筆者が務めている（図2.4.2）．なお，TC 150/SC 7の適用範囲は，再生医療機器の性能評価に関する事項であり，再生医療に

TC 150: Implants for surgery

- **ISO/TC 150** Implants for Surgery
  - **SC 1** Materials
  - **SC 2** Cardiovascular implants extracorporeal systems
    - WG 7 Fundamental standards
    - WG 8 Breast implants
    - WG 10 Data on implants and retrieved devices
    - WG 1 Cardiac valves
    - WG 3 Vascular prostheses
    - WG 4 Blood gas exchangers
    - WG 5 Renal replacement, detoxification and apheresis
  - **SC 3** Neurosurgical implants
  - **SC 4** Bone and joint replacement
    - WG 1 Mechanical testing of components
  - **SC 5** Osteosynthesis and spinal devices
    - WG 1 Osteosynthesis devices
    - WG 2 Spinal devices
  - **SC 6** Active implants
    - JWG 1 Cardiac pacemakers implantable defibrillators
    - WG 1 Fundamental standards
    - WG 3 Cochlear implants
    - WG 4 Implantable infusion pumps
    - WG 5 Implantable neurostimulators
    - WG 6 Circulatory support devices
  - **SC 7** Tissue Engineered Medical Products
    - WG 1 Management of risk
    - WG 2 General guideline of safety test
    - WG 3 TEMPs for skeletal tissues

TC: Technical Committee 専門委員会
SC: Subcommittee 分科委員会
WG: Working Group 作業グループ

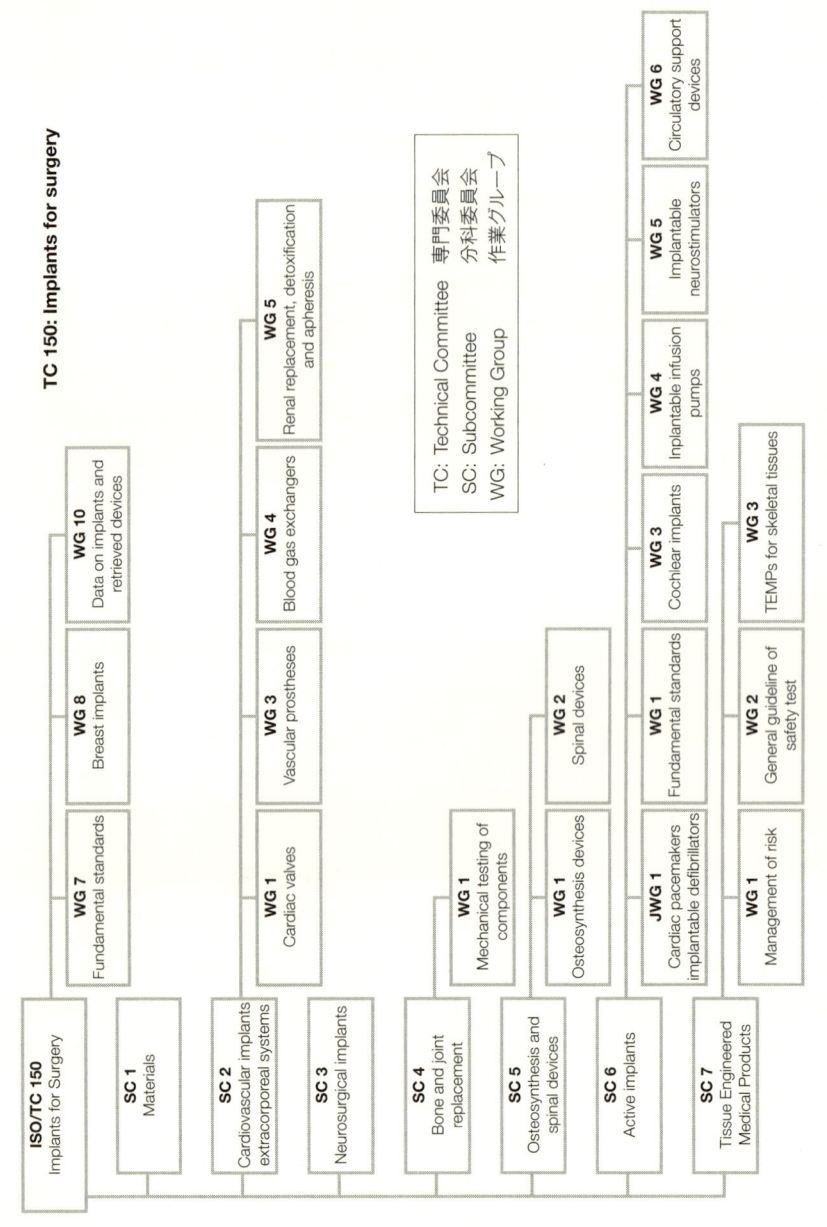

図 2.4.1 ISO/TC 150 の体制（2012 年 8 月現在）

2.4 ISO/TC 150における取組み——経緯，現状および将来展望

限らず，医療機器やインプラント材料の生物学的安全性に関する事項は，TC 194（医用・歯科用材料および機器の生物学的評価：Biological Evaluation of Medical Devices）において審議されている（図2.4.2）．

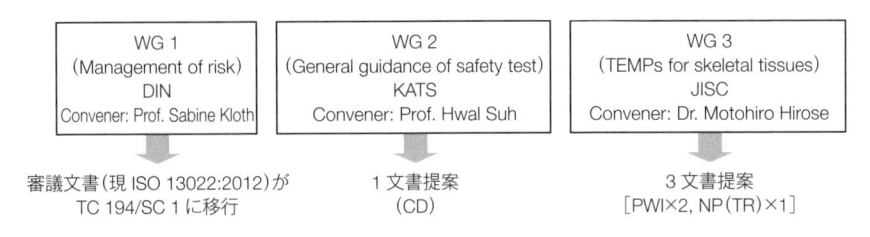

```
┌─────────────────────────┐  ┌─────────────────────────────────┐  ┌─────────────────────────────┐
│         WG 1            │  │              WG 2               │  │           WG 3              │
│  (Management of risk)   │  │ (General guidance of safety test)│  │ (TEMPs for skeletal tissues)│
│         DIN             │  │             KATS                │  │           JISC              │
│Convener: Prof. Sabine Kloth│ │   Convener: Prof. Hwal Suh      │  │ Convener: Dr. Motohiro Hirose│
└─────────────────────────┘  └─────────────────────────────────┘  └─────────────────────────────┘
```

審議文書(現 ISO 13022:2012)が　　　1 文書提案　　　　　3 文書提案
TC 194/SC 1 に移行　　　　　　　　　(CD)　　　　　　[PWI×2, NP(TR)×1]

SCOPE of TC 150/SC 7
Standardization for the general requirements and performance of tissue engineered medical products with the exclusion of gene therapy, transplantation and transfusion

TC 150/SC 7 の適用範囲
再生医療機器に関する性能および一般的事項

図 2.4.2　ISO/TC 150/SC 7 の WG の体制（2012 年 3 月現在）

経済産業省をはじめとした国家プロジェクトの支援・委託を受けて標準化案もしくは作成予定を含めた日本発の案件が増加しており，SC 7 での活動は着実に進展している．現在，ISO/TC 150/SC 7/WG 3 には，日本から次の三つの評価試験法に関する標準化案が提出されている．

① PWI 13018：Tissue engineered medical products—Test method of in vivo bone formation in porous materials implanted in subcutaneous site（皮下移植した多孔性材料中の生体内骨形成の試験方法）

② PWI 13019：Tissue engineered medical products—Quantification of sulphated glycosaminoglycans (sGAG) for evaluation of chondrogenesi（軟骨再生評価のための硫酸化グリコサミノグリカンの定量法）

③ NP 16379(TR)：Tissue engineered medical products—Evaluation of anisotropic structure of articular cartilage using diffusion tensor MRI(拡散テンソル MRI を用いた再生関節軟骨組織の異方性構造評価)

注：PWI（予備業務項目），NP（新業務項目提案），TR（テクニカルレポ

ート）

　SC 7の創設以降，日本からの提案は，SC 7/WG 3でほぼ順調に受け入れられているが，一方で，エキスパート参加国が不足するなど，提案ステージの前進が停滞する課題もある．その主因として，日本からの標準化案作成の基礎となる技術開発は，多くの場合，科学研究費による成果であるため，その標準化案は，先進的またはアカデミックな論文的内容になりがちであることが挙げられる．この点を考慮して，各国の理解や賛同を得やすい，より基本的で基盤的な産業化に必須な標準化案の提案を心がけるべきであろう．例えば，評価試験法については原理・原則・一般論だけを本文に記述し，具体的手法はAnnex（informative）に記載する標準化案が，各国足並みがそろわない現状ではふさわしいと思われる．また，これらの標準化案の内容について，各国の標準化機関（米国ASTM internationalや欧州CEN等）に対して十分に説明し，賛同を得るとともに，エキスパートの獲得に努めていく必要がある（図2.4.3）．

○ISO標準化には長期間を要する ⇨ 2001年から11年かけて再生医療分野のISO標準は1件

　　先進的またはアカデミックな論文的標準化案は，各国の理解，賛同が得にくい？
　　　例えば，試験法については原理・原則・一般論だけを本文に記述し，具体的手法はAnnex（informative）に記載する標準化案が，各国足並みがそろわない現状ではふさわしい．

○Risk Management標準化案（TC 194/SC 1 ISO 13022:2012）に，2010年6月「幹細胞については各国の規制を超えるものではない」旨，盛り込まれた．
○EUはEU共通の規制，その他は各国独自規制で実用化が進められている．
　⇨ 各国とも国内整備を優先か？

**各国の賛同とエキスパートの獲得を視野に入れた，
より基本的で産業化に資する標準化案の提案が必要**

図2.4.3　各国の理解や賛同を得やすい標準化提案戦略

2.4.3 ISO/TC 150 における再生医療分野の国際標準化活動の将来展望

再生医療分野は，非常に新規性の高い分野であり，評価試験法に関する既存の標準が存在しないか，存在しても役に立たない場合が多い．次世代医療機器である再生医療機器に関する国際標準は，互換性の重視や，市場実績がある業界標準をもとにしたデファクト標準とは異なり，科学的根拠を重視した公的な標準化機関によって策定されるデジュール標準であるため，標準作成の意義と手順がデファクト標準の場合と大きく異なる．また，再生医療分野に関する技術は，ES 細胞，iPS 細胞などに代表されるように，研究開発の歴史が浅く，知見の蓄積も十分ではないため，更なる基礎研究を必要としている．そのため，ほかの成熟した産業分野以上に標準化の内容とタイミングを見極める必要がある．

評価試験法の開発は，製品や技術の有用性を定量的に把握することができる一方で，正しい評価を可能とする試験方法は研究開発における重要なノウハウであるため，その取扱いには注意を要する．したがって，標準化する部分を一部に限定するなどの対策により，技術の漏洩や技術の停滞を防ぐ必要がある．前述のとおり，再生医療関連技術は，まだまだ発展途上にある現状で，標準化により特定の評価法を規格化することは，研究の発展を阻害する可能性がある．一方で，本分野の研究開発を健全なかたちで実用化へと進めていくためには，明らかに品質の低いものを排除することが可能な標準化は必要であると考えられる．したがって，現時点で最適と考えられる特定の技術について，一定の品質を確保するための基準を満たしていないものが排除できる評価試験法の標準化を進めるとともに，最適と考えられる特定の技術を更に発展させる技術の開発を並行して進めることが重要であろう．このような取組みにより，一定の品質を確保した上での実用化研究が促進するとともに，本分野の技術の停滞を防ぐことが可能であると考えられる．

繰り返しになるが，再生医療関連技術は日進月歩の領域であるため，標準化に際しては，技術の更新や修正に伴い，既に策定された標準への追加や標準の

改訂が柔軟に実施できる仕組みを整備する必要がある．この分野で最も重要なデジュール標準は，薬事法等の規制であろう．研究段階においては，学会に代表される複数のフォーラム標準が存在することは，技術の発展の観点からは重要であるが，研究が十分に進んだ適切なタイミングにおいては，規制が必要な部分については，学会と行政が連携し，デジュール標準化に取り組むべきであろう．同時に，ICH[2]，GHTF[3] を通した各国規制当局間での意見調整も必要と考える．実際，独立行政法人医薬品医療機器総合機構（PMDA）や FDA における薬事審査でも，ISO 規格などのデジュール標準を参考情報として参照することがあり，そのような観点からも，再生医療に関する評価試験法のデジュール標準化は，技術の実用化に向け有効な手段であると考えられる．

2.4.4 おわりに

2.1 でも触れているとおり，知的財産戦略本部により策定された「知的財産推進計画 2010」において，戦略的に国際標準化を進めるべき特定分野の一つとして，「先端医療」が選定されたのを受け，iPS 細胞等幹細胞の産業化に向けた国際標準化戦略案を策定するため，関係府省の連携の場として設置された「iPS 細胞等研究連絡会」のもとに「国際標準化戦略部会」が設置された[4]．一方で，経済産業省に設置されている審議会であり工業標準化法に基づいて工業化に関する調査審議を行う「日本工業標準調査会」においても，「国際標準化アクションプラン各論（改訂版）（2010 年 5 月）」等を策定し，ISO/TC 150/SC 7 での再生医療に関する評価試験法の国際標準化に向けた取組みを紹介している[5]．日本が先導して再生医療機器の評価技術の開発と評価試験法の国際標準化を図ることは，再生医療機器の早期実用化に直結するのみならず，再生医療をはじめとした先端科学産業の国際競争力の強化に波及することを強く意識して，今後はこうした関連組織の有機的な連携を本格的に進める必要があると考える．また，デジュール標準化について，ISO/TC 委員会の委員は，関係府省，業界団体（メーカー，ユーザー），学会（アカデミア）等から選出されており，再生医療機器の評価試験法の標準化を進めていくに際し，関連技

術の進展と歩調を合わせた，それぞれの組織における標準化活動の強化と標準化推進のための人材確保がますます必要となっていくと考えられる．

参考文献

1) ISO http://www.iso.org/iso/home.html
2) ICH (International conference on harmonization of technical requirements for registration of pharmaceuticals for human use)（日米EU医薬品規制調和国際会議）http://www.ich.org/ または
http://www.pmda.go.jp/ich/ich_index.html
3) GHTF (Global Harmonization task force)（医療機器規制国際整合化会議）http://www.ghtf.org/ または
http://www.pmda.go.jp/kokusai/ghtf/index.html
4) 知的財産推進計画2010
http://www.kantei.go.jp/jp/singi/titeki2/2010keikaku.pdf
5) 国際標準化アクションプラン各論（改訂版）（2010年5月）
http://www.jisc.go.jp/policy/actionplan2008.html

2.5 幹細胞の製造と培養装置の役割

2.5.1 はじめに

組織や臓器の発生を解明する基礎研究の進展に伴い，1975年，グリーン（Green）氏らにより皮膚の角化細胞を培養する技術[1]，1979年には，角化細胞を重層化させた表皮シートを作成する技術[2]が構築され，1983年，米国では，2人に対して，わずかに残った皮膚から培養表皮を作製・移植した[3]．その後，国内においては，株式会社ジャパン・ティッシュ・エンジニアリングが，2007年10月に日本初の再生医療製品として，培養表皮シート（ジェイス）が製造承認され，2009年1月に保険収載され，実質的な生産が始まっている[4]（1.4参照）．一方，足場（スキャフォード）を利用し立体的な構造を有する組織を再構築する技術（いわゆる組織工学）が1980年代後半から展開し[5]，さらに，1990年代からは，立体的な足場を利用せずに板状の細胞シートを積層し，立体構造を有する培養組織の構築を目指した細胞シート工学技術が開発され，組織工学における新たな展開が提案された[6]．これらの医療応用技術，いわゆる再生医療では，現在，数多くの培養組織を用いた治療が提案され，多くの実績が挙げられ，急速な普及の兆しがみられている．2007年においては，再生医療製品で処置を受けた患者の世界での総数は累計で120万人に達し，再生医療製品（関連含む）市場規模は15億ドルまで増加している[7]．

さらに，細胞源の体細胞から幹細胞への展開により産業規模の広がりは大きくなると予測され，幹細胞製品の市場規模は2010年で5億ドルに達し，iPS細胞を用いたⅠ型糖尿病に対する細胞治療としては，将来10億ドル程度が見込まれている[8]．他の報告では移植用途や研究用途を問わず，幹細胞由来製品として，2008年において1億〜2億ドル[9]，幹細胞ビジネス全般報告では，2008年において9億ドルで10%の成長であり，2013年には14億ドルと試算されている[10]．このように産業の広がりが予期される中，移植用途の細胞製

品製造における，安心（Security）・安全（Safety）・安価（cost-Saving）の3Sにかかわる技術構築は不可欠なものと考えられる．しかし，製造に関する技術は，依然未熟であり，製品としての培養細胞・組織の安心・安全の担保には多大なコストが付随するため，その結果，産業発展の妨げとなりやすく，技術革新による低コスト化が望まれている．

2.5.2 ISO/ TC 198/ WG 9 の役割と無菌環境下での細胞製造

再生医療に関係する国際標準化活動は，

① ISO/TC 150（外科用体内埋没材）（Tissue engineered medical products)/SC 7/WG 3

② ISO/TC 194（医用・歯科用材料および機器の生物学的評価）（Biological evaluation of medical devices)/SC 1

③ ISO/TC 198（ヘルスケア製品の滅菌）（Sterilization of healthcare products)/WG 9

の三つの専門委員会（Technical Committee, TC）で行われている．特に，表2.5.1に示すように，ISO/TC 198/WG 9 では，ドイツを幹事国とする無菌製剤製造に関する標準化が行われている．

製造中における無菌性の担保について考えると，図2.5.1に示すように，最

表 2.5.1　ISO 13408 無菌製剤製造（Aseptic Processing of Healthcare Products）

Part 1（ISO 13408-1）〜 Part 8（ISO 13408-8）
Part 1: General requirements（無菌製造の一般要件）（2008 年制定）
Part 2: Filtration（ろ過滅菌操作）（2003 年制定）
Part 3: Lyophilization（凍結乾燥による無菌製品の製造）（2006 年制定）
Part 4: Clean-in-place technologies（CIP，装置の定置洗浄）（2005 年制定）
Part 5: Sterilization in place（SIP，装置の定置滅菌）（2006 年制定）
Part 6: Isolator systems（アイソレータ・システム）（2005 年制定）
Part 7: Alternative processes for atypical medical devices and combination products（最終滅菌のできない従来型では未対応の医療機器製造に対して，無菌プロセスの構築を目指したプロセスシミュレーションに関する代替手法のためのガイダンス）（2012 年現在 FDIS）

終滅菌法が適用できない医薬品製造設備（無菌製剤製造）においては，ISO 13408-1（表2.5.1）に準拠している．この規格により無菌原料を無菌処理設備に導入し，無菌空間を継続的に維持し，無菌操作を維持しつつ，また，製品においては抜取りで無菌試験を行い，製品の無菌性を担保し，安定供給に努めている．

一方，自家移植を前提とした細胞・組織製品の製造では，原料は患者由来の無菌保証のない物資（採取細胞・組織）であり，原料由来微生物の封じ込めと，バイオクリーン環境維持の両立を可能とする部屋配置が不可欠となる[11]．つまり，継時的な無菌空間の担保は不可能で，かつ，クロスコンタミネー

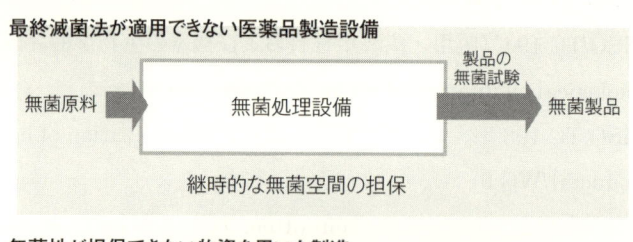

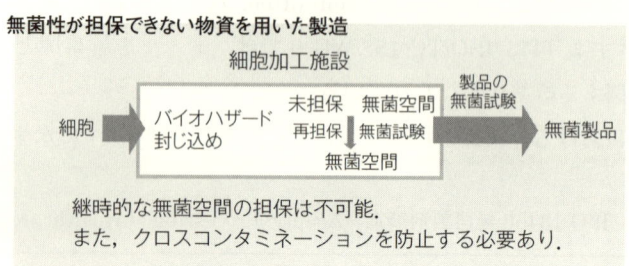

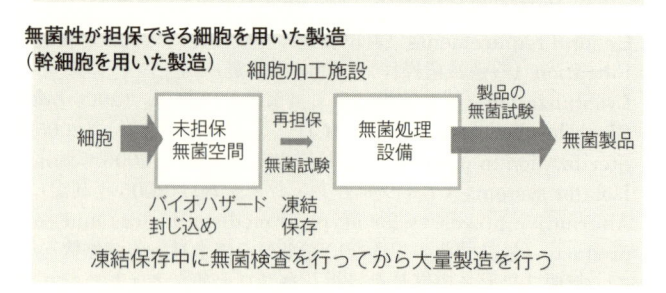

図 2.5.1　無菌製剤製造と細胞製品製造の比較

ションを防止する必要がある．細胞加工施設としては，製造開始時においては，個々の細胞（検体）を扱う空間が一時的に無菌性を担保できなくなり，独立給排気の汚染拡散防止対策と，日本薬局方に定められた無菌操作が全工程を通して逸脱なく維持管理されていたことを証明できるシステムの両立が要件となる．また，幹細胞を含む凍結保存を施すことが可能な場合は，凍結中に細胞に対する無菌試験を実施し，無菌性の担保を得たのち無菌処理設備で製造することも考えられる．細胞加工施設では図 2.5.2 に示すように，細胞・組織加工の無菌操作を実施する設備に安全キャビネットを使用している．安全キャビネットのような周囲環境に対して開放系である設備は，汚染源である人（作業者）などからの汚染リスクが常に存在する．そのため，無菌管理区域を中心に，直接支援区域，その他の支援区域という段階的な清浄度区域を設置することが必要となる．このシステムを維持するには，高度な施設設計（差圧管理，風向管理，換気回数）の要求，直接製造には関与しない緩衝区域（管理区域）に相応の床面積の要求，日常の運用にかかわる設備の点検，光熱費といったランニングコストがかさみ実施機関にとっては大きな負担となることが知られている．そこで，アイソレータを活用した新規な設備が提案されている[11]．アイソレータは，無菌製剤製造において数多く活用されており，無菌操作区域を最小限にとどめ，汚染の原因となる作業者を排除することにより高度な無菌環境を維持するための設備であり，ISO 13408-6（表 2.5.1）で無菌製造設備として規格化され，国内の無菌医薬品製造でも広く用いられている．細胞・組織製品の製造においても，厳密なチェンジオーバー手順が得られるので原料から最終製品まで一貫した無菌操作を達成できるとともに，製造コストを抑制するシステムとして有望である．現在，再生医療関連でアイソレータの設置環境にかかる基準は存在しないが，ISO 13408-6 に従えば，その他の支援区域で適合すると考える．アイソレータは直接支援区域が排除されることで，空調，室圧，温度・湿度，浮遊微粒子，環境の管理を大幅に軽減し，更衣等の労務時間も大幅に短縮することができると考えられる．しかし，アイソレータは高い汚染防止機能を有する反面，ワークエリアへのアクセス方法が限られるという課

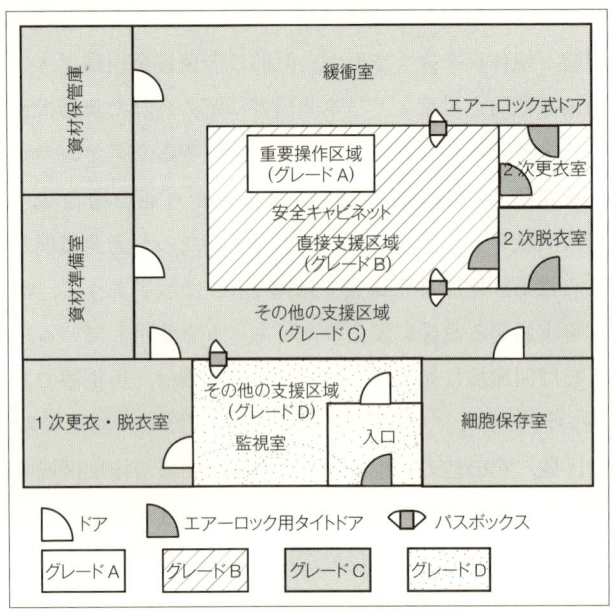

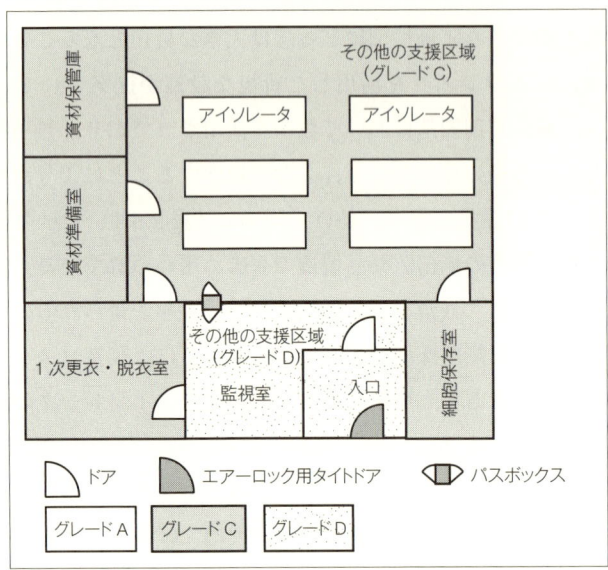

図 2.5.2 安全キャビネットを使用した細胞加工施設およびアイソレータを利用した細胞加工施設のレイアウト

題が生じる.しかし,培養加工装置による操作の自動化は作業効率を向上するとともに,品質を安定化する手段として期待されている.

2.5.3 培養装置への期待

細胞・組織の生産工程において,細胞採取や継代培養,更には分化・組織培養など種々の細胞加工が不可欠となる.現状では,院内や企業内の細胞加工施設で,熟練オペレータが煩雑な一連の培養作業を実施しており,労力軽減のために,培養操作の簡略化や自動化が望まれている[12),13)].培養装置は,作業者が装置外部から培養工程を実施するもので,製造における工程管理において重要な装置である.一般的に,培養装置の主たる役割は,「人手に代わる操作」や「人手ではできない操作」を実施できる道具(ハードウェア)や培養中の情報取得を伴う培養制御が可能な道具(ソフトウェア),また,両者の統合が挙げられる.さらに,培養装置は培養操作・環境の再現性・画一性を実現し,培養工程の安定化を導くものと期待される.つまり,熟練オペレータが実施する煩雑な一連の培養作業に対して,培養装置は,操作の安定性,多大な労力やクロスコンタミネーション・作業ミスの予防等,安全性を担保できる可能性がある.

再生医療産業の黎明期である現在は,細胞加工施設で目的とする製造種目が変化し,小ロット生産であることが多く,製造対象の多様性への適用を重視する必要がある.そのため,多くの装置は,大半の工程を手作業に頼り,単純な作業の自動化を目指した単機能での培養装置を開発するか,または反対に,ほぼすべての作業の自動化を目指した,多機能を併せ持つオールインワン型培養装置が開発されている.また,製造における各工程を要素と捉え,目的とする製造に対して過不足なく工程を組み上げることで,最小の要素で,最適な培養装置が出来上がるものと考えられる.そこで,小ロット生産,無菌空間の局所化,多検体かつ多種製造への柔軟性,自動化など種々の要求への対応を目指し,モジュール方式(flexible Modular Platform, fMP)の採用は,脱着可能で柔軟なアイソレータと見なされ有望な製造手法であると考えられる.

fMPは，図2.5.3に示すように，独立した無菌ユニットを基礎としたモジュール化とユニット同士の連結・独立を可能とし，いわゆる玩具のブロックで様々な形を創造することに類似しており，種々の培養手法（現状培養法から将来的な工程変化）に対応可能な工程の柔軟性を実現できる．さらに，初期設備に対する過大投資の防止（ビルトアップ式，追加式），ランニングコストの低下（アイソレータ利用施設の確立）を目指すことができ，院外（細胞加工企業）または，院内で製造を可能とすると考えられる．また，今後，再生医療の発展による様々な企業の参入により，多様な装置の開発が期待でき，個々の企業の持つ優れた技術の交流はより一層の発展に導くと考えられる．

2.5.4 おわりに

幹細胞産業を展開するにあたって，細胞を省力かつ安定して供給できる設備や道具は不可欠である．今後，本技術の進歩は，製造をより安定化に導き，重要性が増すものと考えられる．本節では，ものづくり視点からの幹細胞の製造技術の一端を紹介したものであり，細胞培養に対するセンスの一助となればと願う．

謝辞

本内容は，最先端研究開発支援プログラムの支援を受け実施されている．

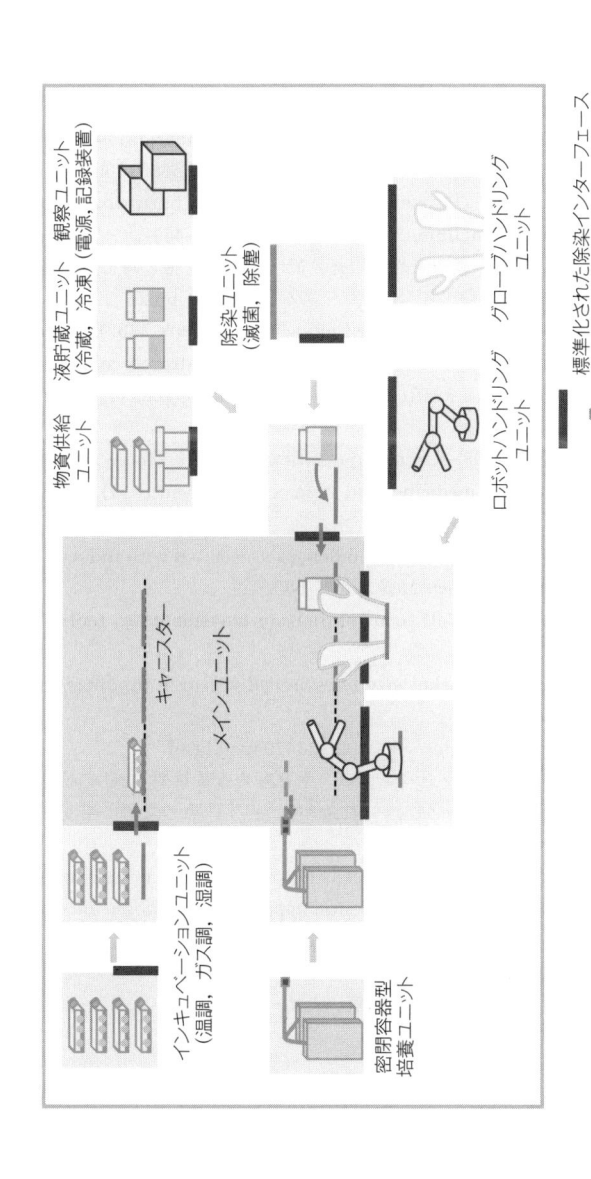

2.5 幹細胞の製造と培養装置の役割

図 2.5.3 fMP を採用した細胞培養装置

参考文献

1) Rheinwald, J., Green, H. (1975). Formation of a keratinizing epithelium in culture by a cloned cell line derived from a teratoma. *Cell* **6**:317–330.
2) Green, H., et al. (1979). Growth of cultured human epidermal cells into multiple epithelia suitable for grafting. *Proc Nat Acad Sci USA* **76**:5665–5668.
3) Gallico, G.G., et al. (1984). Permanent coverage of large burn wounds with autologous cultured human epithelium. *N Engl J Med* **311**:448–451.
4) 畠賢一郎．(2010)．細胞の製造工程と培養装置への期待．紀ノ岡正，酒井康之：細胞治療・再生医療のための培養システム，シーエムシー出版，pp.25–32.
5) Langer, R., Vacanti, J.P. (1993). Tissue Engineering. *Science* **260**:920–926.
6) Okano, T., et al. (1993). A novel recovery system for cultured cells using plasma-treated polystyrene dishes grafted with poly (N-isopropylacrylamide). *J Biomed Mater Res* **27**:1243–1251.
7) Lysaght, M.J., et al. (2008). Great expectations: private sector activity in tissue engineering, regenerative medicine, and stem cell therapeutics. *Tissue Eng.* **14**:302-315.
8) Smith, D. (2010). Commercialization challenges associated with induced pluripotent stem cell-based products. *Regen Med.* **5**:593–603.
9) McBride, R. (2008). Stem Cell firms shift from treatments to tools. *The Boston Globe*, 5 June 2008.
10) Free Press Release. The market size of stem cell research products is expanding through double digit growth.
www.free-press-release.com/news/200902/1235794980.html
11) 水谷学，能見淑子．(2010)．ランニングコストを抑える革新型 CPC の設計と自動化の可能性"．紀ノ岡正博，酒井康之監修：細胞治療・再生医療のための培養システム，シーエムシー出版，pp.274–280.
12) M. Kino-oka, M., Taya, M. (2009). Recent developments in processing systems for cell and tissue cultures toward therapeutic application. *J. Biosci. Bioeng.* **108**:267–276．
13) 紀ノ岡正博．(2010)．細胞治療・再生医療における培養システムの役割．紀ノ岡正博，酒井康之監修：細胞治療・再生医療のための培養システム，シーエムシー出版，pp.3–16.

2.6 幹細胞の実用化のための培養技術の標準化における課題

2.6.1 培養技術の標準化の必要性

2.6.1.1 はじめに

胚性幹（ES）細胞や人工多能性幹（iPS）細胞などの多能性幹細胞は細胞治療へ応用が期待されている．一方，分化細胞を原材料とする製剤やワクチン作成，薬効・毒性評価などスクリーニングツールとしての利用など創薬分野にも広く期待されている．実用化には，細胞の品質を確保し，安定的に大量供給できることが重要である．ヒト ES/iPS 細胞株は株間により細胞特性が異なり[1]，細胞そのものを標準化するのは難しい．一方，培地や足場材料などの培養環境や培養記録を整備することでヒト ES/iPS 細胞培養技術を標準化し，安定的に細胞を供給することは可能だろう．本節では，ヒト ES/iPS 細胞の実用化に向けた培養技術の標準化と体制作りについて概説する．

2.6.1.2 培養技術の標準化の必要性

ヒト ES/iPS 細胞は株間の差も大きいが，癌細胞や体細胞などと比べて，デリケートで高品質を維持することは大変難しいために，培養技術の差による品質の違いも大きい[2,3]．ISCI（International Stem Cell Initiative）プロジェクトでは，日本を含めた世界 11 か国の研究者らが共同でヒト ES 細胞株の特徴を比較し，ヒト ES 細胞研究の標準化が進められている[1]．2011 年には，19 か国 38 研究室からヒト ES 細胞 125 株とヒト iPS 細胞 11 株を集めて比較分析を実施し，ゲノムの変化などについての発表がなされた[4]．これまでもヒト ES 細胞[5,6]，およびヒト iPS 細胞[7,8]のゲノム不安定性が報告されている．倍加速度が速い異常クローンが出現した場合，5 継代でほとんどの細胞集団が入れ替わる可能性が予測されており，比較的小さな（25 cm^2 前後まで）培養器で培養することが望ましいとされている[9]．筆者らも，京都大学や独立

行政法人国立成育医療研究センターなどと連携を持ち，各種ヒト ES/iPS 細胞株の比較解析を行っている．ヒト ES/iPS 細胞の品質は培地やフィーダー細胞のロット，継代や培地交換のタイミングによっても簡単に変化する[10]．培養技術の標準化が実用化に向けて重要である．

2.6.2　培　養　液

2.6.2.1　培養液の問題点

ヒト ES/iPS 細胞は，一般的に不活性化したマウス胎児組織由来線維芽細胞をフィーダー細胞（Mouse Embryonic Fibroblast, MEF）として使用し，ウシ血清，あるいは代替血清（Knockout™-Serum Replacement, KSR）と線維芽細胞増殖因子-2（FGF-2）[11]を添加した培地を用いて培養されている．フィーダー細胞と KSR を用いた培養法は多くのヒト ES/iPS 細胞株において安定した培養が可能であるが，KSR は組成が公開されておらず，動物由来成分を含むためロット差がある．さらに，培養維持した細胞には動物由来成分であるシアル酸・N-グリコリルノイラミン酸（Neu5Gc）が確認される[12]．病原体をできるだけ排除し，安定した品質を得るためには，未知の成分を含まず，精製された成分からなる無血清培養が望ましい．近年，ヒト幹細胞における培養液の重要性がようやく理解され，し烈な無血清培地開発競争が生じている．

2.6.2.2　defined medium

(1)　無血清培養とは

無血清培養とは，既知の成分よりなる培地を用いた chemically defined serum-free culture[13] であり，単に血清を除いた基礎培地のみによる培養ではない．血清には細胞増殖因子，分化促進因子，接着因子やホルモンだけでなく，未知の因子やプリオンやウィルスなどの病原体を含んでいる可能性がある．1975 年に，ゴードン・H・サトウ（Gordon H. Sato）博士[14),15)]が血清の役割とは，それに含まれるホルモン，増殖因子，接着因子などが細胞の増殖を促進することであり，これらの因子を基礎培地に加えることにより血清を

代替できることを提言した．1979年に，神経細胞培養用としてN2サプリメント（インシュリン，トランスフェリン，プロゲステロン，セレニウム，プトレッシン）[16]が開発された．その後，5因子（インシュリン，トランスフェリン，エタノールアミン，2-メルカプトエタノール，セレン酸）あるいは6因子（5因子＋オレイン酸）に改良された[17),18]．その結果，神経細胞だけでなく様々な細胞の無血清培養が可能となった[19)〜24]．一方，1993年にプライス（P.J. Price）博士らによって，インシュリンを含む20因子から構成されているB27サプリメント[25]が開発されたが，濃度は非公開である．昨今，市販培地の組成が非公開の場合が多いが，既知の組成からなる培地に既知の因子を添加することにより，細胞の増殖や分化に必要な因子の要求性を正確に解析することが可能となるのであり，組成公開が必要不可欠である．

無血清培養においては，その細胞に必要な接着因子を添加する必要がある．また，栄養因子が最少必要量であるため，確実な培地交換が必要である．微量の毒性物質などへの感受性も高いため，精製度の高い試薬を必要とする．継代によるダメージも大きい．そのため無血清培養には様々なノウハウが必要である．

(2) ヒトES/iPS細胞用無血清培地

市販品を含めて20例近く報告されているが，既知の組成からなる培地は3グループからの報告のみである．トムソン（James A. Thomson）博士らのグループにより開発されたmTeSR™1[26]，TeSR™2と新たに2011年に開発されたE8培地[27]，また，StemPro®，筆者らが開発したhESF9培地[28),29]，さらに動物由来成分不含培地に改良したhESF-FX（図2.6.1）である．筆者らのhESFシリーズは，必要最低限な組成からなるため，添加因子の影響が高感度に解析でき，分化因子にも従順なため分化誘導にも使用できる．しかし，これらの培地を用いても，現状ではすべての細胞株を誰でもが簡単に培養できるわけではない．その主な原因は，ヒトES/iPS細胞の未分化維持や分化におけるメカニズムが十分に解明されていないことによる．FGF-2だけでな

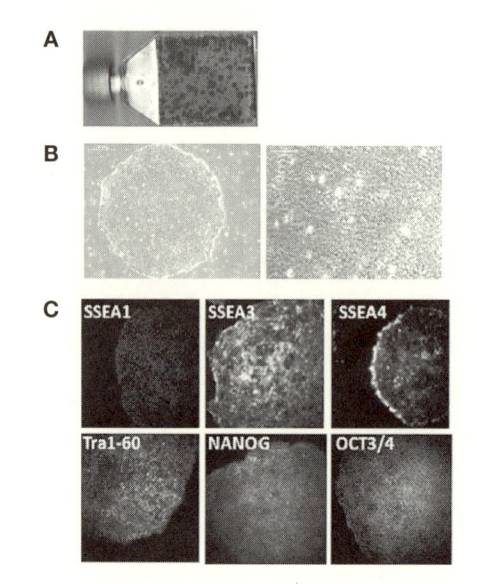

A：継代4代目のアルカリフォスファターゼ染色
B：継代20代目のコロニー形態（左）と強拡大（右）
C：未分化マーカー抗体を用いた免疫染色像

図 2.6.1　動物由来成分不含 hESF-FX 培地による
　　　　　ヒト iPS 細胞(JCRB 1331, Tic)の培養

く，トランスフォーミング増殖因子-β（Transforming Growth Factor-β, TGF-β）ファミリーや Wnt，インシュリン増殖因子などの様々な因子が関与していることが明らかとなっているが，これらのリガンドによる細胞内シグナルがすべて未分化維持に関与しているのではなく，分化にも関与し，相互に影響を与えているためメカニズム解明を難しくしている[28), 30)〜35)]．ISCI プロジェクトにおいて，5施設が8条件の培養条件を検討した．開発者は培養可能であるにもかかわらず，2条件のみが培養可能であった（Consortium, 2010 #4387）．それでもすべての株ではなかった．その培地・株ごとのノウハウの蓄積が必要だと考えられる．現状では培養維持には，mTeSR™1 が広く使用されている．一方，添加因子などの解析や分化誘導には hESF9 が向いている．ヒト幹細胞培養の標準化は，培養条件を一つに決めるのではなく，その目

的にあった，ロット差のない培地を適正に使用することが必要である．

2.6.3　足場材料

2.6.3.1　足場材料の問題点

未分化状態を保持するための足場として，一般的には MEF やマトリジェルが使われている．マトリジェルはマウス肉腫由来で様々なマトリックス，増殖因子や未知の因子が含まれており，効能確認をロットごとに行う必要がある．安定した培養を行うという観点からできるだけ精製された因子を使用するのが望ましい．しかし，培地との組合せにより細胞内シグナルへ影響を与えることが予測され，それに合わせて分散法も考慮する必要がある．

2.6.3.2　非哺乳動物由来因子

医療・創薬応用に向けて，培養から人畜共通感染症の危険性を取り除く必要がある．哺乳類由来因子は極力使用せず，その代替因子の使用が望ましい．近年，リコンビナントタンパク質の開発も進んでいるが，一方，海洋系因子などが培養細胞に有効であることが徐々に見出されてきている．マリンスキャフォールド上ではヒト骨膜細胞シートや初代骨芽細胞は骨活性が向上することや，テラピアのウロコを用いた培養基材では角膜細胞の増殖が促進するなどが報告されている[36),37)]．また，筆者らはクラゲ由来コラーゲンが間葉系幹細胞に対して有効であることを見出している[38)]．現在，このクラゲ由来コラーゲンをヒト ES/iPS 細胞の培養技術へ応用を試みている．

2.6.4　継　代　法

ヒト ES/iPS 細胞の培養において継代がもっとも難しいと言われる．品質管理する上では継代時に単一細胞へ分散させて正確な細胞数を把握することが望ましい．しかし，ほとんどの細胞が単一では生存できない．ROCK インヒビターを使用すれば生存できるが[39)]，継続的な使用により異常クローンの増殖を促進する可能性も否定できない．米英では安定性を選択し，機械的，あるい

はエチレンジアミン四酢酸（ethylenediaminetetraacetic acid, EDTA）やコラゲナーゼなどによりコロニーを50～100個ぐらいの細胞集団にして継代が行われている[39),40)]．操作者による差も大きく，改良がもっとも必要な事項であると考えられる．

2.6.5 品 質 検 証

2.6.5.1 培 養 記 録

ヒトES/iPS細胞の培養技術を標準化するためには，忠実に培養操作を記録することが重要である．経験的な事例であるが，品質に問題が出た場合3代継代後に影響が出ることが多い．詳細に記録された培養記録から，品質低下に与えた影響を同定できることも多い．筆者らはこれらの点を踏まえた培養記録用紙を作成した（表2.6.1）[10)]．現在，他の研究室などに記録用紙の試用をお願いしている．共通の記録用紙を使用することで，培養技術に関して共通のプラットフォームで意見交換することができ，培養技術の標準化につながると期待される．

（1） 位相差顕微鏡像

現在までに多能性の根拠となる絶対的なマーカーは発見されておらず，いくつかの解析方法を用いて未分化性や多能性を同定する必要がある．その中で，形態は重要な評価基準の一つである[40)]．未分化なES/iPS細胞は，細胞質がほとんどなく，丸い核を持った細胞がコンパクトに集合したコロニーを形成し，細胞間境が明瞭でない特徴的な様相を呈する．遺伝子解析などを行っていなくても，細胞の写真により異常を予測できる場合もある．コロニーの形態がわかるように弱拡大と，細胞質や核の状態がわかるように強拡大の画像を取得しておくことが重要である（図2.6.2）．

2.6 幹細胞の実用化のための培養技術の標準化における課題

表 2.6.1　培養記録用紙
[Tiss.Cult.Res.Commun. **30**:145–157（2011）図1より転載]

				細胞継代　作業チェックシート					
日時				Executioner：			プロジェクト名：		
細胞情報	細胞名	MMT-MEF	CF-1	B6	ICR	SNL		EC(2102EP)	NTERA2	
		hESC: KhES-1	KhES-3	H1	H9	HES3	HES4			
		hiPSC: 201B7	201B2							
		Tic	Sqeaky	Dotcom	Toe	Lollipop	UTA-1	UTASF2-2	iPS(Foreskin)-1	
	Passage No	P-( )	前回継代日	月　日	今回の継代日は：	予定通り	予定より早い	予定より遅い		
	細胞の状態	未分化コロニーがほとんど	分化した細胞がやや多い	分化した細胞が多い	熟してないコロニーが多いが少し変	よくからむ	コンフルエント	サブコンフルエント	細胞が予定より少ない	細胞がほとんど死んでいる	分化したコロニーが少しだけ
	写真	なし	x40( )	x100( )	x200( )	ファイル格納場所				
	機器	遠心機		37℃湯浴		CO2インキュベーター				
マテリアルチェック	medium	京大培地	Lot: Kes		EB (-2Me)	Lot: EB(-)		mTeSR	Lot:	Variance
		成育培地	Lot: Sip		EB+2ME	Lot: EB(+)		DMEM+FBS	Lot: EC	
		hESF8	Lot: E8		Condition Med	Lot: CMC		FGF-2	Lot:	
		hESF6	Lot: E6		Condition Med	Lot: CMB		activin	Lot:	
		hESF-FX	Lot: FX		Condition Med	Lot: CMI		PDGF	Lot:	
		hESF-Diff	Lot: Edif		PBS	Lot:		ROCK inhibit	Lot:	
	必要	培地		ml	37℃湯浴		分			
	添加因子	FGF-2	10ng/ul	x( )microL	最終濃度	ng/ml		x( )microL	最終濃度	g/ml
		Activin A	10ng/ml	x( )microL	最終濃度	ng/ml		x( )microL	最終濃度	g/ml
		PDFG	10ng/ml	x( )microL	最終濃度	ng/ml		x( )microL	最終濃度	g/ml
		Rock inhibitor		x( )microL	最終濃度	ng/ml		x( )microL	最終濃度	g/ml
	分散液	Dispase		Lot:D		CTK	Lot: CTK	Variance		
		High Trypsin/EDTA		Lot: TE(H)		アキューターゼ	Lot:			
		Low Trypsin/EDTA		Lot: TE(L)						
		Media Trypsin/EDTA		Lot: TE(M)						
		STEMPRO®EZPassage™Tool								
	必要量	ピックアップ		ml						
分散	分散枚数	25cmフラスコ		75cm フラスコ		60mm Dish		90mm Dish	Variance	
		6well plate		12well plate		24well plate				
	洗浄/培地交換	1回目PBS		ml/each		1回目培地	ml/each	Variance		
		2回目PBS		ml/each		2回目培地	ml/each			
	剥離液処理		ml/each					Variance		
	処理時間	室温	～1分	～2分		～7分	～10分			
		37℃	～1分	～2分		～7分	～10分			
	処理後の様相	コロニーの周囲のみがカール	コロニーが半分程度剥がれた	コロニーがほとんど浮き上がった	ほとんど変化ない					
	分散	剥離剤吸引除去		x( )						
		Wash with Medium		ml/each x( )						
		Wash with PBS		ml/each x( )						
		pipetting		x( )		酵素液で変化がなかったのでスクレーパーした X( )				
		scraper		x( )						
	回収	チューブに回収		直接次の培養器に播種				Variance		
	遠心速度	200rpm (10G)	300rpm (20 G)	700rpm (90G)	1000rpm (190G)	1200rpm (270G)				
	遠心時間	1min	2min	3min	5min					
		上清を除去								
		Wash培地添加		ml/each	pipetting		x( )			
		繰り返し	x( )							
	調製	細胞浮遊液		ml	pipetting		x( )	Variance		
	細胞数計測	ヘモサイトメーター		( )micro	mix with trypanblue	)microL	)cells/ml			
		コールターカウンター		( )mL			)cells/ml			
		GEカウンター		( )microL						
播種	容器と枚数	細胞浮遊液		ml/each	※分散密度					
		25cmフラスコ x( )		75cmフラスコ x( )		60mm Dish x( )		90mm Dish x( )		x( )
		6well plate x( )		12well plate x( )		24well plate x( )		x( )		x( )
	インキュベーター	No. :			CO2濃度：	%				

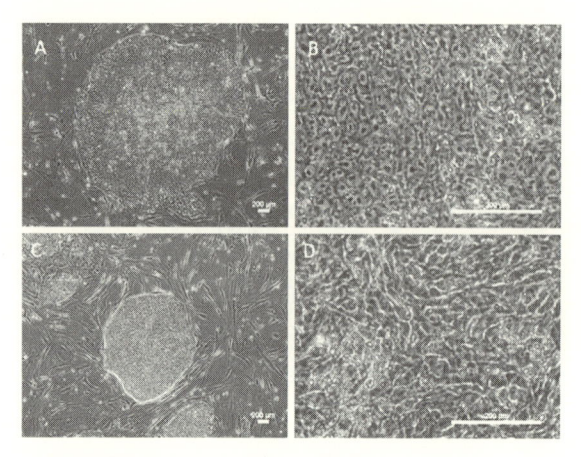

A：ヒト ES 細胞 KhES-1（京都大学再生医科学研究所より分配）
　の未分化性の良い状態の弱拡大写真
B：A の強拡大写真
C：A の培養時とは異なるロットのフィーダー細胞を用いて未分化
　性があまり高くない状態の弱拡大写真
D：C の強拡大写真

図 2.6.2　ヒト ES 細胞の位相差顕微鏡像 [10]
[*Tiss.Cult.Res.Commun.* **30**:145-157（2011），p.147 図 2 より転載][10]

2.6.6　実用化に向けた体制作り

　移植あるいは細胞製剤用ヒト ES/iPS 細胞の培養には，医薬品 Good Manufacturing Practice（GMP）レベルが求められると言われる．しかし，細胞を完全に滅菌することは不可能であり，医薬品と同じ品質管理を行うことは不可能であることから，新しい考え方による基準作りが求められている．基準がなければ，管理されてない細胞が民間で利用されレシピエントの生命を危うくする可能性もある．未知の分野であり，どう管理をするべきなのか予測できないジレンマがある．少なくとも培養液や培養工程は明らかにして，多くの研究者により多角的に検討されるべきであると考える．様々な問題を克服して高品質の細胞を安定して供給するためには，細胞培養を技術としてだけでなく，体系的な細胞培養学として確立していく必要があるのではないだろうか．

2.6.7 細胞培養士の認定制度の確立

品質のよい幹細胞を維持するためには，高い培養技術を有する技術者が必要である．技術者を育てるには，培養に熟練した指導者が必要である．しかし，幹細胞を培養するためにはまず，基本的な培養技術・知識を身につけておく必要がある．日本組織培養学会は，細胞培養における基盤的技術の講習会を開催し，細胞培養士の資格を授与するとともに，指導者認定制度も立ち上げている（図 2.6.3）．ヒト幹細胞の実用化のためには，細胞培養学に基づいた基本的な培養技術の標準化を図る必要がある．

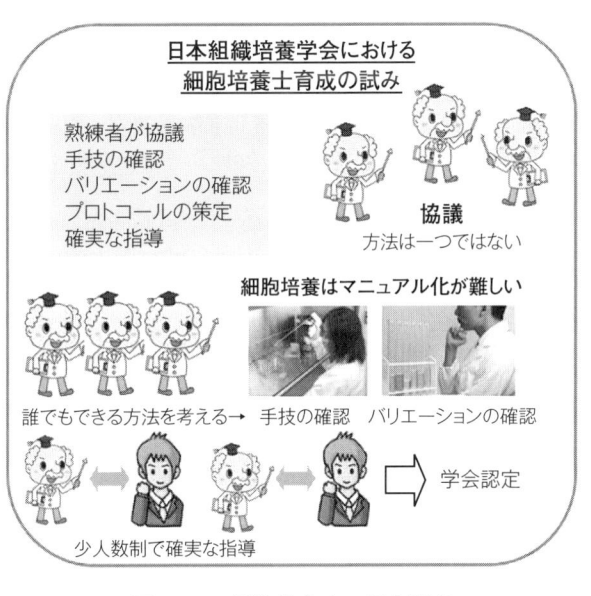

図 2.6.3　細胞培養士の認定制度

2.6.8　お わ り に

現時点においては，ヒト ES/iPS 細胞はその樹立の方法や培養条件のみならず，培養技術が研究室により異なるために，結果が追試できないことも多い．実用化においては，ヒト ES/iPS 細胞の細胞特性を深く理解し，培養技術・品

質評価を定義することで世界中どこでも誰が行っても同じように細胞を調製できることが重要である．国内外において 2012 年現在，ヒト多能性幹細胞の臨床試験が開始されつつある．実用化に向けて，ロット差のない組成の明らかな培地を用い，培養工程の正確な記録を行うことにより，培養技術の標準化を進めていく必要がある．

参考文献

1) Adewumi, O., et al. (2007). Characterization of human embryonic stem cell lines by the International Stem Cell Initiative. *Nat Biotechnol.*
2) Furue, M.K. (2008). Standardization of human embryonic stem (ES) cell and induced pulripoent stem (iPS) cell research in Japan. *Tissue Culture Research Communications* **27**:139–147.
3) Furue, M.K. (2009). Standardization of human embryonic stem (ES) cell and induced pulripoent stem (iPS) cell research in Japan: How to detect differentiation potency of human ES/iPS cells. *Tissue Culture Research Communications* **28**:129–133.
4) Amps, K., et al. (2011). Screening ethnically diverse human embryonic stem cells identifies a chromosome 20 minimal amplicon conferring growth advantage. *Nat Biotechnol* **29**(12):1132–1144.
5) Draper, J.S., et al. (2004). Recurrent gain of chromosomes 17q and 12 in cultured human embryonic stem cells. *Nat Biotechnol* **22**(1):53–54.
6) Baker, D.E., et al.(2007). Adaptation to culture of human embryonic stem cells and oncogenesis in vivo. *Nat Biotechnol* **25**(2):207–215.
7) Ramos-Mejia, V., et al. (2010). iPSC lines that do not silence the expression of the ectopic reprogramming factors may display enhanced propensity to genomic instability. *Cell Res* **20**(10):1092–1095.
8) Kinoshita, T., et al. (2011). Ataxia-telangiectasia mutated (ATM) deficiency decreases reprogramming efficiency and leads to genomic instability in iPS cells. *Biochem Biophys Res Commun* **407**(2):321–326.
9) Olariu, V., et al. (2010). Modeling the evolution of culture-adapted human embryonic stem cells. *Stem Cell Res* **4**(1):50–56.
10) Hirata, M., et al. (2011). Quality control for human embryonic stem (ES) cell and induced pulripoent stem (iPS) cells on the bench. *Tissue Culture Research Communications* **30**:145–157.
11) Amit, M., et al. (2004). Feeder layer- and serum-free culture of human embryonic stem cells. *Biol Reprod* **70**(3):837–845.

12) Hayashi, Y., et al. (2010). Reduction of N-glycolylneuraminic acid in human induced pluripotent stem cells generated or cultured under feeder- and serum-free defined conditions. *PLoS One* **5**(11): e14099.
13) Barnes, D. and G. Sato (1980) .Serum-free cell culture: a unifying approach. *Cell* **22**(3):649–655.
14) Sato, G. (1975). Biochemical Actions of Hormones. *Academic* pp.391–396.
15) Hayashi, I. and G.H. Sato. (1976). Replacement of serum by hormones permits growth of cells in a defined medium. *Nature* **259**(5539):132–134.
16) Bottenstein, J., et al. (1979). The growth of cells in serum-free hormone-supplemented media. *Methods Enzymol* **58**:94–109.
17) Sato, J.D., Kawamoto, T., Okamoto,T. (1987).Cholesterol requirement of P3-X63-Ag8 and X63-Ag8.653 mouse myeloma cells for growth in vitro. *J Exp Med* **165**(6): 1761–1766.
18) Sato, J.D., et al. (2002). Specific cells and their requirements. in *Basic Cell Culture: A Practical Approach, 2nd Edn.*, J.M.Davis,Editor., Oxford University Press, England. pp.227–274.
19) Furue, M., et al. (1994). Primitive neuroectodermal tumor cell lines derived from a metastatic pediatric tumor. *In Vitro Cell Dev Biol Anim.* **30A**(12):813–816.
20) Furue, M. and S. Saito. (1998). Hepatocyte growth factor regulates activin bA mRNA in submandibular gland. *In Vitro Cell. Dev. Biol.* **34**:520–523.
21) Furue, M., et al. (1999). Effects of hepatocyte growth factor (HGF) and activin A on the morphogenesis of rat submandibular gland-derived epithelial cells in serum-free collagen gel culture. *In Vitro Cell Dev Biol Anim.* **35**(3):131–135.
22) Furue, M., M. Asashima, and R. Hata (2000). Establishment of RSMG-2 cell line derived from male rat submandibular gland in serum-free defined culture. *Tissue Culture Res. Commun* **19**:199–202.
23) Furue, M., et al. (2001). Activin A induces expression of rat Sel-1l mRNA, a negative regulator of notch signaling, in rat salivary gland-derived epithelial cells. *Biochem Biophys Res Commun* **282**(3):745–749.
24) Furue, M., et al. (2005). Leukemia inhibitory factor as an anti-apoptotic mitogen for pluripotent mouse embryonic stem cells in a serum-free medium without feeder cells. *In Vitro Cell Dev Biol Anim* **41**(1-2):19–28.
25) Brewer, G.J., et al. (1993). Optimized survival of hippocampal neurons in B 27-supplemented Neurobasal, a new serum-free medium combination. *J Neurosci Res* **35**(5):567–576.
26) Ludwig, T.E., et al. (2006). Derivation of human embryonic stem cells in defined conditions. *Nat Biotechnol* **24**(2):185–187.
27) Chen, G., et al. (2011). Chemically defined conditions for human iPSC derivation and culture. *Nat Methods* **8**(5):424–429.

28) Furue, M.K., et al. (2008). Heparin promotes the growth of human embryonic stem cells in a defined serum-free medium. *Proc Natl Acad Sci U S A* **105**(36):13409–13414.
29) Na, J., Furue, M.K., Andrews, P.W. (2010). Inhibition of ERK 1/2 prevents neural and mesendodermal differentiation and promotes human embryonic stem cell self-renewal. *Stem Cell Res*
30) Vallier, L., Reynolds, D., Pedersen, R.A. (2004). Nodal inhibits differentiation of human embryonic stem cells along the neuroectodermal default pathway. *Dev Biol* **275**(2):403–421.
31) James, D., et al. (2005). TGFbeta/activin/nodal signaling is necessary for the maintenance of pluripotency in human embryonic stem cells. *Development* **132**(6):1273–1282.
32) Pebay, A., et al. (2005). Essential roles of sphingosine-1-phosphate and platelet-derived growth factor in the maintenance of human embryonic stem cells. *Stem Cells* **23**(10):1541–1548.
33) Dvorak, P., Hampl, A. (2005). Basic fibroblast growth factor and its receptors in human embryonic stem cells. *Folia Histochem Cytobiol* **43**(4):203–208.
34) Avery, S., Inniss, K., Moore, H. (2006). The regulation of self-renewal in human embryonic stem cells. *Stem Cells Dev* **15**(5):729–740.
35) Ding, V.M., et al. (2011). Tyrosine phosphorylation profiling in FGF-2 stimulated human embryonic stem cells. *PLoS One* **6**(3): e17538.
36) Kawase, T., et al. (2009). Osteogenic activity of human periosteal sheets cultured on salmon collagen-coated ePTEE mesh. *Materials in medicine* **21**:731–739.
37) Lin, Z., et al. (2011). In vitro Evaluation of Natural Marine Sponge Collagen as a Scaffold for Bone Tissue Engineering International *Journal of Biological Sciences* **7**:968–977.
38) 柳原佳奈，寺田聡，番戸博友，猪爪優子．(2011)．特願 2011-167665．幹細胞の分化誘導法．
39) Watanabe, K., et al. (2007). A ROCK inhibitor permits survival of dissociated human embryonic stem cells. *Nat Biotechnol* **25**(6):681–686.
40) Initiative, T.I.S.C.B. (2009). The International Stem Cell Banking Initiative. *Stem Cell Rev and Rep* **5**:301–314.

2.7 多能性幹細胞の標準化コンセプトの再考

2.7.1 はじめに

米企業による胚性幹細胞（ES 細胞）を用いた再生医療・細胞治療の取組み，日米研究者による人工多能性幹細胞（iPS 細胞）の発見などを受け，これら多能性幹細胞（PS 細胞）技術に関する標準化の議論が活発に行われている．本節では，科学・技術経営および産業論的見地から，標準化の現状と課題を整理する．そのうえで，日本におけるかかる標準化の取組みがどうあるべきか，戦略的対応と方策を考察する．

2.7.2 課題と標準化の戦略フレームワークの必要性

ヒト PS 細胞技術の標準化は国際的な課題であり，日本ではヒト iPS 細胞技術の標準化が盛んに論じられている．前節までに述べられたとおり，これらの取組みは一定の成果を挙げているが，それは研究開発サイド，すなわち幹細胞科学分野における技術的な検討が中心であった．換言すれば，一方の市場サイド，すなわちヒト PS 細胞技術の医療・産業応用の視点からの議論の機会は乏しかったといえる．とりわけ，科学・技術経営および産業論の観点からは，次のいくつかの問題を指摘することができる．

一つは，現行の標準化努力が，ヒト ES 細胞やヒト iPS 細胞など，現時点で存在するヒト PS 細胞種に限定されて（しかも，ヒト ES 細胞やヒト iPS 細胞といった各々の幹細胞種に閉じて）行われる傾向にある点である．例えば，誘導多能性や iPS 細胞のコンセプトは科学史上に残る偉大な発見に違いないが，産業技術としてのヒト iPS 細胞株は，ヒト ES 細胞株や間葉系幹細胞等の体性幹細胞株と並ぶ，複数ある技術機会の一つである．すなわち，科学的意義と技術的有用性とを峻別し，最終製品・サービスの特性を見極め，その実現に最適の幹細胞種を選択しなければならない．さらに，再生医療・細胞治療の実現ま

での非常に長いスパンを考えれば，新型の PS 細胞株や新たなパラダイムの出現も想定しておく必要があろう．米国の研究グループが 2011 年以降に報告した，多能性ステージを経ずに，特定因子により線維芽細胞から誘導神経細胞（iN）を誘導する技術は，その一例である．

もう一つの課題は，標準化の検討対象が，極めて狭い範囲に設定されている点である．これまでの取組みの多くは，糖鎖解析，エピゲノム解析，ゲノム解析，メッセンジャー RNA・蛋白発現解析等に基づく，幹細胞株のキャラクタリゼーションのための評価系，すなわち水平互換性標準（lateral compatibility standard）の確立が中心だった[2]．しかしながら，標準化を包括的に論じるためには，質的標準（quality standard）や垂直互換性標準（vertical compatibility standard）などの標準化項目も含まれなければならない[2]．

また，標準形成のアプローチとしては，デファクト（*de facto*）標準およびデジュール（*de jure*）標準の分類が一般的である[3]．デファクト標準とは，市場取引プロセスを経てドミナント・デザインを獲得したものが得られる，事実上の標準である．デジュール基準とは，市場で最も利用されていたり，質的に優れている仕様が規格案として提出され決定する標準である．これに加えて，最近ではコンセンサス標準が注目されている[4]．これは，国際的フォーラム等や業界団体等のグループの合意に基づいて設定される標準である．標準策定にあたっては，このようなアプローチの違いや特性も，十分に理解される必要があろう．

2.7.3 技術標準形成の動向

標準化のフレームワークを考案するにあたっては，多様な技術機会や応用範囲を網羅し，標準化の対象やアプローチを考慮する必要がある．筆者らの研究グループは，技術経営学の知見との整合性，および多様な技術機会に対する汎用性の観点から，技術標準化の戦略的フレームワークを提案した（表 2.7.1）．次に，最新の研究開発状況をもとに，標準形成の現状を整理する．

2.7 多能性幹細胞の標準化コンセプトの再考

表 2.7.1 ヒト幹細胞技術標準化の戦略フレームワーク

出典 1)を一部改編

標準化のアプローチ／標準化の対象	*de facto* 標準	コンセンサス標準	*de jure* 標準
質的標準	最終製品・サービス	製品・サービスの主要コンポーネント（ヒト幹細胞株等）	規制（GMP, 安全性等）安全性・有効性ガイドライン等
垂直互換性標準	最高品質を保証するためのプロセス技術	要求品質を確保するためのプロセス技術	規制・ガイドライン等を満足するためのプロセス技術
水平互換性標準	最高品質を保証するための評価技術	要求品質を確保するための評価技術	規制・ガイドライン等を満足するための評価技術

2.7.3.1 コア・コンポーネント技術と標準

(1) ヒト ES 細胞株

株化された幹細胞は，あらゆる最終製品・サービスにおける中心的なコンポーネントであり，重要な標準化の対象である．創薬基盤技術や再生医療・再生治療のアプリケーション領域では，医療現場の要請や各国・地域が求める規制要件に適合しうる，質的標準への対応が重要視される．

ヒト ES 細胞株に関しては，国際的フォーラムによるコンセンサス標準の形成が進められている．例えば，ISCI（International Stem Cell Initiative）では，幹細胞研究の基盤整備，ヒト ES 細胞の基礎研究と応用の信頼性向上を念頭に，ヒト ES 細胞株として満たすべき特徴や基準について検討を進めている．また，ISCBI（International Stem Cell Banking Initiative）では，ヒト ES 細胞株のバンキング機能に備えて，ヒト ES 細胞株の質的標準における最小標準の設定，世界の異なる機関で作出される細胞株のデータを比較するための基準の策定，ヒト ES 細胞株やマテリアルを国際的に技術移転するための体制やガイドラインの構築を行ってきている．そしてこの動きは，昨今はヒト iPS 細胞にも及びつつある．

ただし，ヒト ES 細胞株の場合，特定株のデファクト標準化が進行してい

る．米国スタンフォード大学およびミシガン大学の研究者らが行った，381の基礎研究プロジェクトで用いられた81種類のヒトES細胞株の調査結果では，米国ウィスコンシン大学とその関連機関が樹立・分配した3株で，シェアの63％を占めていたのは，その証左である[5]．その理由は，一義的には積極的な細胞株の分配等を通じた，いわゆるオープン・ソース戦略の奏功にあるが，これら3株はいずれもISCI/ISCBIの検討対象であること（コンセンサス標準への対応），シェアトップのH9株は米国ジェロン（Geron）社による脊髄損傷の患者の治療を目的とした臨床試験で用いられていたこと（*de jure*的標準への対応）も有意に作用したと考えるべきであろう．

しかしながら，ヒトES細胞株の利活用に伴う最大の課題は，いわゆる倫理問題への対応である．昨今の主なヒトES細胞株は体外受精時の余剰胚をもとに樹立されているが，詰まるところヒト胚の破壊を伴う点で，知財形成や臨床応用上の課題は多い．その点，仮に割球からヒトES細胞を樹立する（すなわち，胚を破壊しない）手法等が確立・浸透し，そのことで一定の倫理的配慮がなされるとすれば，この新手法で樹立されたヒトES細胞株が将来支配的となる可能性はある．その点で，ヒトES細胞は，依然として「動いている」技術系といえる．

(2) ヒトiPS細胞株

ヒトiPS細胞株は，リプログラミング（脱分化）を経て樹立されるため，標準化はヒトES細胞株よりも複雑である．ヒトiPS細胞株の規定要因としては，

① 由来細胞・組織の種類
② リプログラミングの誘導因子
③ 誘導因子の導入方法

などがあるが，後二者の選択は標準形成において決定的に重要である[6]．とりわけ，昨今は導入方法に関する技術革新が顕著であり，当初のレトロウイルスベクターによる手法に加え，プラスミド，センダイウイルス，合成mRNA,

2.7 多能性幹細胞の標準化コンセプトの再考

低分子化合物等による手法が考案あるいは模索されている．特に合成 mRNA を用いた手法は，細胞核への非侵襲性，ウイルスベクターに依存せず安全性を満足しうる技術として，注目が高まっている．また，昨今は相互比較と評価の試みもなされつつある[6]．

現時点ではこれらの技術オプションはいわば併存状態にあり，特定手法への傾斜は認められない．ヒト ES 細胞株でみたようなデファクト標準形成の可能性は否定できないが，図 2.7.1 に示すように，ヒト iPS 細胞のアプリケーションが，基礎研究（リプログラミング機構の解明），病理モデル，薬効薬理試験，細胞治療・再生医療等と多岐にわたることを考えれば，複数の標準株が並立して存在するのが理想形ともいえる．なぜならば，細胞株に求められる質的標準が，最終製品・サービスに対する質的基準の影響を受けるからである．例えば，再生医療用途では安全性が最重要項目となるが，医薬基盤技術用途では（人体に適用しないため）重要ではないだろう．また，臨床用途であれば，製造管理・品質管理（Good Manufacturing Practice, GMP）基準で作出される必要があるが，基礎研究用途であれば必ずしもその必要はない．したがって，ヒト iPS 細胞株の標準化は，アプリケーション用途ごとに個別に進行すると考える方が妥当だろう．

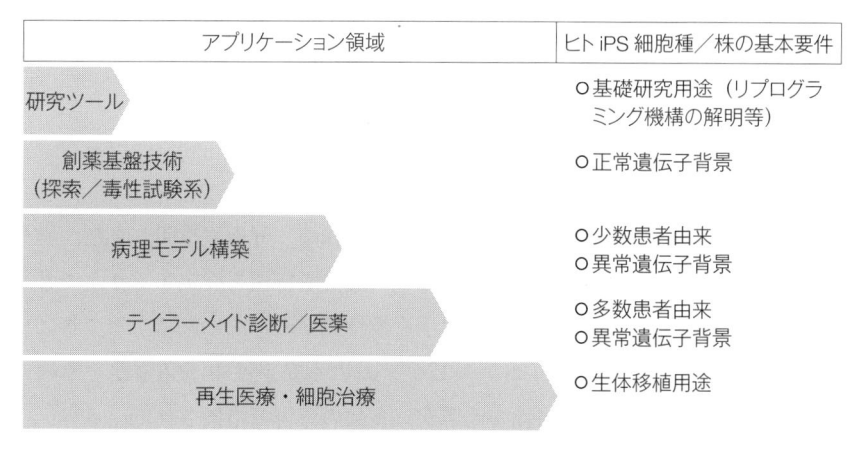

アプリケーション領域	ヒト iPS 細胞種／株の基本要件
研究ツール	○基礎研究用途（リプログラミング機構の解明等）
創薬基盤技術（探索／毒性試験系）	○正常遺伝子背景
病理モデル構築	○少数患者由来 ○異常遺伝子背景
テイラーメイド診断／医薬	○多数患者由来 ○異常遺伝子背景
再生医療・細胞治療	○生体移植用途

図 2.7.1 ヒト iPS 細胞のイノベーション・プロセスと細胞株の基本要件

2.7.3.2 プロセス技術と標準

プロセス技術とは，R&D プロセス上の半製品あるいは製品間をつなぐ一連の技術を意味する．各々の最終製品・サービスにとってヒト幹細胞種の選択肢が複数あることを考慮すれば，優れたプロセス技術の開発は，垂直互換性標準の形成に貢献する．

例えば，ヒト幹細胞の培養・保存技術は重要なプロセス技術であり，質的要請の充足（細胞培養中の未分化率や保存からの回復率など）とコスト競争力（高価な培地成分の置換等）の両面で改善余地がある．そのため，幹細胞培地の最小構成要素を明らかにするための分析，生体由来成分を用いない，いわゆる "Chemically Defined（組成が化学的に明らか）" な組成の培地の開発が盛んに行われている．

ヒト幹細胞の分化・誘導技術も，重要なプロセス技術である．いずれのアプリケーション領域においても，高収率かつ安定的・再現的に，目的とする分化細胞種を得る必要があるからである．とりわけ，創薬 R&D の薬効薬理試験における応用ニーズは既に顕在化しており，心筋および肝細胞等の優れた分化・誘導法の確立に向けて多くの取組みが進行中である．また，最近の注目すべき技術として，ヒト ES 細胞株から神経幹細胞への分化・誘導手法の開発がある[7]．多能性幹細胞から，最終目的である神経細胞の前駆細胞を誘導することで，神経幹細胞で確立済みの技術群との結合，多様な神経細胞の安定的な分化・誘導の道が開けると期待される．

2.7.3.3 評価技術と標準

ヒト多能性細胞の品質評価は，異なる幹細胞株間，幹細胞種間，また，異なる由来あるいは方法で誘導された分化細胞の品質や特性を検定するうえで必須であり，その評価項目や評価手法は水平互換性標準の形成に直結する．特にヒト iPS 細胞に関しては，ゲノム・エピゲノムの不安定性や不完全性，そのことに起因する潜在的ながん原性の問題が，多数の報告で指摘されている[8]．

評価技術の開発は，ヒト ES/iPS 細胞を中心に，2010 年以降に著しい進展

2.7 多能性幹細胞の標準化コンセプトの再考

がみられた．代表的な報告事例として，例えば，

① ゲノミクス，エピゲノミクス，遺伝子発現解析に基づく幹細胞種・株間比較評価軸の設定と評価コンセプトの提案[9]
② 発現解析に基づく，ヒト ES/iPS 細胞由来内皮細胞の相違の検証
③ ゲノムワイドのエピゲノム解析による ES/iPS 細胞の特性を分析した，複数の iPS 細胞株間のバリエーションの度合いの精査，ハイスループット化の方策の議論
④ ヒト iPS 細胞株の分化能の安定性の検証

などを挙げることができる．細胞株の評価手法と評価基準は，現在は ISCI などの国際標準化団体で検討されており，今後も国際的な枠組みのもとで形成されていくものと考えられる．

2.7.4 戦略的対応

これまでヒト PS 細胞にかかわる主要な技術系について，知財形成と標準形成を論じてきた．しかしながら，イノベーションを実現するうえで最も重要なのは，完成度の高い最終製品・サービスの創出とグローバルな展開である．

例えば，ヒト PS 細胞の創薬基盤技術（毒性試験）への応用展開は，各種標準への対応を観察できる好例である．現在，本目的に最適なヒト PS 細胞を選別する評価技術（水平互換性標準），これらヒト PS 細胞から心筋細胞や肝細胞等を効率的かつ効果的に分化・誘導するプロセス技術（垂直互換性標準）が開発され，このもとに毒性評価システムの構築と試験データの蓄積（質的標準化の対象の形成）が進行している．そして，これらの取組みの多くは，技術開発の当事者であるバイオテック企業と，エンドユーザーである製薬企業との垂直連携のもとで進められているが（*de facto* 標準化），同時に，これらの技術は SC4SM（Stem Cells for Safer Medicines）等の官民コンソーシアムにおいて検定・選別されている（コンセンサス標準化）．加えて，実施企業がコンソーシアムを通じて欧州医薬品庁（European Medicines Agency, EMA）や米国医薬食品局（Food and Drug Administration, FDA）などの規制・審査

当局に働きかけ，hERG (human Ether-a-go-go Related Gene) 試験等の現行評価系への追加あるいは代替可能性が模索されている（*de jure* 標準化）（図2.7.2）．

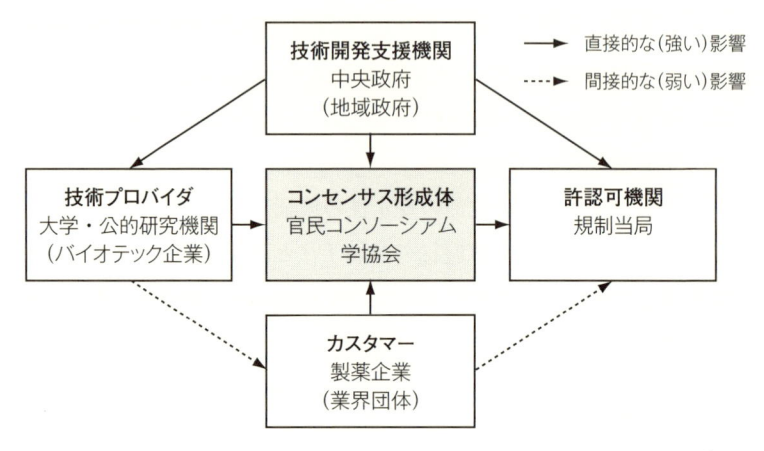

図 2.7.2 標準化形成のステークホルダーとコンセンサス形成体[10]

ここで重要なのは，イノベーション実現のためには個々の要素技術の開発・創出のみならず，プラットフォーム・ビジネス全体の価値と競争力を高めることである．前述の創薬基盤技術の例であれば，多様なコンポーネント技術機会（ヒト幹細胞株・幹細胞種や試薬類等）とのモジュラリティーを垂直互換性なプロセス技術により確保しつつ，規制・規格等の諸要件を満足するシステム（毒性試験のためのハードウェア・ソフトウェア），水平互換的な評価技術に基づくコンテンツ（各薬剤に対する試験結果のデータベース）を充実させることで，プラットフォーム全体としての品質向上を図り，国際市場における占有可能性を極大化させることが望まれる．

2.7.5 おわりに

以上，多能性幹細胞を中心に，標準化コンセプトの再考と戦略的な対応について論じた．本節を終えるにあたり，技術標準化や知財形成は手段であり，最終目的は幹細胞イノベーションの速やかな実現，とりわけ産業応用上のドミナ

ント・ポジションの確立である点を強調しておきたい．今後は欧米のみならず，中国やインド等の新興国の動向も十分考慮する必要がある．国際的舞台における日本のナショナル・イノベーション戦略の巧拙が試される場面である．

謝　辞

本節のもととなる研究は，内閣府・独立行政法人日本学術振興会（JSPS）「最先端・次世代研究開発支援プログラム」（平成 22〜25 年度），独立行政法人新エネルギー・産業技術総合開発機構「ヒト幹細胞産業応用促進基盤技術開発／ヒト幹細胞実用化に向けた評価基盤技術の開発」（平成 22〜27 年度），文部科学省・JSPS「世界トップレベル研究拠点プログラム」（平成 19〜28 年度）の助成のもと実施され，関係各位および共同研究者に多大なご協力を賜った．深い謝意を申し述べる．

参考文献

1) Sengoku, S., Sumikura, K., Oki, T., Nakatsuji, N. (2011). Redefining the Concept of Standardization for Pluripotent Stem Cells. *Stem Cell Reviews and Reports* **7**(2):221–226.
2) Teece, D.J. (1986). Profiting from technological innovation: Implications for integration, collaboration, licensing and public policy. *Research Policy* **15**(6):285–305.
3) Swann, G.M.P. (2000). The economics of standardization: final report for standards and technical regulations directorate. pp.4–5, University of Manchester Press.
4) 新宅純二郎，江藤学．(2008)．コンセンサス標準戦略―事業活用のすべて．日本経済新聞出版社．
5) Scott, C.T., McCormick, J.B., Derouen, M.C., Owen-Smith, J. (2010). Federal policy and the use of pluripotent stem cells. *Nature Methods* **7**(11):866–867.
6) González, F., Boué, S., Izpisúa Belmonte, J.C. (2011). Methods for making induced pluripotent stem cells: reprogramming à la carte. *Nature Review Genetics* **12**(4): 231–242.
7) 例えば，Li, W., et al. (2012). Rapid induction and long-term self-renewal of primitive neural precursors from human embryonic stem cells by small molecule inhibitors. *the Proceedings of the National Academy of Sciences of the U.S.A.,* doi:10.1073/pnas.1014041108
8) 例えば，Pera, M.F. (2011). Stem cells: The dark side of induced pluripotency *Nature*

471(7336):6–7.
9) 例えば，Hanna, J.H., Saha, K., Jaenisch, R. (2010). Pluripotency and cellular reprogramming: facts, hypotheses, unresolved issues. *Cell* **143**(4):508–525.
10) 仙石慎太郎．(2011)．幹細胞技術の知財・標準形成：創薬基盤技術分野での展開，研究・技術計画学会第 26 回年次学術大会紀要．

第3章

再生医療の知財戦略,医療経済および規制制度

3.1 知財戦略

3.1.1 幹細胞の特許 [1]

(1) ES 細胞の特許

1998年に胚性幹細胞（ES 細胞）株の作製に世界で初めて成功したのは，ウィスコンシン大学のトムソン（James Thomson）教授らのグループであった．トムソン教授の所属するウィスコンシン大学マディソン校には WARF (Wisconsin Alumni Research Foundation) という技術移転機関（Technology Licensing Organizatio, TLO）があり，ヒト ES 細胞株の研究成果はこの機関によって特許出願された．WARF は1925年から活動を行っている全米最古の TLO である．

米国において，WARF は1998年12月に，霊長類の ES 細胞株の米国特許（調製された細胞，細胞株の樹立方法，ならびに細胞株に対する特許権，米国特許第5,843,780号）を取得した．2001年3月には，ヒト ES 細胞についても同様なクレーム構成の米国特許を取得した（米国特許第6,200,806号）．また，2006年4月にも，これらとは別に，ヒト胚に由来するヒト ES 細胞に関する米国特許を取得した（米国特許第7,029,913号，以下，913特許）[1)]．米国ではその後，再審査請求がなされた結果，913特許は無効との判断がなされている [2)]．

欧州では，WARF は1996年，欧州特許庁（European Patent Office, EPO）に対し，精製した霊長類の ES 細胞の培養物，ならびに霊長類の ES 細胞を単離する方法について，特許出願を行った．これらの特許出願は，その後，特許性の有無をめぐっての議論を引き起こした．EPO の審決では，特許出願時点の技術水準に照らしてヒト胚を破壊することが必要な発明は，ヒト胚の破壊と

---

1 本節で触れた内容を含む隅藏の幹細胞特許に関する論考は，隅藏康一・竹田英樹編著『幹細胞の特許戦略』（発明協会，2011）を参照．

いう段階がクレームの中に書かれているか否かを問わず，特許として認められないという判断が下された[2]．

（2） iPS 細胞の特許

　京都大学の山中伸弥教授らは，初期化を引き起こす遺伝子を導入することによって万能細胞を作製することに取り組み，世界に先駆けて，核初期化因子の導入による人工多能性幹細胞（iPS 細胞）を作製した．それに続いて，iPS 細胞から各種の細胞への分化方法の確立，iPS 細胞の臨床応用に向けた研究，iPS 細胞から分化させた細胞株を用いて医薬品の安全性を検証するための方法論の確立などが，世界中の多くの研究者によって進められている．

　京都大学は，山中教授らの核初期化因子の発明について，2005 年 12 月 13 日に日本国特許庁に対する特許出願を行った．マウスでの iPS 細胞作製を報告した山中教授らの論文が『Cell』誌に掲載されたのは，特許出願後の 2006 年 8 月 10 日である．2006 年 12 月 6 日には，前年の日本出願による優先権の主張（特許が成立するために必要な新規性や進歩性の判断の基準日を日本への出願時点とするための主張）を行って，PCT 出願（特許協力条約に基づく国際出願）を行った．この中にはマウスだけではなくヒト iPS 細胞の作製についても記載されている．2007 年 11 月 20 日には，ヒト iPS 細胞の作製が山中教授らにより『Cell』誌で報告された．その後，日本においては，当初の特許出願を分割することにより，2008 年 9 月 18 日に 1 件，2009 年 11 月 20 日に 2 件の特許が成立した．

　バイエル薬品・神戸リサーチセンター（当時）の桜田一洋博士らは，2006 年 8 月の山中論文を踏まえてヒトでの iPS 細胞作製に取り組み，2007 年 6 月 15 日に日本において特許出願を行った．同年 11 月 20 日に PCT 出願を行い，それに基づいて英国での権利化が試みられ，2010 年 1 月 12 日に英国特許が成立した．なお，バイエル薬品・神戸リサーチセンターの閉鎖に伴う桜田博士の同社退職と米国 iZumi Bio 社への入社に伴って，特許に関する権利は同社に譲渡された．同社の企業名は後に iPierian 社へと変更された．

先願主義の国において，ヒト iPS 細胞の作製に関する特許が審査される場合，その新規性や進歩性の判断の基準となる優先日は，上記のような経緯から，京都大学が 2006 年 12 月 6 日であり，iPierian 社は 2007 年 6 月 15 日であると考えられるため，京都大学の特許出願のほうが優先されることとなる．一方，これまで先発明主義を採用してきた米国（注：米国でも今後は先願主義に移行することが，2011 年 9 月に決定した）では，特許商標庁における抵触審査手続き（interference）によって，どちらが先発明なのかが決定される．その際には，どちらが早く実用化したか，どちらが早く概念化したか，発明を生むための適正な努力を継続したか，といったことが総合的に検討される[2]．

京都大学と iPierian 社との間では，ヒト iPS 細胞の作製に関して，どちらが先に発明をなしたといえるのか．これを決定するための抵触審査手続きが開始されるかに見られていた矢先，2011 年 1 月 27 日に，京都大学と iPierian 社との間で契約が締結され，京都大学は iPierian 社の持つ iPS 細胞製造に関する特許の無償譲渡を受けること，iPierian 社は京都大学の特許を使用できること，山中教授が iPierian 社の科学諮問委員となることなどが発表された．これにより，先発明を争う抵触審査手続きは回避されることとなった．

その後，京都大学の iPS 細胞製造技術の特許については，2011 年 7 月 7 日に欧州で特許登録が決定された．2011 年 8 月 5 日には，米国で特許査定を受けた．これで，日米欧の三極において特許が取得できたことになる．

この他に，WARF, Fate Therapeutics 社等が特許出願を行い，いくつかの特許が既に成立している（例えば，2011 年 12 月に付与された Fate Therapeutics 社の米国特許第 8,071,369 号）．

---

[2] それぞれの点について立証するためには，研究内容・着想と日付が記録されたラボノートの存在が重要である．詳細については，岡崎康司・隅藏康一編著『ラボノートの書き方　改訂版』（羊土社，2011）を参照．なお，本項目「iPS 細胞の特許」は同書に記載のコラムに加筆修正をしたものである．

3.1.2 イノベーションの促進に向けた論点

ライフサイエンス分野の特許のうち，特定の遺伝子産物に作用してその機能を制御する化合物の特許は，新規医薬品の開発に用いられるため，特許権者が自社内のみで用いるか，あるいは独占的に他者への使用許諾（ライセンス）がなされることが多い．一方，前述の幹細胞に関連する特許のような，上流側の研究段階にある遺伝子や細胞の特許は，特定の製品開発に用いられるのであれば自社あるいは他者において独占的に使用されるが，特定の製品開発を想定しない研究ツール（リサーチツール）として用いられる場合は非独占的に複数企業に対してライセンスがなされることが多い．幹細胞に関連する技術には，今後，より多くの特許が成立するものと予想される．幹細胞に関連する技術が標準化された際，その標準に関連する特許が数多く成立しているというケースも生じるであろう．したがって，この分野の技術標準の普及と研究開発を促進するためには，特許制度の負の効果を抑制し，これらの特許を活用できるような体制を構築する必要がある．

特許制度がイノベーションに負の効果をもたらす可能性としては，次の三つの問題が挙げられる．

第一の問題として，ある機関が特定の技術の基盤となる特許を獲得し，その特許発明の使用を差し止める，ライセンスを拒絶する，あるいは高額なライセンス料の支払いを義務付けることにより，それに続く段階のイノベーションを阻害する「ブロッキング特許」が生じうる．第二の問題として，イノベーションを実現すべく研究を進める際，研究に用いるツールに特許権が存在する場合は，一つひとつの研究ツールのライセンス料はそれほど高額でなくても，複数の研究ツールの特許のライセンスを受けると，ロイヤリティの蓄積が生じて総額のライセンス料が高額になる．第三の問題として，研究ツールに関しては，一つのツールに関する権利が細分化されて多数の権利者が存在する場合，それぞれの権利者とのライセンス交渉に手間と時間がかかり，結果としてだれもそのツールを使えなくなる「非共有地（アンチコモンズ）の悲劇」[3]が生じうる．

他社のブロッキング特許が生じたときに対抗策が必要であることを考えると，大学・公的研究機関であっても特許を取得しておくべきである．特許を取得すれば，同一分野の研究推進に必要な特許を押さえている機関と交渉する際に自身の保有する特許とのクロスライセンスを持ちかけて交渉を有利に進めることも可能となるためである．また，ここで挙げたロイヤリティの蓄積やアンチコモンズの悲劇を解消するための有効な方策としては，パテントプールの活用を考えることができ，次項で詳しく述べる．

3.1.3 パテントプールの活用

パテントプールとは，特許化された研究成果へのアクセスを促進する仕組みの一つであり，特許の集合体の全体または一部分について，個々の特許権者との交渉なしに，合理的な価格で無差別的・非独占的に使用を許諾するものである．

代表的な例として，情報通信技術のMPEG-2（Moving Picture Experts Group-2）に対するパテントプールが挙げられる．MPEG-2は国際標準化機構（International Organization for Standardization, ISO）と国際電気標準会議（International Electrotechnical Commission, IEC）の合同専門委員会（ISO/IEC JTC 1，1987年設立）によって1994年11月に作られた動画像の圧縮（デジタル符号化）に関する国際標準であり，MPEG-2の必須特許がMPEG-LA（MPEG Licensing Administrator, LLC）によって管理され，一括でライセンシーに提供されている．

パテントプールにおいては，必ずしもMPEG-2の事例のように一括でのライセンスを行う必要はなく，必要でない特許を除外できるようルールが設定されているもの（例えば3Gパテント・プラットフォーム[4]）もある．また，パテントプールを広義に捉えれば，あらかじめ特許権者によって許諾がなされた特許を集めておき管理機関から許諾を得ることによってそれらの特許を使うことができるようにした，パテント・クリアリングハウス[5]もこれに内包される．

3.1 知財戦略

情報通信技術以外の事例としては，ゴールデン・ライスに関して形成されたパテントプール[6]がある．ゴールデン・ライスとは，ビタミンAを多量に含有する米であるが，これを作るには70件の特許を使う必要があり，いくつかのマテリアル・トランスファー契約（Material Transfer Agreement, MTA）を結ぶ必要がある．その際の取引コストを低減するため，「ゴールデン・ライスと人道委員会」は，それぞれの権利保有者と交渉することにより，途上国支援などの人道目的であれば無料で特許が使用できるようになっている．

大手製薬企業のグラクソ・スミスクライン（GlaxoSmithKline）社は，顧みられない熱帯病（Neglected Tropical Disease，熱帯で慢性的に流行している重要な寄生虫・細菌による感染症のこと）に関する特許を集めてパテントプール[7]を構築しようと試みており，他社の参加を呼びかけている．このパテントプールは，米国国際開発庁（United States Agency for International Development, USAID）の Neglected Tropical Diseases Initiative[8] が同定した16の疾患を対象としており，将来的には BIO Ventures for Global Health[9] によって管理されることになっている．

また，MPEG-LA の 2010 年 4 月 8 日のプレスリリース[10]によると，同社は遺伝子診断に用いられる遺伝子特許を集めたパテントプールを構想しており，情報通信以外の分野にまで事業を展開しているようである．ヒトの全ゲノム解析により遺伝子診断を行う時代の到来を先取りした取組みである．

このようなパテントプールの設計上の主たる留意点としては，主要な特許権の保有者がパテントプールにライセンサーとして参加せずアウトサイダーとして独自にライセンシングを行うという可能性を低下させるようなスキームを工夫することを挙げることができる．また，競合者同士が協力し合うスキームであることから，独占禁止法違反と認定されるのを避ける必要がある[11]．

3.1.4 コンソーシアムにおける知的財産管理の事例

以上述べたパテントプールは，様々な企業・研究機関において別個に研究開発がなされた後に，特許のライセンシングを共同で行うというものである．そ

れとは別の知的財産管理のルールが必要なケースとして,研究開発コンソーシアムを形成して複数の機関が共同で研究開発を行い,知的財産を生み出す場合の知的財産の管理体制を検討する必要がある.

幹細胞に関連する技術で標準の形成を目指し,多くの機関が共同体制を組んでいるものとして,SC4SM (Stem Cells for Safer Medicines)[12] がある.

SC4SM は,非営利の企業であり,2007 年 10 月に正式に発足した.設立の目的は,ハイスループットに毒性試験を行うのに適した表現型をもつ,安定で交雑物のない特定の細胞の分化を継続的に行えるような,幹細胞技術作成のオープンなプロトコルや標準化されたシステムを作り出すこと,ならびにその目的に用いることのできる幹細胞バンクを作ることである.長期的には,医薬品開発の初期段階の候補化合物の同定に用いることのできる,分化したヒト細胞株のバンクを作ることが目標とされている.これにより,臨床試験の段階の前に毒性の問題がすべて解決されるものと期待される.

同社の設立の背景として,2005 年 11 月に発表された UK Stem Cell Initiative, Report & Recommendations[13] の中で,「英国政府は,stem cell lines から predictive toxicology tools を開発するための官民パートナーシップ (Public–private partnership, PPP)を設立すべきだ」との記述がある.また,製薬業界からもニーズがあり,ABPI (The Association of the British Pharmaceutical Industry)が設立をサポートした.現在も同社のオフィスは ABPI のビルの中にある.資金を出しているのは,三つの製薬企業 [グラクソ・スミスクライン社,アストラゼネカ (AstraZeneca) 社,エフ・ホフマン・ラ・ロシュ (F. Hoffmann-La Roche) 社] と五つの政府機関 (Department of Health, Department for Business Innovation and Skills, Scottish Government, Medical Research Council, Biotechnology and Biological Sciences Research Council) である.

こうした複数の機関が参画する研究開発コンソーシアムにおける知的財産の取扱いルールの主要なものとして,コンソーシアムにおける研究開発に用いられる既存の知的財産(バックグラウンド IP)の取扱い,ならびにコンソーシ

3.1 知財戦略

アムにおける研究開発で生み出された知的財産（フォアグラウンドIP）の取扱いがある．

SC4SMの知的財産ポリシー（コンソーシアムの中で行われる各プロジェクトが定める知的財産の取扱いに関するルールを支配する上位ルール）の要点は，次のようなものである．

① バックグラウンドIPについては，各メンバーが保有し，各プロジェクトにおける使用に限り，SC4SMに無償・サブライセンス権付き・非独占的・永続的・ワールドワイドのライセンスが供与される．

② フォアグラウンドIPはSC4SMが保有する．

③ 参加者（メンバーよりも広い概念で，メンバーの子会社でプロジェクトに参加しているものなども含む）ならびにSC4SMは，プロジェクトを遂行する目的で，他の参加者に対し，自らの保有するバックグラウンドIPならびにフォアグラウンドIPにつき，無償・非独占的・ワールドワイドのライセンスを供与する．

④ 参加者は，プロジェクト遂行に必要なフォアグラウンドIPを研究目的で使う際には，無償・非独占的・永続的・ワールドワイドのライセンスを受けられる．

⑤ メンバーは，フォアグラウンドIPを研究目的で用いる際には，無償・非独占的・永続的・ワールドワイドのライセンスを受けられる．

⑥ 一方，フォアグラウンドIPを第三者が研究に使用する場合には，SC4SMに非独占的ライセンスを申し込み，役員会の承認を受ける必要がある．

⑦ メンバー，参加者あるいは第三者がフォアグラウンドIPの商業的使用を申し込んだ場合，理事会でその可否を決定する．許諾条件はケースバイケースである．

SC4SMは1社だけの利益になるような研究開発ではなく公共性のある研究開発を扱っており，上記の知的財産ポリシーは，得られた成果を可能な限り広く普及させることを念頭に置いている．この知的財産ポリシーは，フォアグラ

ウンド IP が研究開発コンソーシアムの法人自体に帰属するという点に特徴がある．一方，他の多くのコンソーシアムにおいては，プロジェクトの各参加者にフォアグラウンド IP が帰属するものが一般的である．

SC4SM は幹細胞を用いた毒性試験のプロトコル開発を目的としており，医薬品開発の基盤となるツール，いわばインフラの開発を目指している．多くの研究開発コンソーシアムよりも上流側の技術を対象としている．このことが，フォアグラウンド IP の帰属に関する特徴にも反映しているものと考えられる．特定の製品に結びつく研究開発の成果を扱う場合よりも，業界の研究開発の基盤として用いられる成果を扱う場合のほうが，個々の機関への権利帰属を求めるインセンティブは低くなるため，SC4SM においては，SC4SM 自体にフォアグラウンド IP が帰属するというルールのもとで，メンバーや参加者が納得して参加しているものと考えられる．

3.1.5 おわりに

知的財産戦略としては，特許出願の際に権利範囲を最大化するための戦略，あるいは成立した特許により収益を最大化するための戦略，といったものももちろん重要であるが，ここでは，幹細胞技術を基盤とする標準化を推進しこの分野のイノベーションを実現させるための知的財産戦略として，複数の機関がかかわる研究開発において特許を最大限活用するための戦略について述べた．

幹細胞技術を標準化するにあたっては，情報通信等の技術分野の場合と同様に，関連する知的財産を適切に取り扱うことが必要である．個別の企業・研究機関で生み出された技術を集めて標準化を試みる際にも，また，標準化を目指して複数の機関が共同で研究開発を行う際にも，技術の普及と研究開発の成功のためには知的財産に関するルール設定を適切に行わなくてはならない．本節では，前者に関するルール設定としてパテントプール活用の可能性について触れ，後者に関するルール設定として SC4SM の事例を紹介した．本節で具体的事例として取り上げたパテントプールの事例は幹細胞関連のものではないし，SC4SM は再生医療ではなく医薬品の毒性試験のツール開発を目指すものであ

るが，再生医療の実現化のために標準化やパテントプール構築やコンソーシアムの形成に取り組む際には，こうした先例における実践例が参考となるものと考えられる．今後の具体的な成功事例の出現が待たれるところである．

参考文献

1) *Nature Biotechnology* **26**:393–395 (2008).
2) 隅藏康一．(2010)．「ライフサイエンスの知的財産にかかわる倫理問題―幹細胞特許に着目して―」『研究技術計画』**25**:197–207.
3) Heller, M.A and Eisenberg, R.S. (1998). "Can Patents Deter Innovation? The Anticommons in Biomedical Research", *Science* **280**:698–701.
4) http://www.3glicensing.com/
5) Aoki, R. and Schiff, A. PIE/CIS Discussion Paper, No.334, 335, Institute of Economic Research, Hitotsubashi University; Esther van Zimmeren et al.(2006). *Bulletin of World Health Organization* **84**(5):352–359.
6) http://www.goldenrice.org/index.html
7) http://www.gsk.com/collaborations/patentpool.htm
   http://www.gsk.com/media/Witty-Harvard-Speech-Summary.pdf
   http://biotech-now.org/2010/03/01/battle-joined-knowledge-pool-created-fight-neglected-diseases
8) http://www.neglecteddiseases.gov/index.html
9) http://www.bvgh.org/
10) http://www.mpegla.com/main/pid/mds/default.aspx
11) 隅藏康一．(2007)．「標準化とパテントプール」『研究技術計画』**22**(1):27–32.
12) http://www.sc4sm.org/
13) http://www.advisorybodies.doh.gov.uk/uksci/uksci-reportnov05.pdf

3.2 iPS 細胞技術の特許ライセンス

3.2.1 はじめに

　幹細胞は，バイオ研究や創薬分野のみならず新しい生体組織や損傷した臓器の再生医療分野に利用されることが大いに期待されているが，胚性幹細胞（ES 細胞）の使用制限や高品質な幹細胞の大量製造が困難であることなどが再生医療分野での実用化を遅らせる大きな要因となっている．

　2006 年 8 月，京都大学山中伸弥教授らはマウス皮膚細胞（線維芽細胞）にわずか 4 種類の遺伝子（Oct3/4，Sox2，Klf4，c-Myc）（山中カクテル因子）を導入することでマウス人工多能性幹細胞（iPS 細胞）を樹立することに成功し，その約 1 年後の 2007 年 11 月にはヒト iPS 細胞も樹立した．iPS 細胞の使用は ES 細胞に内在する免疫拒絶や生命倫理問題を回避できることから，山中教授らのこれらの発表後，多くの研究者が iPS 細胞樹立方法の改良法，iPS 細胞からの分化誘導法，iPS 細胞精製法などの研究を世界各国で精力的に進めている．

　現在，国内リプロセル社や米国ダイナミックセルラーインターナショナル社（CDI 社）などは iPS 細胞技術を応用したヒト iPS 細胞由来心筋細胞，神経細胞などを創薬用リサーチツールとして商品化に成功し，既に世界各国で販売している．一方，再生医療（細胞移植）分野においては，2012 年京都大学が患者由来細胞も取り扱う「iPS 細胞バンク」を本格稼働させる予定である．さらに日本研究者によって早ければ 2013 年度内に網膜黄斑変性症の治療用途を目指した iPS 細胞由来網膜色素上皮（RPE）細胞の臨床研究が，数年先には iPS 細胞由来血小板の臨床研究試験が開始されるとの報道もされている．iPS 細胞誕生の発表から 5 年経過し，日本発の iPS 細胞技術の産業化が世界に先駆けて日本の研究者の手によって再生医療分野においてもいよいよ射程内に入ってきた感がある．

3.2 iPS 細胞技術の特許ライセンス　　　177

次に，iPS アカデミアジャパン株式会社設立から現在まで企業活動を通じて iPS 細胞技術の普及（産業化）の一面を紹介する．

3.2.2　iPS アカデミアジャパン株式会社の設立

2008 年 6 月，京都大学は，日本発の画期的な発明である iPS 細胞関連技術（研究成果）を一刻も早く社会に還元させるべく，iPS 細胞関連知的財産を円滑，適切に管理活用し，iPS 細胞関連技術の事業化を目指す企業にこれら知的財産の実施権を許諾することを主たる事業目的とした iPS アカデミアジャパン株式会社（以下，"当社"）を学外に設立した．

当社は，「iPS 細胞の研究成果を人類のために社会に還元する」との企業ミッションを実現するため，当初は，iPS 細胞関連特許の管理運用（特許ライセンス事業）のみを会社事業としていたが，その後，京都大学で樹立されたヒト iPS 細胞（標準細胞）の企業向け配付，ヒト iPS 細胞維持培養体験の場の提供，研究用ヒト iPS 細胞由来心筋細胞の販売などの事業も随時追加してきている．

3.2.3　特許ライセンス事業

iPS 細胞関連技術がバイオ分野における基本的なパイオニア発明（基盤技術）であることに鑑み，iPS 細胞に関連する特許が大学等の研究活動や企業の事業活動に迅速に利用され，かつ広く普及されるよう，当社は次のライセンスポリシーを制定した．

① 非営利機関が非商業目的（研究および教育）で iPS 細胞関連特許発明を実施する限り特許ライセンスの取得を強要しない．

② 企業などの営利機関が iPS 細胞関連特許発明を実施する際には原則として有償（適切な対価）の非独占的実施権を付与する．

当初，京都大学から iPS 細胞基本特許を含む特許出願（10 数件の特許ファミリー）の再実施権付実施権（実質的な独占的通常実施権）の許諾を受け，当社は特許ライセンス活動を開始した．その後も随時，京都大学から新たな iPS

細胞関連の特許発明の実施権許諾を継続して受けてきた結果，2012年6月末時点で当社が保有する京都大学発の特許ファミリーだけで60件近く（特許出願延べ件数は約220件）に達している．

2008年，総合科学技術会議の下部組織であるiPS細胞研究WGから「日本で生まれた画期的なiPS細胞技術の優位性を確保するためには，国内研究機関で生まれたiPS細胞関連特許を集中管理し効率的に運用されることが望ましい」との見解が示されたこともあり，当社は，京都大学特許に限定することなく，他の国内大学研究機関発特許も広く取り扱うことができれば，オールジャパン的な役割を担い，より効率的な特許管理（ワンストップライセンス）ができるとの判断のもとに，文部科学省iPS細胞等研究ネットワークでの説明会やバイオジャパン展示会などの機会を利用して当社の特許ライセンス活動方針実績などを大学関係者に積極的にアピールした．

その結果，大阪大学，岐阜大学，京都府立医科大学，東北大学，名古屋市立大学，独立行政法人産業技術総合研究所などからも随時特許実施権の許諾を受けることに成功し，繰り返しとなるが現時点の当社特許ポートフォリオは60件超の特許ファミリー（延べ特許件数220件超）まで充実された．それら特許発明の技術内容は京都大学が保有するiPS細胞基本特許をはじめ，国内研究機関が保有するiPS細胞樹立改良方法，純化精製法，分化方法などの種々のiPS細胞関連特許発明から構成されている．

なお，国内研究機関から独占的な特許実施権（サブライセンス権付）を許諾される場合には，特許出願手続き費用（翻訳料，海外出願費用など）の一部を当社が立替え負担することも可能であるので，iPS細胞関連特許出願を保有しライセンスを希望される研究機関の担当の方は当社への実施権許諾をぜひとも検討していただきたい．

2006年山中教授らによるiPS細胞の発明発表以来，周知のとおり米国を始め世界各国の研究機関および企業もiPS細胞関連特許を数多く出願しており，各研究機関間の特許出願状況の競争も激化している．iPS細胞技術のさらなる普及のために，国内研究機関の特許に加えて海外研究機関および企業からも

3.2 iPS 細胞技術の特許ライセンス

iPS 細胞関連技術の特許実施権の許諾を受けることが望ましく，現在海外研究機関および企業との間でもより有効的な活用策（例えば，クロスライセンス）を見出すべく鋭意交渉中である．いずれにしても前述したようにワンストップライセンス機能を発揮し，企業が安心して iPS 細胞技術の実用化に集中できる環境（Freedom to operate）を早急に確保できるように腐心している．

1. 特許実施権(再実施権付)導入元：
   大阪大学
   京都大学
   京都府立医科大学
   岐阜大学
   独立行政法人産業技術総合研究所
   一般社団法人バイオ産業情報化コンソーシアム（JBIC）
   TLO ひょうご
   東北大学
   名古屋市立大学
   早稲田大学　　（五十音順）

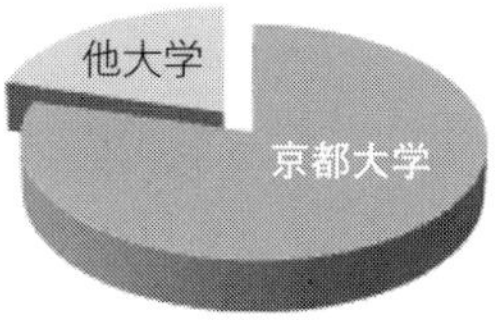

2. 特許ファミリー数：約 60 件

3. 特許延べ件数：約 220 件

図 3.2.1　特許ポートフォリオの概要

当社は，2009 年以降，バイオジャパン，バイオエキスポをはじめ各種の国内バイオ展示会に積極的に参加し，展示ブースやパートナーリングシステムを活用して当社特許ポートフォリオやライセンスポリシーなどを紹介してきたことにより，iPS 細胞関連分野における当社のプレゼンスが国内で広く認知されてきたと自負している．さらに，2011 年 8 月以降，iPS 細胞技術の基本特許が欧米でも相次いで成立したことから，海外でのライセンス活動の一環として Bio International Convention 2011［ワシントン（米国）］および Bio Europe 2011［デュッセルドルフ（ドイツ）］の海外バイオ展示会にも出展参加し，欧米バイオ企業にも積極的にアプローチした．その結果，それまで問合せもなかった新しい多くの企業ともライセンス交渉を開始することができ，そのうち数社とは近々特許ライセンス契約が締結される見込みである．今後も，継続して

これらの海外展示会も利用して，海外企業に対しても広くライセンス活動を進める予定である．なお，2012年は新たな取組みとして2012年6月に横浜で開催された第10回ISSCR（International Society of Stem Cell Research）年会では学会開催を側面から支援するとともに当社ブースを出展した．もちろん，当社ホームページをiPS細胞関連特許のライセンス活動のツールとして利用していただけるように最新の特許情報を随時掲載し，その内容の充実に努めることは言うに及ばない．設立から3年半の間に成立した国内外企業との特許実施権許諾契約は50件近くに達している（図3.2.2）．

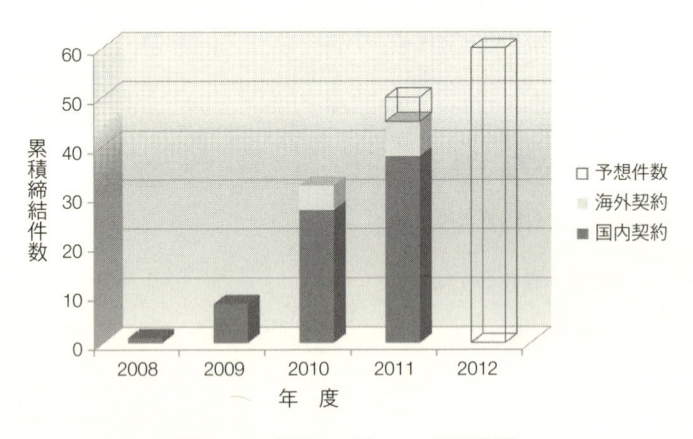

図3.2.2　特許ライセンス累積件数

3.2.4　iPS細胞関連技術の普及活動

当社ではiPS細胞関連技術の普及活動として特許ライセンス業務に加えて次の業務活動を実施している．

（1）ヒトiPS細胞の配付

iPS細胞技術の普及や実用化を促進するには，特許ライセンス活動に加えて，標準的なヒトiPS細胞自体を産業界へ供給することも重要であると考え

ている.そこで,京都大学から京都大学樹立ヒト iPS 細胞の寄託を受けて,研究用ツールとして企業研究者へ提供している.今後は,自己実施権に基づいて,当社において樹立した各種ヒト iPS 細胞を企業研究者に提供していくことも計画中である(ヒト iPS 細胞ラインナップの拡充).

(2) ヒト iPS 細胞培養体験コース

企業研究者を対象にヒト iPS 細胞の培養体験の機会を提供することで,iPS 細胞研究を支援している.この体験コースは,凍結状態の iPS 細胞を自ら解凍し培養する過程を含む内容となっており,企業で実際に細胞実験を行う研究員を対象としていることに特徴がある.日本では,ES 細胞の研究に対して厳しい規制が課されているため,企業において多能性幹細胞研究を経験し,多能性幹細胞の取扱いに慣れた研究員はそれほど多くはない.この体験コースは,国内企業内における経験不足・人材不足がヒト iPS 細胞技術の普及の妨げになることを防ぎ,安心して iPS 細胞研究に着手してもらうために行っているものである.

(3) iPS 細胞由来分化細胞(心筋細胞など)の販売,および細胞解析機器の展示

創薬分野において iPS 細胞技術をより早くより広く普及させるために,2011 年 6 月のヒト iPS 細胞由来心筋細胞発売に引き続き,2012 年 3 月ヒト iPS 細胞由来神経細胞およびヒト iPS 細胞由来血管内皮も発売した.さらに,2012 年 4 月から研究者がそれら iPS 細胞および iPS 細胞由来分化細胞を創薬ツールの一つとして実際に使用する技術トレーニング講習会を開催したり,各種解析機器が利用可能な体験型ショールームを運営するなど,幅広いサービスを提供する予定である.

今後も特許ライセンス活動をはじめ種々の事業活動を通じて iPS 細胞関連技術の普及に努めていきたい(表 3.2.1).

表 3.2.1　年　表

	京都大学等の動き	iPS アカデミアジャパン株式会社の活動
2005 年 (平成 17 年)	○京都大学 iPS 細胞基本特許を国内出願（12 月）	
2006 年 (平成 18 年)	○マウス iPS 細胞樹立を公表（8 月） ○京都大学 iPS 細胞基本特許を国際出願（12 月）	
2007 年 (平成 19 年)	○ヒト iPS 細胞樹立を公表（11 月）	
2008 年 (平成 20 年)	○京都大学基本特許が日本で成立（9 月）	**○iPS アカデミアジャパン株式会社設立（6 月）** ○京都大学と特許実施権許諾基本契約締結（9 月）
2009 年 (平成 21 年)		○国内企業とライセンス契約第 1 号締結（3 月） ○バイオジャパン 2009［横浜（日本）］へ初出展（10 月）
2010 年 (平成 22 年)		○海外企業とライセンス契約第 1 号締結（5 月） ○社内に研究室を設置（4 月） ○京都大学樹立 iPS 細胞配付および培養体験コース開始（10 月）
2011 年 (平成 23 年)	○iPierian 社が京都大学へ特許譲渡（2 月） ○京都大学基本特許が EC で成立（8 月） ○京都大学基本特許が米国で成立（10 月）	○BIO International Convention 2011［ワシントン（米国）］へ初参加（5 月） ○iPS 細胞由来心筋細胞を新発売（6 月） ○Bio-Europe 2011［デュッセルドルフ（ドイツ）］へ初参加（10 月） ○日本分子生物学会へ初出展（12 月） **○ライセンス締結企業総数 40 社達成**
2012 年 (平成 24 年)	○京都大学が iPS 細胞バンク稼働（予定）	○本社事務所の移転（2 月） ○iPS 細胞関連技術体験研修開始（2 月） ○Bio International Convention 2012［ボストン（米国）］へ参加（6 月）

3.3 ベンチャーキャピタルの挑戦
—— 新たな価値の構築に向けて

3.3.1 はじめに

　世界では再生医療の実用化に大きな期待が膨らんでおり，早期の医療応用に向けて熾烈な開発競争が繰り広げられている．しかし，この技術が医療現場で治療に役立つようになるためには，製造法の確定や品質・規格の設定，動物・ヒト（患者を含む）での有効性や安全性の証明，規制当局からの承認取得と長い道のりが待っている．このような新領域において，新たな技術シーズに果敢に挑戦し，産業化に向けてのシーズ・インキュベーションを担ってきたのは，世界いずこも，バイオベンチャー企業であった．このバイオベンチャー企業を資金面，経営面，技術面などから支え，成功に導く役割を持つのがベンチャーキャピタルとなる．すなわち，新産業を創出するためには技術開発の主体となるバイオベンチャー企業だけでなく，その進展を多面的に縁の下で支えるベンチャーキャピタルの存在も欠かせない要素の一つとなる．本節では，再生医療技術を新産業として育てるべく，悪戦苦闘してきたバイオベンチャー企業を陰から支えてきた立場から，これまでに続けてきた活動の一端を述べてみたいと思う．

3.3.2 再生医療の夜明け前

　1989年に野村生物科学研究所から野村グループのベンチャーキャピタルである株式会社ジャフコに移った筆者は，世界中の大学，国立研究機関を訪問して最先端のバイオ技術情報を収集し，それらの中で将来性ある技術をもとに設立したバイオベンチャー企業に投資し，育てる役割を与えられた．まず，第1のターゲットを欧州に置き，数々のバイオベンチャー企業訪問が始まった．そのような中，1990年に入り，英国のバイオベンチャー企業2社の訪問と投資

の検討を行う機会を持った．訪問後に，この2社のいずれにも投資を実行し成長支援することになったのであるが，最初の訪問企業がケンブリッジ大学クリストファー・ポルジ（Cristopher Polge）教授の研究成果をもとに設立されたアニマル・バイオテクノロジー・ケンブリッジ（Animal Biotechnology Cambridge, ABC）社，そして，2番目の訪問企業が，のちに世界で初めてクローンの羊"ドリー"の作製に成功することとなったエジンバラのPPLセラピューティックス（PPL）社であった．

ABC社の創設者，クリストファー・ポルジ教授は，ウシ精子や受精卵の凍結，受精卵分割などで有名な研究者であり，のちに日本国際賞を受賞することになる．訪問時，核移植や受精卵分割について細かく説明され，一緒にディスカッション顕微鏡をのぞきながら，最先端技術を熱く語ってくださったポルジ教授の姿が今でも目に浮かぶ．

第2の訪問企業であるPPL社は当時，エジンバラ大学内の研究室を借りて設立されたばかりであった．この会社は，α1-アンチトリプシン（α1-AT）などの蛋白質性医薬品の遺伝子を羊の受精卵に組み込んで遺伝子組換え羊を誕生させ，そのミルク中へのα1-ATの大量産生を目標に置いていた．既にα1-AT遺伝子を組み込んだ"トレイシー"と名付けた羊が生まれており，1リットルのミルク中に3グラムのα1-ATを産生することに成功していた．PPL社の社長であるロン・ジェームス（Ron James）氏は半年に1回，日本を訪れ，この技術を日本の企業にライセンスすべく筆者と一緒に数多くの日本企業を訪問した．そうしたある日，ロン・ジェームス社長から次のような相談を受けた．すなわち，α1-AT遺伝子は世代を越えて引き継がれ，子羊や孫羊もミルク中にα1-ATを分泌するが，個体や世代の違いによって産生量のばらつきが大きい．これを一定にしなければ，生産コストが羊ごとに変わり，動物工場の実現は難しい．どうすればよいかということであった．確かに，医薬品として継続的に供給を続けるには，常に一定の生産量を確保できないとビジネス化が難しい．そこで，一定の生産性を確保するにはクローンの羊を作ることしかないと提案した．もちろんそのとき，ロン・ジェームス社長が真剣に受け止め

たようには見えなかったが，その後，前述のクリストファー・ポルジ教授の弟子で当時，エジンバラのロスリン研究所にいたイアン・ウィルムット（Ian Wilmut）教授との共同研究強化やABC社がイムトラン社に吸収される際に，核移植の専門家をリクルートしたなどの話を聞くにつれ，彼らが本気でクローンの羊作製に取り組んでいる姿がひしひしと伝わってきたものである．その後，世界を驚かすことになるクローン羊ドリーの作出にロスリン研究所のウィルムット博士らと共同で成功したのである．

当時，クローン羊の作製はバイオベンチャー企業にとっては無茶ともいえるテーマであったが，その困難に果敢に立ち向かって成功に導くとともに，再生医療の基盤技術構築につなげたロスリン研究所およびPPL社の姿を間近に見つつ支援できたことはベンチャー・キャピタリストとしても尊い経験であった．

3.3.3 再生医療の事業化

1990年代に入ると世界はゲノム情報解析一色となり，解析した遺伝情報を利用しての産業化がブームになりつつあった．しかしながら，日本を見ると，その重要性に気付く人はわずかであり，このまま真正面から挑んでも，既に世界の大勢は決しており，勝ち目がないことは明らかであった．そこで，これら遺伝情報解析ブームの後に続く新しい産業創出分野は何かと考え，欧州，米国で関連する技術を持ったベンチャー企業を集中的に訪問した．

その結果，米国では，アドバンス・ティッシュ・サイエンス社やオルガノジェネシス社など，細胞や組織に注目した技術開発が進んでいることに気付いた．すなわち，火傷の患者から切手大の正常皮膚を採取し，これを培養して増殖させ，火傷部位を治療する試みが始まっていたのである．この流れは，将来的に遺伝情報解析の成果も取り込み，再生医療として大きく育つと考えるに至った．そこで，日本でも，この分野のバイオベンチャー企業を育てていかなければならないと考え，医薬品副作用被害救済・研究振興調査機構［医薬品機構，現・独立行政法人医薬品医療機器総合機構，Pharmaceuticals and

Medical Devices Agency, PMDA］のI課長に相談した．最初は「このゲノムブームの時代に再生医療に取り組むのは早すぎるのではないか」と取り合ってはもらえなかった．しかしながら，その重要性をたびたび筆者が訴えたため，「それでは，先進地である米国で本当にゲノム解析の次の段階を目指して再生医療の開発を実施しているところがあるなら，アポイントメントを取ればヒアリングに行ってもよい」というところまできた．そこで，米国の東海岸と西海岸の主たる企業や大学・研究機関にアポイントメントを取り，医薬品機構N部長およびI課長とともに米国を訪問することとなった．1998年の1月13日から16日のことである[1]．訪問した大学・研究機関，企業の研究者は，口々に，ポストゲノム時代をにらんで，細胞，そして，組織・器官を対象とした再生医療が次世代技術の柱となることを熱く語った．かくして，I課長も日本で再生医療の事業化を目指すベンチャー企業育成の必要性を確信し，この分野に進出しようと考えるベンチャー企業を紹介してほしい旨の要請を受けることになる．

　ちょうどその頃，株式会社ニデック社のO氏が相談に乗ってほしいと訪ねてきた．この企業は将来の発展が見込まれる新規技術分野の調査を行っていたのである．彼らが調査していた技術分野一覧の中に培養皮膚バンク事業があることに気付いた筆者は，医薬品機構で話をしてみないかと提案し，O氏とともにI課長を訪問した．ここで，再生医療ベンチャー企業設立の話がトントン拍子で進み，医薬品機構も約10億円を融資することとなり，設立されたのがジャパン・ティッシュ・エンジニアリング（J-TEC）社（第1章4.参照）である．設立後はまず，米国ハーバード大学のグリーン教授が多くの臨床試験を蓄積していた培養皮膚事業から開始することとし，将来的には軟骨再生，角膜再生に進み，遺伝子操作した細胞を用いた再生医療事業へと進むビジネス・プランが作成された．このようにして，日本最初の再生医療を目指すベンチャー企業が設立されたのである．とはいえ，J-TEC社の培養皮膚事業は順調に進んだわけではなく，前例のない新規分野の開拓は苦労の連続であった．

　J-TEC社は最初から正式な臨床治験を実施し，厚生労働省の薬事承認を得

て事業を進めることとしていた．ただし，医薬品開発とは異なり，ガイドラインも十分整備されていたわけではなく，まさに，手探りの状態で開発を進めなければならなかった．この状況は，PMDA も同様であり，審査方法の構築から始めなければならなかった．その後，培養皮膚の臨床治験を終了し，厚生労働省に承認申請していた J-TEC 社から相談を受けたのは，PMDA 申請後 2 年を経過したときであった．その内容は，申請内容について PMDA と意見が合わないのでどう進めればよいかということであった．じっくり話を聞くと，PMDA 側の要求は，医薬品の申請書並みを要求しており，医療機器として申請した J-TEC 社側と見解が相違しており，双方の話がかみ合っていないことが明らかとなった．J-TEC 社から申請資料を見せてもらうと確かに医薬品の申請書に比し，十分な記述がなされていない部分があることが判明した．そこで，当社の医薬品申請支援担当の T 顧問と K 部長に参加してもらい，申請書を一から見直すこととした．T 顧問は製薬企業出身であり，医薬品の厚生労働省申請ではこれまで抜群の経験を持っていた．ここでわかったことは，医薬品の申請書と医療機器の申請書ではその考え方がかなり異なり，単に医療機器申請書提出の経験者だけでは，対応ができないということであった．J-TEC 社とともに申請書を一から見直すとともに，必要な追加試験データも加えて再提出した申請資料は，その後，特に PMDA からの指摘もなく，日本最初の再生医療製品として承認されることになる．全く新しい分野に果敢に挑戦し，その製品化に成功した J-TEC 社は株式公開にも成功し，次の段階へと飛躍を始めている．

3.3.4 iPS 細胞発見と産業化

突然，京都大学から相談の電話を受けたのは 2005 年の暮れであった．その年，京都大学山中伸弥教授がマウスを用いた iPS 細胞作製の成功を『Cell』誌に掲載して，間もないころである．産学官連携を担当する T 教授が電話の向こうから興奮した声で何とか助けてほしいと叫んでいた．すぐに京都大学を訪問し，山中教授を交えて，iPS 細胞関連技術の知財戦略，そして，産業化の

方法の検討を始めた．とはいえ，その当時，iPS細胞およびその作製技術の重要性に気付いている人はわずかであり，かつ，山中教授は充分な研究費もない中，その後の研究をどう進めるべきかに悩まれていた．

まず，知財の面では，マウスに4遺伝子を導入するiPS細胞製造法については，既に特許出願してあったものの，産業化の面ではヒトのiPS細胞製造特許が重要となる可能性も否定できないので，ヒトiPS細胞作製を急ぎ，迅速に特許申請を行うこと，産業化のためにiPS細胞の開発を行うバイオベンチャー企業設立の是非も議論された．ただし，この技術の重要性に鑑み，京都大学として技術を独占する営利企業を設立するべきではなく，当面は知財の管理会社を設立し，技術を世界にライセンスするほうがよいのではないかと考え提案した．この意見に伴い設立されたのが，iPSアカデミア・ジャパン社（3.2参照）である．資金面では，当初，国はiPS細胞技術の重要性を理解できず，特別に資金の手当てをしようとはしなかった．そこで，本技術の重要性を説明し，日本としてこの技術を支援しないと，すぐに欧米に追い付かれ追い越されることになると説得することから始めた．この技術はむしろ海外の『Nature』誌や『Science』誌で高く評価されたことも追い風となり，まず，独立行政法人科学技術振興機構（JST）が支援を決定し，続いて文部科学省，経済産業省，厚生労働省が連携して支援する流れへと進んだ[2]．

一方，iPS細胞の産業化を目指すにあたり，まず，整備しなければならないのがGMP（Good Manufacturing Practice）グレードのiPS細胞と，それからの分化細胞の供給であった．規格を設定した標準化細胞を作っておかないと，企業が開発を進めても，各々の企業が生産した細胞が同等であるとの証明ができず，治療効果にもばらつきが出てくる．そこで，iPS細胞作製の標準作業手順書（Standard Operating Procedure, SOP）化と作製したiPS細胞の標準化を急ぐ必要があった．これについては，文部科学省および経済産業省が標準化のための研究費を確保し，2012年5月現在も研究が進められている．

知財の面で一つの事件があった．山中教授のマウスiPS細胞作製成功の『Cell』誌論文発表を受け，ただちに，ヒトでのiPS細胞作製を開始した研究

機関の一つに，神戸にあったバイエル薬品桜田一洋氏のチームがあった．桜田氏のチームはマウスで使った山中因子をヒト細胞に組み込み，ヒト iPS 細胞が作製できることを確認，特許を申請した．折悪しく，バイエル薬品の日本研究所は閉鎖されることとなり，この特許はバイエル本社の帰属となった．

　当時，バイエル本社は再生医療に進出する気はなく，桜田氏が移る企業，あるいは，研究機関が欲すれば，特許をライセンスするとの意向を持っていた．当時，米国では iPS 細胞の発見を知り，その産業化を担うバイオベンチャー企業 iZumi Bio 社設立の話が持ち上がっており，桜田氏がそのベンチャー企業に移る話が進んでいた．京都大学でもヒト iPS 細胞の構築に成功し特許申請を行ってはいたが，バイエル社特許のほうが申請は早かった．桜田氏が転職するであろう iZumi Bio 社にバイエル社特許が移ると，京大特許が不利になる可能性も否定できなかった．事実，その後，桜田氏が iZumi Bio 社に転職すると，iZumi Bio 社はドイツ・ベルリンにあるバイエル本社を訪問し，バイエル社特許の譲渡を要請した．この情報を受け京都大学と協議した結果，阻止すべきとの意見で一致し，バイエル日本支社の E 会長に本技術はそもそも京都大学で発見した技術であり，もし，バイエル社特許をライセンスする気があるのであれば，京都大学にライセンスしてほしい旨の書簡を送った．E 会長の取次もあり，バイエル本社は iZumi Bio 社へのライセンスを見送った．しかしながら，京都大学はバイエル本社とのライセンス交渉体制の整備に至らず，最終的にバイエル社特許は iZumi Bio 社にライセンスされてしまうことになる．

　その後，iZumi Bio 社は Pierian 社と合併し，社名を iPierian 社へと名前を変えた．バイエル社特許の申請は京都大学より約 2 か月早い申請であったので，抵触審査手続き（interference）の宣言を恐れていたが，2011 年 2 月，iPierian 社からの申し出があり，京都大学がバイエル社特許の譲渡を受けることとなった．かくして，双方が傷つくことなく，開発を進めることができるようになったのは幸いであった．日本では大学発ベンチャー 1,000 社構想もあり，数多くのベンチャー企業が創設されたが，このように知財戦略に加え，海

外機関との特許係争に耐えうる体制はまだ十分とは言えないことを痛感したできごとであった．

3.3.5　お わ り に

再生医療の産業化への動きは，世界各国で大きなうねりとなってきた．しかしながら，その担い手であるバイオベンチャー企業は約10年に及ぶ研究開発過程を乗り切らなければならず，その間，世界の技術開発進展への対応，適切な経営，研究開発および経営継続のための資金調達，知財戦略構築，提携交渉対応，規制当局に対する承認申請，承認取得後の販売ネットワーク構築など，対処しなければならない課題は目白押しである．再生医療分野は日本の成長戦略の一つの柱であるからこそ，その発展のためには，産官学全てが連携して，オールジャパンの支援体制をさらに強固にする必要がある．

科学は日々進歩しており，次世代を担う新規技術も次々と発見されている．ベンチャー・キャピタリストとして，将来の新産業を支える技術シーズ探しの旅を続けたいと考えている．

参考文献

1) 仁木壯，磯辺総一郎．(1998)．米国における研究開発動向等について（調査報告）―遺伝子発現調節機構，細胞工学に着目した創薬を中心に―．バイオ＆テクノ **13**:50–53.
2) 菱山豊．(2010)．ライフサイエンス政策の現在（勁草書房）．pp.1–55.

3.4 再生医療の経済評価

3.4.1 医療経済評価とは

医療経済評価は，多くの国々において医療技術の保険償還の可否の判断や，ワクチンや健診等の予防技術の導入の判断等の政策決定に利用されている．例えば，英国の国立医療技術評価機構（National Institue for Health and Clinical Excellence, NICE）は，高額薬剤などを対象に臨床エビデンスとともに経済エビデンス（費用対効果）を評価し，それに基づいた診療ガイダンスを作成し，その中で，臨床試験により有効性が確認された薬剤でも，費用対効果が悪ければ，その使用を推奨しないと明記している．日本でも2010年秋頃から「日本版NICE」という言葉がたびたび登場するようになり，厚生労働省は保険償還価格の設定に際して費用対効果を勘案した評価の導入も検討している．特に再生医療等の高額医療については，有効性・安全性に加えて，費用対効果を考慮していくことが日本においても重要な課題と認識されている．

医療経済評価については，単に「お金」の話と誤解されることが多い．しかし，医療経済評価の目的は「限りある資源を有効に使うこと」であり，投資（費用）と結果（健康アウトカム）を同時に評価することで，期待される結果が，投資した額に見合うかどうかを評価するものである．

医療経済評価の手法は，一般に
- ① 費用最小化分析　（cost-minimization analysis）
- ② 費用効果分析　　（cost-effectiveness analysis）
- ③ 費用効用分析　　（cost-utility analysis）
- ④ 費用便益分析　　（cost-benefit analysis）

に分けられる（表3.4.1）．

費用最小化分析とは，複数の選択肢（例えば，「医療技術A」と「医療技術B」）について効果が等しい場合に，どちらが安価であるかを比較する方法で

表 3.4.1 医療経済評価の分析手法

分析手法	費用	効果	効果尺度の例
費用最小化分析	「円」などの通貨単位	(同一の効果であることを証明する)	
費用効果分析	「円」などの通貨単位	当該治療や介入の効果を適切に反映する尺度	血圧の低下値,血圧の正常化率,生存年の延長など
費用効用分析	「円」などの通貨単位	質調整生存年(QALY)	質調整生存年(QALY)の獲得
費用便益分析	「円」などの通貨単位	効果を金銭価値に換算	「円」などの通貨単位

ある.効果が等しいことが証明されていない場合には,費用のみを比較してもほとんど意味はなく,このような費用比較は費用最小化分析と称することはできない.

費用効果分析は,複数の選択肢について,それぞれの「費用」と「効果」を計算し,比較検討する方法である.なお,費用には,医療技術そのものの価格のみに限らず,合併症が生じた場合の治療費など,当該医療技術に関連して発生する様々な費用項目を含むことが一般的である.仮に新規医療技術の価格が高いとしても,その技術の使用により治療経過が大幅に改善したり,合併症の発生が抑えられるならば,逆に費用が安くなる場合もある.このように,新規医療技術の方が,効果が高く,なおかつ費用が安いのであれば,臨床効果の面からも経済的側面からも優れていると結論付けることについては,異論はないだろう.

しかし,新規医療技術の方が効果は上回るが,費用は既存の医療技術を使用した場合を上回ってしまう,という場合もありうる.この場合には,新規医療技術を導入することによって必要となる追加分の費用が,それによって得られる追加分の効果に見合ったものであるかを検討する必要がある.具体的には,「増分費用効果比」(Incremental Cost-Effectiveness Ratios, ICER)(表3.4.2)を算出し,この値が一定の値よりも小さければ,新規医療技術は効率

3.4 再生医療の経済評価

表 3.4.2 新規医療技術と既存医療技術を比較した場合の増分費用効果比（ICER）

$$増分費用効果比 = \frac{新規医療技術の費用 - 既存医療技術の費用}{新規医療技術の効果 - 既存医療技術の効果}$$

的である，と解釈することが一般的である．

ところで，費用効果分析における効果指標には，様々な指標を用いることができる．例えば降圧剤の効果指標としては，拡張期血圧の平均低下値（mmHg），血圧の正常化率（％）などの特異的効果指標も考えうる．しかし，増分費用効果比が「血圧低下1 mmHg あたり○万円」や「血圧の正常化1％あたり○万円」といったように疾病・病態に特異的でしかも中間的（surrogate）な効果指標を用いて分析がなされたとしても，その値が高いか安いかを直ちに判断することは難しい．血圧1mmHg の低下によって患者の症状や生活の質・人生の質（Quality of Life, QOL）がどのように改善するのか，さらに予後はどのように改善するのか，といった情報がなくては，血圧1 mmHg の低下がいくらに相当するかを価値付けることは不可能である．「1生存年延長あたり」といった，より一般的な効果尺度であればその値の評価は比較的容易といえるが，「完全に健康な1年」と「障害を持った1年」が同じ価値で評価される点が問題といえる．

費用効用分析は，この分析において質調整生存年（Quality-Adjusted Life Year, QALY）という効果指標を用いたものである（図3.4.1）．1質調整生存年とは「1年分の健康な命の価値」に相当する概念であり，完全に健康な状態のスコアを1，死亡を0としたスケールにおいて，半身不随の状態のスコアは0.5である，といった具合に，各健康状態における QOL を「効用値」としてスコア化し，これと生存年数とを掛け合わせることにより，QOL と生存期間の両方を総合評価した指標である．例えば，効用値0.5の健康状態で10年間生存した場合には，

$$0.5 \times 10 = 5 \text{ 質調整生存年（QALY）}$$

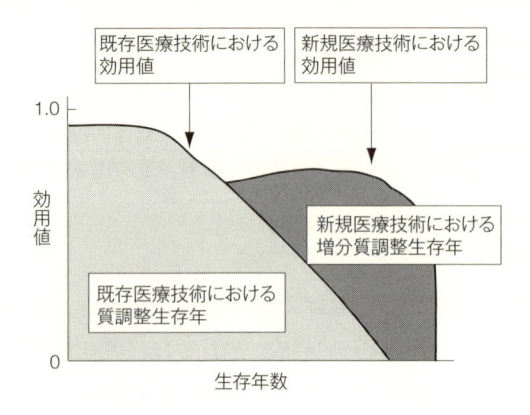

ということになる．

最近の医学論文では，1質調整生存年あたり5万～10万ドルを上限としていることが多いが，英国NICEでは1質調整生存年あたり2万～3万ポンドを上限としている．

費用便益分析は，得られる効果を金銭価値に換算する方法である．例えば，死亡が回避された場合には命の年数を金銭換算し，障害が回避された場合には障害の価値を金銭換算する．なお，将来生じるはずだった費用（医療費）が回避される場合は「便益」ではなく「費用削減」と見なすべきであるが，誤ってこれを便益として算出した上で「費用便益分析」と称する場合もあるので注意を要する．

3.4.2 再生医療の経済評価

医療経済評価は費用と効果の両面について検討を行うため，当然のことながらその効果に関する臨床データが必要である．したがって，再生医療技術のような開発途上の技術については，その効果についての情報が不十分であり，数々の推定や仮定に基づいて分析を行わざるをえない．また，それらの技術の費用についても定まっているわけではない．

こうした限界がある中で，マカティア（H. McAteer）氏はヘッドルーム分

析という新たな考え方を提案した[1]．ヘッドルームとは空き高（頭上空間）を意味する．通常の医療経済評価では，「ある医療技術の費用対効果が優れているか」について検討を行うが，ヘッドルーム分析では「ある医療技術が理想的な有効性を発揮した場合，いくらの金額なら費用対効果が良好となりうるか」つまり「いくらまで金額を高くして大丈夫か」について検討を行う．具体的には，次のような手順で実施される．

① 分析対象とする医療技術（新規治療）が存在しない現時点において，どのような医療技術が使用されているか（従来治療）を特定．
② 従来治療において，どの程度QOLが障害されているかを把握．
③ 新規治療により完全な健康状態が得られるとの前提のもとで，その臨床効果がどれくらいの期間持続するかを推定．
④ ②と③を乗じることにより，最大限見込まれるQALYの改善量を算出．
⑤ ④の改善量に対して，社会としていくらまで支払ってよいと考えるかを算出（注：英国の場合，1 QALYあたり3万ポンドが一つの目安となっている）．
⑥ 従来治療に比べ新規治療の場合，入院期間の短縮等で医療費がどのくらい節約になるかを推計．
⑦ ⑤と⑥を合計することにより，新規治療の費用の許容金額が算出される．

なお，この数値は新規治療により理想的な効果が得られた場合の許容金額であり，通常はこの金額より下回ることとなる．新規治療のコスト（原価）がこの金額を上回る場合には，基本的にその治療の導入は困難と考えられる．

例えば，膀胱癌に対する再生医療の場合は次のように算出される．

① 従来治療：腸を用いた膀胱形成術
② 従来治療における効用値の減少分：0.04
③ 臨床効果の持続期間（最大限）：10年間
④ QALYの改善量（最大限）：0.04×10＝0.4 QALY

⑤ 支払意思額：30,000 ポンド × 0.4 QALY ＝ 12,000 ポンド
⑥ 医療費削減額：1,268 ポンド
⑦ 再生医療の最高許容価格＝ヘッドルーム：13,268 ポンド

⑦の算出結果を参考にし，仮に膀胱再生の価格を13,000ポンドと設定したとする．膀胱再生技術の原価は8,000ポンドと予測されることから，1例あたりの収支は5,000ポンドとなる．ただし，市場規模が年間500ケース程度と少ないことから，収益性は必ずしも良くないものと判断される．

マカティア氏が報告した再生医療のヘッドルーム分析の推計結果（一部）を表3.4.3に示す．この中では尿道狭窄についてはヘッドルームが特に小さいことから，この価格で導入可能かを慎重に判断すべきと考えられる．

表3.4.3 ヘッドルーム分析の結果（参考文献[1]より引用改変）

再生医療対象疾患	膀胱癌	尿道狭窄	再発性腹壁瘢痕ヘルニア	脊柱固定	骨癒合不全および骨欠損（部分欠損）
1. 従来治療	腸を用いた膀胱形成術	口腔粘膜を用いた尿道再建術	メッシュによる腹壁修復術	自家移植	自家移植
2. 従来治療における効用値の減少分	0.04	0.06	0.15	0.0038	0.5
3. 臨床効果の持続期間（年）	10	0.1	1	1	0.75
4. QALYの改善量（最大限）(QALY)	0.4	0.006	0.075	0.0038	0.5
5. 支払意思額（ポンド）	12,000	180	2,250	114	11,250
6. 医療費削減額（ポンド）	1,268	225	早期合併症 840 / 晩期合併症 668	819	283
7. 再生医療の最高許容価格（ヘッドルーム）（ポンド）	13,268	405	早期合併症 3,090 / 晩期合併症 3,758	933	11,533

3.4.3 お わ り に

日本において再生医療技術を広く普及させるためには,その技術が保険収載されることが望ましく,そのためには,価格に見合った価値があるかどうかについて証明することが重要な課題となりつつある.今後,再生医療技術の医療経済評価に積極的に取り組む必要があると考えられる.

参考文献

1) McAteer, H.,(2010). The use of health economics in the early evaluation of regenerative medicine therapies. A PhD. thesis submitted to The University of Birmingham.

3.5 再生医療の社会的受容——細胞のアイデンティティに関する課題

3.5.1 はじめに

　高齢化社会と形容される現代日本において今後の医療のあり方は社会的な課題の一つである．20世紀に日本は大きな変化を遂げた．日本の人口は1920年時点では5,600万人程度であったのに対し，1960年代後半には1億人を突破し，21世紀に入ってからの10年間は1億2,700万人程度の水準を保っている．また，1920年には300万人に満たなかった65歳以上の人口は，1970年代後半には1,000万人，そして現在では3,000万人に迫る勢いである．このような人口統計上の変化の背景として，公衆衛生の向上とともに，20世紀における医療技術の躍進的な進歩が挙げられる．しかし，これは同時に国の医療費負担額の増大を意味しており，医療制度の早急な見直しを含めた社会的な対応が求められているのは公然の事実となっている．

　このような社会的な背景は再生医療が注目を浴びるようになった一つの重要な要因であろう．人の身体には自然治癒能力，つまり再生する能力が元来備わっているが，この能力で対応しきれないときには医療の力が必要となる．この新しい医療は幹細胞の持つ増殖および分化の能力を組織工学などの技術と組み合わせることによって人の再生能力を医療に利用する．これによって従来の対症療法的な医療から「根治」を目指す医療へとパラダイムの転換が期待されている．「根治」をするということは，若年期の怪我や疾病であっても生涯にわたる継続的な治療が必要なくなることに加え，加齢とともに蓄積される身体への影響をそのつど取り除くことを意味し，結果として医療費の大きな削減につながると考えられる．しかしながら，この夢のような医療の実現にはまだ多くの課題が残されている．その技術的な課題については日本を含めた世界中の研究者がその解決に取り組んでいるところであり，ここではその社会的な課題

について焦点をあてることとする．再生医療の社会的な課題というとすぐにヒト胚性幹細胞（hES 細胞，human Embryonic Stem Cells）に関する生命倫理の問題が連想されるかもしれないが，それは社会として取り組まなくてはいけない多くの課題の一つにすぎない．そこで，ここではあえて少し異なる視点を提供するという意味で，細胞のアイデンティティに関する課題を紐解いていく．

3.5.2 利用する細胞の種類

再生医療が世界で注目を浴びるようになった大きなきっかけの一つは1998年に米国の研究者トムソン（J. Thomson）教授によって発表された hES 細胞の樹立であった．この細胞はその数を限りなく増やすことができることに加え，人の身体を形成するあらゆる細胞へと変化することができるという二つの重要な性質を兼ね備えており，この細胞の登場によって再生医療の道が大きく開けたことは間違いない．しかし，hES 細胞の再生医療への利用には二つの大きな課題があるとされてきた．一つ目は米国や欧州諸国で議論が繰り広げられている生命倫理の問題である．生命の萌芽として位置付けられるヒトの胚から幹細胞を取り出すことに対して倫理的な疑問が投げかけられており，日本を含め各国の政府がその対応を迫られてきた．そして，二つ目の課題はこの細胞を患者に移植した際に免疫拒絶反応を引き起こす可能性が高いということである．

この拒絶反応という課題は現在までに世界各国で広く利用されている移植医療にも共通する課題である．例えば，2010年に日本で臓器移植法が改正され提供者数の増加が期待されている脳死移植であっても，摘出した臓器を患者に移植する際には免疫抑制剤により拒絶反応を抑える必要があるし，白血病などの治療法として既に普及している幹細胞治療の一つである骨髄移植であっても同様に免疫抑制剤の利用が不可欠である．これは人の身体にアイデンティティが刻み込まれていて，自分以外のものが体内に侵入することを防ぐための免疫という生理的な機能が働いているためである．もちろん，この機能自体は身体

を健康な状態に保つための重要な役割を担っており，ポリオやインフルエンザなどの予防接種ではこの機能を活性化させることによって感染を未然に防いでいる．しかし，細胞や臓器の移植の際にはこの拒絶反応は深刻な問題となるのである．

臓器移植や骨髄移植などで免疫抑制剤を利用しているのだから，再生医療も同様にして行えばよいという考え方もある．しかしながら，免疫抑制剤を定期的に投与しなくてはならないのであれば，やはり継続的な治療が必要であるということになり，先に述べたような根治を目指す医療としての意味合いは弱まってしまう．そこで，他人から提供された細胞を移植する他家移植ではなく，患者本人の細胞を利用する自家移植に注目する研究者も多い．免疫拒絶反応を起こさない移植技術を確立することは「次世代の移植医療」の成立に向けて欠くことができない条件であるとも言われている．自家移植の再生医療が抱える大きな問題は，患者本人から得られる体性幹細胞は増殖と分化のどちらの能力においても hES 細胞に匹敵するものではないということであった．しかし，この点については日本国内の研究成果としていくつかの解決の糸口が見つかってきている．メディアでも大きく取り上げられた京都大学の山中伸弥教授の研究グループが生み出した人工多能性幹細胞（iPS 細胞）(induced Pluripotent Stem Cells) はその一つである．iPS 細胞は患者から摘出した細胞からも作製することが可能な上，hES 細胞と同様の能力を持つと言われている．また，最近では体性幹細胞の中にも増殖と分化の能力に優れた細胞が存在することも報告されている．これらの細胞をうまく利用することができれば hES 細胞の持つ倫理的な問題を解決することができるだけではなく，拒絶反応を起こさない再生医療も可能となると考えられている．

3.5.3 理想と現実

(1) 理想的な医療

治療を受ける患者にとって自分の身体から採取した細胞を利用した再生医療はまさに理想の医療であるといえよう．免疫拒絶反応がないため定期的に病院

に通う必要もなくなり，社会復帰も比較的容易であることが予想される．また，幼少期に再生医療による治療を受けた場合にもその影響を最小限に留め，健康な子供たちと同様の生活を送ることができる可能性も高くなる．一般的に人の自然治癒能力は年齢を重ねるとともに弱まってくると考えられているが，iPS細胞では細胞採取時の年齢は特に関係がないと言われている．したがって，高齢者であっても同様の治療を受けることができる．そしてもう一つ，患者にとって精神的な負担を軽減するという利点が考えられる．米国の研究者であるビーデル（D.C. Biedel）氏によると，今までの臓器移植や骨髄移植では自分の身体の中に「他人」が存在するという不思議な感覚に悩まされるケースが多くあったという．現在の移植医療では基本的に細胞や組織の提供者は匿名化されており，患者はそれが誰であるか知ることはできない．しかし，そのような「知らない」という事実が，提供者に関する想像を余計に膨らませることになり，自分の中の「他人」という存在を不安なものにするのだという．自家の再生医療であるならば，移植される細胞や組織ももともとは自分の身体の一部であり，移植後も患者のアイデンティティを保つことができるためそのような心配がないのである．

(2) 現実との乖離

それではこの自家の再生医療は現実的に可能だろうか．まず一つ留意すべき点は全ての再生医療でiPS細胞の利用が必要なわけではないということである．患者本人から得られる細胞は増殖と分化の能力が限られていると前に述べたが，その限られた能力でも十分に治療に利用できる場合も多くあり，そのような手法が既に医療技術として確立している例もいくつか存在している．ヒトのiPS細胞が誕生したのは2007年のことであり，技術的に解決されるべき課題は多く残されている．また，再生医療では細胞を移植に適した形状に調整する必要があり，この作業に一定の時間が必要となる．現在の技術水準では患者から細胞を採取した後にiPS細胞を作成し最終的な調整を行うためには相当な時間が必要となってしまう．したがって，可能であるならばiPS細胞の作

製にかかわる作業を省略することが望まれる．そして，脳や心臓のように必要とされる細胞を採取することが患者にとって大きな負担となる場合や，より高い増殖と分化の能力が必要である場合にはiPS細胞を利用する意義が生じるのである．しかしながら，怪我や疾患によってはiPS細胞の利用さえ難しい場合もある．致死性が高い場合や発症してから治療までの時間が長くなると治療が難しくなる場合などがこれに該当する．このため，自家の再生医療によって治療が可能な怪我や疾患は限定されてしまう．

そして，自家の再生医療の課題はこれだけではない．先にも述べたとおり日本の医療制度は財政的に非常に厳しい状態にある．患者の細胞を採取した後に調整を行い移植するという患者個人に特化した作業には莫大なコストがかかってしまう．そこにiPS細胞の作製と必要となる細胞への分化といった作業を加えればさらにコストは高くなる．根治治療の実現により国の医療費負担額を減少させることが期待されていたのに対し，患者個人に特化した医療を実施することは逆に医療費の拡大につながってしまう．今後の技術的な発展によって現在よりもコストを抑えることができたとしても，国が一般的な医療としてその費用を負担できる程度にまで低コスト化が実現するのはまだ遠い先のことであると予想される．また，文部科学省の主導により，再生医療のためのiPS細胞バンクの設立なども計画されている．このような細胞バンクの利用は作業の工程の簡易化を進めるには有効であり，再生医療の低コスト化に貢献すると考えられる一方，そこに保管されている細胞を使った再生医療は必然的に他家の再生医療にならざるを得ない．したがって，自家の再生医療の実現には大きな壁が存在するのである．

3.5.4 細胞に関する基準の重要性

このような医療経済的な状況は自家の再生医療を否定するものではない．前述のように既に医療技術として確立しているものもあることを忘れてはならない．しかしながら，海外の研究者や企業がhES細胞の利用に意義を認めているのもこのコストに関する点が大きい．国の医療費負担が長期的に安定な状態

にないのは決して日本だけの問題ではない．そのような状況の中で再生医療を実現させるためにはどうしても低コスト化が必要となってくる．拒絶反応を引き起こす恐れがあるとはいえ，hES 細胞から複数の患者に利用できる細胞由来製品を生産することで「規模の経済」を確立し低コスト化を実現することができると考えているのである．世界的に事業を展開する製薬企業であればこの製品という考え方は現在のビジネスモデルとも適合しやすい．また，同じ細胞を材料として利用し続けることでノウハウの蓄積も比較的容易となる．さらに，自社で免疫抑制剤の生産と販売を行っている場合であれば，自社の持つ市場の拡大にもつながると考えられる．日本がこのような国際的な企業に対抗するためには，自家と他家の再生医療を戦略的に使い分けることがどうしても求められる．

では，他家の再生医療において患者の精神的な負担を軽減するためには何が必要であろうか．そこで，参考となるのは米国の社会学者であるランデッカー (H. Landecker) 氏による HeLa 細胞に関する研究である．現在世界中の研究者が利用する HeLa 細胞はその細胞が由来するヘンリエッタ・ラックス (Henrietta Lacks) という人物の頭文字から名付けられている．この細胞はヒト由来の細胞で安定して培養が可能な初めての細胞として広く普及したが，当時の実験室の環境下でその後に樹立されたとされる多くの細胞株を汚染していることが明らかになった．このような望まれざる影響について当時の研究者の間では「黒人女性」というラックスのアイデンティティと重ね合わせた非難の声が上がっていたという．これは細胞のアイデンティティとその影響が密接なつながりを持った一つの例である．現代の日本においてこのような差別的な思想が生じることは考えにくい．しかしながら，患者への治療の効果や副作用と細胞の提供者のアイデンティティが連結されてしまうことは決して望ましくない．

したがって，他家の再生医療を進めるためには，やはり国が主導となり広く企業も利用が可能な細胞バンクの設立が望まれる．各企業が個別に細胞の提供者を募ってしまった場合には，どうしてもその細胞の特異性が強調されてしま

う. 患者の立場から見た場合には，その細胞がどのような提供者に由来するのか，つまり自分の中にいる「他人」は誰なのかについて不安を抱く要素を強く意識させることになってしまう. そこで，細胞バンクのような統括的機関の存在が重要となるのである. そして，そのような機関において細胞を管理し提供するのに際して，明確な基準を設けることで提供する細胞の質を管理し，一定期間ごとにその基準について見直しを行うことが重要である. これによって，ある細胞を利用したことによって予見することができなかった副作用などが生じた場合にも，細胞によって引き起こされたという考え方ではなく，設置された基準に問題があったと理解することができる. そして，新たな基準を定め，管理する細胞の全てについてもう一度精査するのである. このような細胞バンクの運営には必然的にコストが生じるが，企業が広く利用できる体制を整え，細胞の提供に対して対価を徴収することで健全な運営も可能であると考えられる. もちろん，明確な基準を定め細胞バンクを運営する行政機関の責任は大きいが，日本における再生医療の発展のために行政が担うべき役割はやはり重要である.

3.5.5 おわりに

再生医療は社会の大きな期待を背負っている. 患者からの期待，研究者からの期待，企業からの期待，国からの期待. しかしながら，現在の日本の置かれた状況を見た場合に全ての期待に対して応えることはやはり難しい. したがって，社会としてどのような医療であれば受容できるかをきちんと検討し，長期的な視点から再生医療の今後の道筋を立てていく必要がある. ここで論じた細胞のアイデンティティに関する課題は自家の再生医療が一つの解決方法を提示している課題ではあるものの，日本の財政状況や近年の世界的な再生医療の方向性を考慮した場合には他家の再生医療の必要性はやはり否定できず，今後真剣に向き合うことが求められる課題の一つなのである. 再生医療の実現に向けて技術的あるいは経済的な制約があることは否定できない. しかし，医療の最大の目的が患者の生活の質・人生の質（Quality of Life, QOL）の向上である

ことを考えると，精神的な影響なども広く考慮した上でその実現に向けた議論がなされることが望まれる．

参考文献

1) 総務省統計研修所編集．(2011)．日本の統計 2011．総務省統計局．
2) Thomson, J.A., et al. (1998). Embryonic Stem Cell Lines Derived from Human Blastocysts. *Science* **228**.
3) Takahashi, K. and Yamanaka, S. (2006). Induction of Pluripotent Stem Cells from Mouse Embryonic and Adult Fibroblast Cultures by Defined Factors. *Cell* **126**.
4) Kuroda, Y., et al. (2010). Unique multipotent cells in adult human mesenchymal cell populations. *PNAS* **107**(19).
5) Biedel, D.C. (1987). Psychological Factors in Organ Transplantation. *Clinical Psychology Review* **7**.
6) Landecker, H. (2007). Culturing Life: How Cells Became Technologies (Harvard University Press).

3.6 再生医療の規制・制度等に関する欧米の動向

欧米の細胞・組織加工製品を用いた再生医療の臨床研究は，商業・非商業的目的にかかわらず原則 GCP（Good Clinical Practice）に準拠して行われる．細胞・組織加工製品は，米国では食品医薬品局（Food and Drug Administration, FDA）が生物製剤もしくは医療機器に分類して規制を行う．欧州では，欧州医薬品庁（European Medicines Agency, EMA）が先端医療医薬品（Advanced Therapy Medicinal Products, ATMP）として薬事承認審査を行うが，臨床試験の実施に関する手続きは加盟国の管轄となっている．また，未承認の細胞・組織加工製品であっても，緊急的もしくは人道的な使用が欧米で認められている．

3.6.1 はじめに

2012 年 3 月現在，欧米で製造販売承認されている細胞・組織加工製品は，米国で 9 品目，欧州で 15 品目に上っている．一方，日本においては J-TEC 社（1.4 参照）の自家培養表皮「ジェイス」の 1 品目のみに留まっている．欧米においては，細胞・組織加工製品を用いた臨床研究が，原則として治験レベルで行われている．本節では，欧米の細胞・組織加工製品の臨床利用までの道筋について規制当局の考え方も含めて概説したい．

3.6.2 欧米の規制制度

(1) 米 国

米国においてヒト細胞・組織利用製品は，加工の有無にかかわらず HCT/P（Human Cells, Tissues and Cellular/Tissue-based Products）に区分され，治験に限らず製品開発を目的としない臨床研究に対しても FDA が規制を行っている．FDA の HCT/P に対する規制は，「リスクベースアプローチ（Risk-Based Approach）」と呼ばれる基本原則に基づいて行われている[1]．すなわち

規制の方針・内容を定めるにあたって，審査対象となる各製品の性質に固有，かつその品質・安全性・有効性に関連するリスク因子を探り当てることをベースにし，その影響の度合いを科学的に評価することを行っている．ちなみにこの場合でのリスクとは，安全性や有効性などの目的の達成の阻害要因のことを意味している．HCT/P は，公衆衛生サービス法の側面から更に 2 種類に大別され，すなわち公衆衛生サービス法第 361 条が適用される「ヒト組織」（361HCT/P）と，公衆衛生サービス法第 351 条および食品医薬品化粧品法が適用される「ヒト細胞治療薬および遺伝子治療薬」（351HCT/P）がある．日本におけるヒト由来の細胞・組織を加工した医薬品または医療機器は，細胞・組織に最低限の処理以上の加工を施したものに関しては，351HCT/P に該当すると考えられる．しかしながら，加工が最低限の処理で同じ細胞組織製品であっても，用途・適用によって 361HCT/P にも 351HCT/P にもなることがある．例えば，自己由来の最低限の処理のみ施された骨髄幹細胞は，造血系再構築に用いられる相同使用ならば 361HCT/P となり，心臓の修復に適用される非相同使用ならば 351HCT/P となる．さらに 351HCT/P は，主たる作用様式に基づいて生物製剤または医療機器に分類される．作用の主様式が，細胞・組織の生化学的・免疫学的・代謝的機能であれば生物製剤としての，細胞・組織の物理的・構造的機能であれば医療機器としての規制を受けることになる[2]．

(2) 欧 州

欧州連合（EU）では，医薬品は各国承認を除き EMA が審査を担当している．一方，医療機器に関しては，いずれかの EU 加盟国により認定された民間の第三者認証機関の認証を受ければ，EU 内の国境を越えた流通が可能となっている．遺伝子治療医薬品および体細胞治療医薬品は，医薬品に分類される ATMP として扱われる．再生医療に用いるための組織工学製品は，医薬品に分類されるか，医療機器に分類されるか，その判断は加盟国によりまちまちであったが，ATMP の販売承認規制を定めた Regulation (EC) No 1394/2007 が 2008 年 12 月に施行され，組織工学製品も ATMP の範ちゅうに加えられ

た.さらに ATMP は,加盟国における承認審査を経ずに EMA で中央審査が行われることとなった[3].経過措置として,組織工学製品ではない ATMP の場合には3年の移行期間(2011年12月まで),組織工学製品である場合には4年の移行期間(2012年12月まで)が与えられており,それまでに ATMP としての EMA の再承認を受ける必要がある.期間内に再承認を受けない場合には,EU 市場での承認は取り消される.EMA の ATMP に対する規制の基本原則は,米国と同様にリスクベースアプローチである[4].ATMP は原材料,製造工程,最終製品の形態および臨床における使用法が製品ごとに異なることから,品質・安全性の確保には,リスク分析に基づいたケースバイケースの対応が必要であると EMA は考えている.

3.6.3 欧米の臨床試験制度・販売承認審査

(1) 米 国

治験に限らず販売未承認の 351HCT/P の臨床試験を行う場合は,FDA に申請を行わなければならず,日米 EU 医薬品規制調和国際会議(International conference on harmonization of technical requirements for registration of pharmaceuticals for human use, ICH)の GCP に基づいた国内 GCP を順守する必要がある.FDA では生物製剤と医療機器の分類に従い,生物製剤に分類されたものは生物学的製剤評価研究センター(Center for Biologics Evaluation and Research, CBER)が,医療機器に分類されたものは医療機器・放射能保健センター(Center for Devices and Radiological Health, CDRH)が所管するが,医療機器と分類される 351HCT/P に関しては,CBER と CDRH が連携して相談・審査にあたっている.生物製剤としての 351HCT/P の場合は,cGMP(Current Good Manufacturing Practice)と cGTP(Current Good Tissue Practice)に従って製造し,研究用新薬(Investigational New Drug, IND)申請の後に臨床試験を行い,生物製剤承認申請(Biologics License Application, BLA)を通じて販売承認を得ることになる.一方,医療機器としての 351HCT/P の場合には,医療機器用の GMP

3.6 再生医療の規制・制度等に関する欧米の動向

であるQSR（Quality Systems Regulation）とcGTPに従い製造した製品について，研究用機器特例（Investigational Device Exemption, IDE）申請の後に臨床試験を行い，市販前承認（Premarket Approval, PMA）を通じて販売承認を得る（図3.6.1）．INDおよびIDE申請の初回審査期間は30日と定められている．

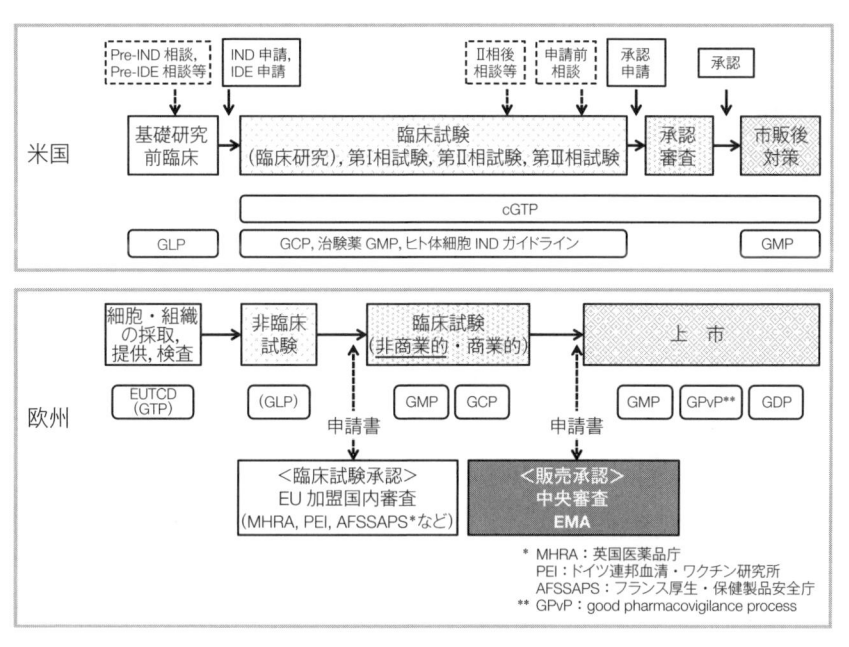

図3.6.1 細胞・組織加工製品の開発から使用まで

（2）欧　州

EUにおけるATMPの臨床試験は，日本における臨床研究に相当する区分は存在せず，日本における臨床研究に相当する試験であっても，すべて日本の治験に相当する規制が適用される．臨床試験（治験）に関しては，遺伝子治療医薬品および体細胞治療医薬品の場合には，既に日米EU医薬品規制調和国際会議で合意された医薬品の臨床試験に関する基準（International Conference on Harmonisation of technical requirements for registration of pharmaceuticals for human use. Good Clinical Practice, ICH-GCP）に基づいた GCP を順守することが必要であったが，Regulation（EC）No 1394/2007 施行後の ATMP の臨床試験に関しては，これに加えて ATMP 向けの新しい GCP を順守する必要があるとされている．EU 内の国境を越えた医薬品・医療機器の流通に関しては，EMA のヒト医療製品委員会（Committee for Medicinal Products for Human Use, CHMP）が欧州委員会（EC）からの委任を受けて承認審査を行っており，そこで品質・安全性・有効性に関する科学的評価が行われている．しかしながら ATMP は従来の医薬品・医療機器よりも専門的かつ多分野にわたる評価を要することから，CHMP の下部諮問組織として 2008 年 12 月に設置された先端医療委員会（Committee for Advanced Therapies, CAT）での品質・有効性・安全性の評価意見書案をもとにして CHMP が承認審査を行い，CHMP が作成した評価意見書をもとにして EC が承認の判断をする，という体制が取られている．また，ATMP は多くの患者の体の一部となることから市販後の安全対策として，トレーサビリティの確保（患者から製品・材料・ドナーまでの追跡可能性，GMP/GDP），ファーマコビジランス（有害事象の監視，GPvP），リスクマネジメントシステムの構築（リスクの最小化）と有効性のフォローアップ（事後評価）が申請者に求められる．ただし EMA はあくまでも薬事承認審査を行う機関であり，臨床試験（治験）の開始・実施に関する手続きはすべて加盟国の管轄となっている（図 3.6.1）．

3.6.4 欧米の相談制度

(1) 米 国

生物製剤では開発者が臨床試験前に FDA と相談する制度（Pre-Pre-IND 相談，Pre-IND 相談），販売承認申請前の相談制度（Pre-BLA 相談）等がある．医療機器に関しては，臨床研究前の相談（Pre-Pre-IDE 相談，Pre-IDE 相談），販売承認申請前の相談（Pre-PMA 相談）等がある．これらの相談は，臨床試験の目的が商業的・非商業的にかかわらず利用可能で，製品に特化した

実用化までの道筋を議論することができる．また，生物製剤および医療機器の分類の判断が困難な場合は，複合製品室（Office of Combination Products, OCP）に相談し，OCP が相談受付後 60 日以内に判断する．

(2) 欧 州

ATMP の開発を促進するためには，製品に関して企業が EMA と相談する場合に，その手数料をできるだけ安くする必要がある．現在 EMA では，中小企業が ATMP についての科学的助言や試験プロトコルの補助を必要とする場合，通常の手数料の 90％割引で相談に応じている．それ以外の開発者でも対象品目が ATMP ならば通常の 65％割引で相談に応じている．これらの相談は，臨床試験の目的が商業的・非商業的にかかわらず利用可能である．また，EU 加盟各国の規制当局も独自に開発者向けの無料ないし安価な相談制度を整備している．

3.6.5 未承認の細胞・組織加工製品の臨床利用

(1) 米 国

米国では未承認の生物製剤および医療機器の臨床利用は，重篤・致死的・代替療法のない疾患に対する緊急的もしくは人道的使用において認められている．生物製剤に関しては，IND 申請を行うことができない緊急時，臨床プロトコル外の患者，特定の個人の患者に使用することが可能である．医療機器に関しては，臨床試験中の緊急時での使用，臨床試験の基準外の患者への使用，臨床試験途中の患者の追加，臨床試験完了後で販売承認前使用が可能になっている．

さらに米国内で年間 4,000 人以下の患者を対象とした製品で他に有効な医療機器が存在しないものについては，薬事承認の一種である人道機器適用免除（Humanitarian Device Exemption, HDE）の承認を受けることができる．HDE は一般の市販前承認（PMA）と異なり有効性を合理的に立証する臨床試験結果は必要とされないが，想定されるベネフィットがリスクを上回ること

などが必要とされる．また，使用される医療施設の倫理委員会（Institutional Review Board, IRB）の承認が必要など市販後に上乗せの要件が課せられる．

(2) 欧　州

販売未承認 ATMP の中央審査の原則の例外として，「病院免除」（Hospital Exemption），「人道的使用」（Compassionate Use），「特別免除」（Special Exemption）の3種類がある．「病院免除」は，

① 特定の一患者向けの特注品の処方箋に従って，
② 明確な品質基準に基づき，
③ 非反復的に製造され，
④ 医療従事者の職務責任のもと，
⑤ 同一加盟国で，
⑥ 単一病院において使用される，

という条件をすべて満たす ATMP は EMA の中央審査とはならないという規定である．ただし「病院免除」に該当する品目の場合も，生産国の機関からの製造・品質に関する承認，ファーマコビジランス，トレーサビリティが必要である．「人道的使用」は，代替法のない疾患に使用される ATMP に関して，販売承認申請予定や臨床試験中の品目の承認前使用が認められるというものである．「特別免除」では，患者個人からの自発的な要望に応じて供される ATMP で，医師の直接的な責任のもとに使用されるものについては，中央審査が免除されると定めてある．同等な作用を持つ承認薬がないような場合に適用される．

3.6.6　最近の話題

米国においては，コロラド州の The Centeno-Schultz Clinic が，FDA の承認を得ることなく関節傷害に対する自己由来培養骨髄幹細胞の注入療法を行っていることが大きく取り上げられた[5]．クリニック側は，単一州内での医療行為のため，FDA の規制は受けず IND も BLA も不要と主張している．FDA の

3.6 再生医療の規制・制度等に関する欧米の動向　　　213

見解としては,
① 通常の骨髄移植と異なり最低限以上の加工を施した細胞は生物製剤として FDA の規制を受けなければならない.
② GMP に準拠していないため安全性・有効性の証明がない.

としている. FDA は 2010 年 8 月にクリニックの業務停止命令を地裁に請求したが, 未決着の状態である. このように自己由来培養細胞に関しては医療行為か医療製品かという議論は欧米でも存在する.

また, 前述したが, 欧州においては Regulation (EC) No 1394/2007 の施行後 3 年もしくは 4 年以内に EMA の中央審査による再承認を得なければ, その ATMP への承認は取消しとなる. EMA の中央審査開始以前に承認され, EU 内で流通していた ATMP は 15 品目ほどであるが, その中で EMA から再承認を得ることができたのは, いまのところ TiGenix 社の ChondroCelect 1 品目のみである. 一方 2011 年 5 月時点におけるドイツでの「病院免除」は, 体細胞治療薬が 3 品目, 組織工学製品が 21 品目, 組織工学製品（非相同使用）が 6 品目にも上っている[6]. EMA の承認審査状況があまり順調ではない一方で, 多くの ATMP の開発者が「病院免除」の道を積極的に活用していることがうかがえる.

3.6.7　おわりに

欧米で臨床研究が治験レベルで可能なのは, 研究者支援体制, 規制当局の人員・予算, 医療機関内・機関間の臨床試験支援体制が日本より充実していることが反映していると考えられる. 商業的・非商業的にかかわらず臨床試験において ICH-GCP を準拠することは, リスクベースアプローチの立場からは合理的である. しかしながら資金や労力面で莫大なコストがかかることも事実であり, 欧米でも大学の臨床医や中小ベンチャー企業にとって GCP 準拠の条件は非常に厳しいものとなっているのも事実である[7]. ただし, 欧米の規制当局はこうした厳しい原則に則りつつ, 先端的製品の開発を促すための規制・環境整備に積極的に努めている. 日本において先端的製品の実現化を効率的に推進

するためには,彼らの努力も参考にしつつ,日本における規制・開発環境のあり方について継続的に関係者が知恵を出し合っていくことが重要であると考えられる.

参考文献

1) "A Proposed Approach to the Regulation of Cellular and Tissue-based Products" The Food and Drug Administration, February 28, 1997 [Docket Number 97N-0068]
2) "Definition of Primary Mode of Action of a Combination Product" (PMOA final rule) The Food and Drug Administration, Federal Register (Vol.70, No.164), August 25, 2005 [Docket No.2004N–0194]
3) Regulation (EC) No 1394/2007 of the European Parliament and of the Council of 13 November 2007 on advanced therapy medicinal products and amending Directive 2001/83/EC and Regulation (EC) No 726/2004
4) Draft guideline on the risk-based approach according to Annex I, part IV of Directive 2001/83/EC applied to Advanced Therapy Medicinal Products [Reference number EMA/CAT/CPWP/686637/2011]
5) (2010). Regulators must step up stem cell over night. *Nat Med* **16**(5): 492.
6) Parenteral Drug Association website. http://www.pda.org/Presentation/2011-PDA-Europe-Workshop-on-Advanced-Therapy-Medicinal-Products/Plenary-42-Egbert-Flory.aspx
7) McMahon, A.D., Conway, D.I., MacDonald, T.M., McInnes, G.T. (2009). The unintended consequences of clinical trials regulations. *PLoS Med* **6**(11):e1000131.

第4章

再生医療の本格化と将来

4.1 再生医療の未来

4.1.1 世界における再生医療の未来像と国家戦略

　再生医療および幹細胞医療は，皮膚，軟骨，角膜，心筋などの再生医療製品のヒトに対する臨床試験や治療において，また，一部難治性疾患への実験的幹細胞治療によって，マスメディアからも驚きと称賛をもって取り上げられている．まさに，未来医療の重要な一角をなす存在となってきたことは明らかである（図 4.1.1）．世界においても代替治療のない患者の生活の質・人生の質（Quality of Life, QOL）の向上や，根治の実現で，アクティブな高齢化社会の基盤を支えるとともに，生活習慣病や癌，慢性疾患分野での高額な新薬投入と世界的な患者の増加によってうなぎ昇りの総医療費を大幅に圧縮することが期待され始めている．特に，平成 22 年度に医薬品・医療機器全体で 2 兆 7,741 億円もの輸入超過（うち医薬品 2 兆 1,721 億円，医療機器 6,021 億円）[1]を計上し，9 年連続して入超幅を拡大させている日本においては，国家経済戦略としても真剣に取り組むべき革新的医療である．この分野において大幅な貿易黒字を計上してきた米国においても，国内総医療費を長期的に堅持しながら優れた先端医療技術・製品の開発を促進する方策について政産官学による医療イノベーションカウンシルが総合的な議論を進めており，再生医療は患者個人の医療経済的な費用対効果のみならず，その開発コストの 3 倍以上の総医療費圧縮効果をもたらすとして，早期実現化に向けた国家的支援を提唱している．

　一方，再生医療の実用化の現状は，2010 年の世界での再生医療関連市場規模が約 20 億ドル（約 1,570 億円，日本は約 125 億円），狭義の細胞製品市場は約 4 億ドル（約 300 億円，日本は約 2 億円）と，日本の占める比率は 1％にも満たない．将来予想としては株式会社富士経済が[2] 2020 年の国内市場規模を 705 億円（うち細胞製品は 30 億円）と報告しており，様々な海外調査会社による 2020 年の世界市場規模が 80 億〜90 億ドル，およそ 8,000 億円強で

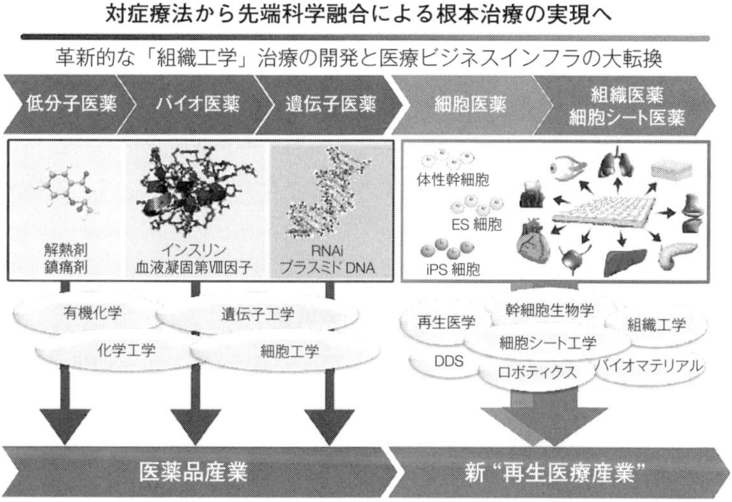

4.1 再生医療の未来

対症療法から先端科学融合による根本治療の実現へ

革新的な「組織工学」治療の開発と医療ビジネスインフラの大転換

低分子医薬 / バイオ医薬 / 遺伝子医薬 / 細胞医薬 / 組織医薬・細胞シート医薬

- 解熱剤・鎮痛剤
- インスリン・血液凝固第Ⅷ因子
- RNAi・プラスミドDNA
- 体性幹細胞・ES細胞・iPS細胞

有機化学 / 化学工学 / 遺伝子工学 / 細胞工学 → 医薬品産業

再生医学 / DDS / 幹細胞生物学 / 細胞シート工学 / ロボティクス / 組織工学 / バイオマテリアル → 新"再生医療産業"

図 4.1.1　再生医療——治療のイノベーション

あることから，この7～8年で細胞製品を含めて世界の再生医療市場の10％程度の規模に急成長することが期待されている．

　従来の日本発のイノベーション（技術革新）は，自由競争を前提とする産業，既存の商流（商的流通．商品そのものの流れを指す「物流」に対応する取引の流れ．商品の所有権の流れと，それに伴う一連の商取引を指す）に対してなんらかの課題を解決する新技術製品を開発し，その普及を図る際に標準化などの国際競争にも参加するというものであった．国の役割としては，技術開発や普及・標準化活動への資金提供と，最近の燃料電池車の水素ステーション設置に向けた高圧ガス保安法や消防法の改正のように，新インフラ整備のための"従来の制限規制の緩和"が中心であった．一方，再生医療の場合は，医療という規制業種において，従来の業界団体やその商流と異なる異分野間の企業連携，新たな保険償還制度に加えて臨床機関と双方向につながったビジネスモデルの設計が必要である．国家ビジョンを示す省庁連携や促進法なしに，単なる個別研究支援や既存の医薬品・医療機器産業向け規制の"制限緩和"を検討するだけでは国家戦略として脆弱である．まして今後，多彩な細胞ソースを確保

して複雑な組織・臓器を体外で構築し，組織工学製品として安全かつ適切に臨床施設に輸送して移植するといった体制・制度作りは，ベンチャーなど民間の創意工夫だけで主導することは不可能である．したがって，世界の患者および産学医の関係者が大きな期待を寄せる再生医療の未来を語ることは，こうした国民の研究成果と総意を受けて未来を実現する各国の国家ビジョンの構築，国家意思の表明にほかならない．

(1) 米国での再生医療実現に向けた国家戦略

1997年に最初の細胞医療製品であるCarticel® (Genzyme Biosurgery社の自家培養軟骨) が承認された後，2000年には米国食品医薬品局 (FDA)，米国航空宇宙局 (NASA)，米国国立標準技術研究所 (National Institute of Standards and Technology, NIST)，環境省等，13の関連省庁による行政横断組織 [Multi-Agency Tissue Engineering Science (MATES) Interagency Working Group] が国家科学技術会議 (National Science and Technology Council, NSTC) 傘下に設置され，2007年には研究開発と規制構築双方に関する「組織工学戦略投資計画書」[3]を発表した．FDA内部での薬事体制強化に加えて，オバマ政権下での帰還兵対策として全米アカデミア結集型の再生治療開発プログラムAFIRM (Armed Forces Institute of Regenerative Medicine) が300億円規模で展開中であり，軍の再生医療研究施設が加速的な治験環境を提供するとともに，先端軍事技術の導入審査基準であるTRA (Technology Readiness Assessment) を再生医療研究に適用する検討を進めている．また，米国国立衛生研究所 (National Institutes of Health, NIH) は，再生医療，幹細胞研究の臨床応用推進とレギュラトリーサイエンス研究，開発資金提供を使命とする特別部門NIH-CRM (NIH Center for Regenerative Medicine, 27の関連研究センターを含む) を設置し，ベンチャー経験を持つフランシス・コリンズ (Dr. Francis S. Collins) 博士を所長として再生医療の実用化への支援を図っている．更に2010年には再生医療促進法案や「再生医療の日」制定案が議会に上程され，有効性比較調査実施機関であ

るAHRQ（Agency for Healthcare Research & Quality）が再生医療の経済性評価を開始して外部関係機関との情報共有を開始した．

また，将来ビジョンとしては，米国健康保健省（Department of Health & Human Services, HHS）が，NIH，FDA，国防総省，商務省等と特別チームを結成し，2010年1月に，2020: A New Vision—A Future for Regenerative Medicine[4] "再生医療の将来展望と連邦政府の積極支援策"（Federal Initiative for Regenerative Medicine, FIRM）に関する報告書を発表した．この中でHHSは，再生医療は生命をおびやかす難治性疾患に治療（treatment）と根治（cure）を約束する革新的な次世代医療であると共に，初めての真に分野横断的なサイエンスであり，米国内で1,000億ドル（80兆円）の潜在市場，新たな雇用と1,000億〜5,000億ドル（80兆〜400兆円）規模の新再生医療産業の創出が可能であるとしている．一方，これまで米国民間（産学）部門が40億ドル（3.6兆円）もの投資を行いながらいまだ皮膚・軟骨の代替製品といった第1世代再生医療の実現にとどまっており，次なるイノベーションに向けて再生医療分野における基盤的研究の強化と複雑な組織・臓器の再生研究を効率的かつ円滑に推進するためには，連邦政府の資金支援とコーディネート（部分の調整と全体の取りまとめ）が必須であると明言している．こうした積極支援なしには，投資採算が取りにくい現状に悲観して民間開発資金が停滞し［米国ベンチャー，ジェロン社（Geron Corporation）の幹細胞医療からの撤退等］，他国での開発に遅れを取った米国が再生医療への影響力を失って高額な再生医療製品を輸入せざるをえなくなるとともに，世界の再生医療の実現自体が40〜50年もの期間を要しかねないとの認識を示している．日本のバイオ医薬品における民間投資が日本発の製品や競争力ある分野を十分生み出せずにたどった経験に照らしても，極めて示唆に富む指摘である．

将来ビジョンとしては，確実に体内で自己治癒力を促進し組織臓器を修復する再生治療技術から，今後の結集研究によって体外で作製された組織臓器の安全な移植治療までをカバーすること，また，代謝疾患，心疾患，排尿疾患，骨・神経など代替治療がない疾患治療に革命を起こすために，連邦政府が省

庁横断的なイニシアチブ（FIRM）と産官学連携のコンソーシアムを継続的に運営し強力な支援推進を図るとしている．その前提で，皮膚，軟骨，骨代替は5年，心臓，腎臓のパッチ治療は今後10年，デマンドに応じた組織作製は20年以内に実用化するとともに，再生医療の実用化に不可欠な社会インフラである保険償還制度，FDA承認基準，細胞ソースの提供体制，費用対効果の高い細胞加工製造技術の確立およびセルバンク体制を，今後5年で確立すると宣言している．

(2) 英国での再生医療実現に向けた国家戦略

英国では，2005年に明示した幹細胞イニシアチブ10年ビジョンにおいて官民コンソーシアム（London Regenerative Medicine Network, LRMN）設立が提唱され，既に地方自治体や法曹界，産業の支援を受けて社会啓発活動や論文発表活動を推進している．同時に2002年からES細胞バンクを保有するThe National Institute for Biological Standards and Control（NIBSC）が世界初の幹細胞バンクUK Stem Cell Bank（UKSCB）の運営管理を開始している．また，BIS（Department for Business Innovation & Skills）が2011年3月締切で，幹細胞イニチアチブ研究評価と再生医療の実用化に関するパブリックコメント（Regenerative Medicine Call for Evidence）募集を実施し，そのコメント情報や研究成果データを基盤として，医学，バイオ，工学，社会経済にまたがる4関連研究機関が連帯して今後の国家戦略の立案を開始している．既に2011年7月にBISライフサイエンス部門と厚生省（Department of Health）連名で，再生医療の実用化5か年計画10課題[5]が発表され，2012年3月にはBIS傘下のTechnology Strategy Board（TSB）と全英研究機関協議会が共同し7,500万ポンド（約95億円）の戦略予算と推進計画[6]を発表した．

主な再生医療の実用化5か年戦略は次のとおり．

① 細胞治療技術イノベーションセンター（Cell Therapy Technology and Innovation Centre）の開設（2012年3月ロンドン，および2013

年夏までに6か所を予定）

② 英国再生医療基盤（UK Regenerative Medicine Platform, UKRMP）の設立．2,500ポンド（約31億円）の基盤整備予算により第1段階で再生組織の移植安全性，細胞組織加工の品質管理技術など先端融合5課題の技術ノウハウ・ハブを構築し，2013年に疾病治療に重点を置いた第2段階に着手．

③ UKRMPとTSB Cell Therapy Catapult Centreが連携して，基礎研究から治験および産業支援まで切れ目のない総額5,000万ポンド（約63億円）の研究開発支援を実施．特にリニューロン社（ReNeuron Group plc）などのベンチャーが推進する後期開発段階にある細胞治療技術を集中的に開発支援．

なお，TSBは，細胞治療産業は2014年に31億ポンド（約3,900億円）かそれ以上の市場価値を持つと想定しており，英国は幹細胞・再生医学およびその補佐的な規制設計をリードすること，そのために英国国民医療サービス（National Health Service, NHS）が製薬，バイオ医薬品，医療機器，血液透析といった既存の産業セクターや資本市場を関与させるとコメントしている．

4.1.2　日本から再生医療の未来を拓く

重要な細胞ソースと期待されるiPS細胞研究への国家的支援や，革新的な再生医療としてその臨床応用に世界の注目を浴びる細胞シート工学研究に競争的研究資金が投入されており，その成果は様々な国際学会で高く評価されている．一方，旧来の医療・補償制度，臨床・研究環境，薬事制度，産業構造の整備や，実用化アクションプランが十分追い付いていないのが現状である．医薬品産業も，前述のような大幅な入超と国内開発活動の停滞により自律的産業活動，独自の事業開発活動が困難な構造を持ち，現在の医療体制をそのまま維持することに終始しがちである．また，従来の医学部あるいは臨床機関の組織体制下では，再生医療の研究開発施設や専門人材育成を根本的に担うのには限界がある．再生医療社会に必須のインフラを築くためには，産官学医および金

融のいずれもが一歩前に出る努力があってこそ，未来を語る段階に到達するといえよう．再生医療の未来を築くのに必須と思われる主な制度体制を次に述べる．

（1）レジストリーおよびバンク制度

優れた患者情報のレジストリー体制，遺伝子情報との融合，また，多施設で共通利用しやすく海外とも連動させうるファーマコビジランス，アウトカムデータの構築，オールジャパンでの共有体制の整備は必須である．既に60年ぶりの統計法の改正がされており，法的な制約はほぼ解決している．さらに先端IT技術，高度情報処理技術と統計人材の育成によりビッグデータの解析体制を築くことが，再生医療の優れた臨床試験，治験の実施と成果フォローに欠かせない．

欧州では，EUDRANET［The European Telecommunication Network in Pharmaceuticals (European Union Drug Regulating Authorities Network)］という臨床試験情報の欧州域内共有システムを構築したことが，各国一つの倫理委員会や欧州倫理委員会の運営，および欧州医薬品庁（European Medicines Agency, EMA）による中央審査体制を可能にした．また，国民全てが社会保障番号に生涯診療履歴をリンクしているスウェーデンでは，遺伝子情報をもリンクさせるLifeGeneプロジェクトを2025年までに完成させるとストックホルム市が発表している．癌や特殊な疾病等の義務的な患者登録のみならず，患者参加型の多様な疾患情報と治療成果，および臨床開発プロジェクトをリンクさせうる先端医療データ開発プロジェクトC.U.R（Clinical Development Utilizing Registers）を立ち上げており，米国ハーバード大学（戦略競争力研究所）のマイケル・ポーター（Michael E. Porter）教授ほかが，プロジェクトマネジャーであるスウェーデン・カロリンスカ研究所を補佐してその総合設計を進めている．

レジストリー制度とともに，幹細胞バンク，マスターセルバンク整備による資源・データ確保と産学研究者への研究資材提供体制，また，細胞保存，加工

および細胞治療の専門人材・施設の認定制度の設計が必要である．既にバンクとレジストリー，造血幹細胞等の細胞治療それぞれに関する国際規格が構築されており，米国では，FACT〔Foundation for the Accreditation of Celluler Therapy（www.factwebsite.org）〕が設立されて全米の細胞バンク，細胞加工治療施設の国際規格に基づく認定を推進している（年間更新料：細胞治療3,000ドル，バンク8,000ドル；初期登録料各5,000ドル）．

(2) 評価基準の国際ハーモナイゼーション

再生医療の承認は，現在各国，各地域により，安全性評価の上での条件付き承認，人道的使用（Compassionate Use），国内限定病院免除規定（Hospital Exemption）や毎年更新条件付き承認を行うなど各様である．審査承認基準のハーモナイゼーションはある程度将来のこととしても，再生医療や先端医療分野における品質管理などより先端産業技術が導入される分野の評価指標のパイロットプログラムを海外審査機関と連携することは，科学技術評価や産業開発動向の共有のためにも極めて効果的である．実例としては，2011年4月よりICH QbD（Quality by Design, ICH Q 8, 9, 10）をいかに実施するかとの視点に立ったEMA-FDA併行評価パイロットプログラム（3年）が開始されている．両審査当局が連携し，QbD原則に基づいて開発された包括的な品質管理システムを併行評価するとともに，薬事承認期間を通じてGMP（Good Manufacturing Practice）基準と整合性を取りながらも，製品製造技術の改良や技術革新を機動的に反映した効率的な品質管理体制を検討するプログラムとなっており，日本からの参加が望まれる．このほかオーファンドラッグのEMA-FDAへの同時申請制度や，GCP（Good Clinical Practice）に関するEMA-FDAの情報共有や監査指導の一貫性を目指したEMA-FDA GCP Initiativeが開始されており，今後日本も独自の案をたずさえて参加し，欧米およびアジア審査当局との協議が活発化することを期待したい．

(3) 標準治療化に向けた臨床試験体制の強化と国際連携

(a) 米　国

　NIHは，効果的，効率的な臨床試験の設計や医療データの多施設共有を可能とするために，臨床試験の主体となる病院施設（Academic Health Center, AHC）を全米で60拠点選定し，臨床試験およびトランスレーショナル研究体制の整備のために1施設平均年間800万ドルの報奨金を5年にわたって提供している（Clinical and Translational Science Awards, CTSA）．

　選定されたAHC同士を連携させて，患者の登録情報や大型臨床試験の成果など情報データのシステム統合を図るほか，海外の複数臨床研究拠点と提携したグローバルな国際共同臨床試験・研究体制の整備を急ピッチで進めている．

　また，米軍の再生医療プロジェクトAFIRMにおいても，複数の主要参加施設同士で横断的に専門医師や研究者を連携させて，細胞ソース，スキャフォールド（scaffold），治療プロトコルの最適な組合せを協議決定する仕組みを作り，世界的に普及しうる標準治療化を促進する体制が起動している．

(b) 韓　国

　2009年12月，大統領報告書として，病院部門での研究能力強化を目指した研究主導型病院（Research-Driven Hospital, RDH）制度の具体化と新体制を円滑に支えるための促進法（Health and Medical Service Technology Promotion Act）の改定（2012年2月15日施行済）が宣言された．現在は新促進法に基づいてRDHの13施設の認定スケジュールの決定段階にある．新促進法のもとでは3年ごとにRDH認定と更新を担う評価委員会が組成され，次の3項目にわたる投資計画の審査評価を担当する．

① 病院施設ごとに特徴的で施設全体で特化する具体的な研究領域の明示．
② 創薬・機器開発から治療までの一貫研究体制，間接経費等の財務明瞭化，産学連携，人事制度，研究成果（人材・知財・臨床試験）の構築など研究環境整備に関する共通評価目標への対応．
③ 2012～2023年の12年間の国とのマッチングファンド投資計画を策

定（特に治験，バイオバンク，医療IT体制など重点投資項目の実現計画を含む）．

提出された計画書については，厚生労働省傘下の健康産業開発研究所（Korea Health Industry Development Institute, KHIDI）が，国の定める医療技術投資原則に沿って競争的評価による公表ランキングを行い，13のRDHを認定し，民間2：政府1のマッチングファンド形式で，当初の9年間の研究開発費を補助すると発表されている．

特筆すべきは，新たなRDH制度の開始に向けて，財務省傘下のパブリックファイナンス研究所を含む省庁横断の連携体制が取られており，病院の新研究促進税制，特別補助金といった制度や産学連携支援策が取りまとめられていることである．韓国では，仁川（インチョン）経済特区を中心にオフショア病院や医療ツーリズムを展開するとともに，「医療機器法」が2年前から施行され世界的な先端治療実施拠点としての整備が進んでいる．今回先端医療の研究開発インフラや臨床研究体制の構築にまで踏み込むことで，先端医療，病院事業を戦略的産業とみなして集中的な強化育成を図るものと思われる．

(4) HTAと保険外併用療養費制度

再生医療の総合的な経済性，薬価評価（Health Technology Assessment, HTA）には大量生産技術や自動化装置導入による経時的なコストダウン効果が想定され，大量合成と経口や静脈内注射など定番の投与方法を前提とする医薬品のHTA評価方法とは大きく異なる．細胞の採取から細胞加工，輸送，再生組織の移植までの過程を通じた総合的なコスト算定と，根治による社会復帰および家族の看護解放による総合的な経済効果の評価が重要である．すなわち，社会科学分野の研究機関や産業関係者を含めた評価研究体制が必要である．既に世界では，行政，アカデミアおよび産業界参加者が一堂に会する国際HTA学会で医薬品・医療機器の治療統計データおよび治療コストのケーススタディ情報が定例的に共有され，特に英国や韓国では実際の薬価算定や付保判断に応用されている．日本からのHTA学会参加者が微少の状態が続いてお

り，早期に産官学のHTA人材を育成し，臨床機関と産業が協力して分析ノウハウを蓄積することが期待される．

また，薬事承認から保険収載の負担額を最終決定するまである程度の時間をかける必要があることから，現在あまり機動的に運用されていない保険外併用療養費制度を再検討すべきである．保険外併用療養費制度は，国民健康保険に認められていないが近い将来認めてよいとみられる有望な新規治療を「評価療養」として，国民健康保険による基本診療（保険診療）と併用して行ってもよいとする制度である．第3項先進医療（高度医療を含む），医薬品・医療機器の治験，薬事法承認後で保険収載前の医薬品・医療機器の仕様，適応外の医薬品・医療機器の使用等が評価療養に該当することから，厚生労働大臣の定めに応じて保険外併用（差額徴収）が認められることとなっている．現行制度でも定期的にこうした保険外併用医療の実績を評価し，その有用性と妥当な経費レベルを確認した段階で皆保険の対象に取り込むプロセスが可能である．再生医療については，さらに保険収載までの間，別途の患者や医療機関向けの補助金・助成制度など差額部分の負担を軽減するスキームを併せて設計すべきであると思われる．

(5) 産業育成と社会受容

従来の商流と異なる新たな業態企業同士が連携して新産業を創出し，大量生産や一貫製造，品質管理の技術革新や標準化活動を協働する場，ヴォイシング機能を持った団体活動が必要である．また，個人会員による社会啓発活動団体が先行的な知識や体験をわかりやすくかつ中立的に発信し，社会受容の浸透や患者の団体等との交流を早期から図る活動も欠かせない．

米国では，2009年に50以上のベンチャーおよびジョンソン・エンド・ジョンソン社，ファイザー社等大手企業，研究・臨床機関や投資家が会員参加した再生医療連携団体［Alliance for Regenerative Medicine, ARM（http://www.alliancerm.org/）］が設立され，

① 研究・臨床

4.1 再生医療の未来

② 行政・政策対応
③ 規制・償還，教育コミュニケーション
④ 科学技術，メンバーシップ

の四つの委員会活動を行い，再生医療促進法の素案作りや医療経済情報の公開を推進している．また，2005年より個人会員組織である再生医療財団（Regenerative Medicine Foundation, RMF）が，再生医療研究の内容や治療体験に関するセミナーやシンポジウムを積極的に開催している．

欧州では，2012年3月12日に先端医療連携団体［Alliance for Advanced Therapies, AAT（http://www.allianceat.org/）］が創設され，EMAによる初の中央審査承認製品を持つタイジェニック社，リニューロン社などのベンチャーをはじめ，ジョンソン・エンド・ジョンソン社，GEヘルスケア社，ファイザー社，ロシュ社などの大手企業，ユニヴァーシティ・カレッジ・ロンドン（University College London, UCL），保険会社，コンサルティング企業など23社が会員となっている．現在イノベーション実現に向けて，

① 規制制度
② 先端医療技術の評価および保険償還
③ ファイナンス（投資促進および企業連携）

の3委員会が活動を開始している．また，2005年には約5,000名の産官学会員によりLRMNが組成され，UCLのクリス・メイソン教授を中核とした定例勉強会と論文雑誌[7]刊行が行われている．

日本では，2011年7月に多様な関係企業を正会員とする一般社団法人再生医療イノベーションフォーラム［Forum for Innovative Regenerative Medicine, FIRM（http://www.firm.or.jp/）］が設立され，規制，医療経済，広報（行政対応および産官学患イベント開催）の各ワーキンググループが活動を開始している．しかし産学官連帯の活動はまだ学会や小規模の勉強会にとどまっており，個人会員による社会啓発団体活動と併せて今後が期待される．

4.1.3 お わ り に

再生医学および幹細胞・組織工学はまさにその端緒についたばかりの革新的な先端融合サイエンスである．ES 細胞，iPS 細胞の本格利用に向けた科学的，国家的な検証やエピジェネティクス最新研究と体性幹細胞を組み合わせた新たな細胞ソースの開拓，幹細胞治療の臨床開発，細胞シート工学等によって再生された組織ユニットを活用した細胞動態の本格解明や疾患モデル開発など，様々な再生医療，先端医療の未来を左右する日本発の画期的な先端科学技術が今後続々と創造，開発されるものと思われる．

現在，国家戦略大臣のもとに医療イノベーション推進委員会が設置され，再生医療イノベーション推進体制と新 5 か年計画の設計が進んでいる．近視眼的な隘路，対症療法的解決にとらわれずに，国が本格的な再生医学研究と総合的な再生医療の実現を支援促進するビジョンを示し，専門人材，結集施設，新制度を育てる三位一体の実行支援策を早期に掲げることが重要である．刻々と変化する世界動向を十分把握し，大局観を持って機動的な国家戦略を打ち出し続けること，新たな産官学連携の推進協議体制によって日本がインテリジェンスあふれるリーダーシップを発揮し，再生医療の分野での世界貢献を果たすことを望む．

参考文献

1) 平成 22 年度厚生労働省薬事工業生産動態統計
   http://www.mhlw.go.jp/topics/yakuji/2010/nenpo/
2) 株式会社富士経済．ティッシュエンジニアリング関連市場の最新動向と将来性 2010
3) Multi-Agency Strategic Plan. "Advancing Tissue Science & Engineering"
4) US Dept of Health and Human Services. "2020: a new vision-a future for regenerative medicine"
   http://www.hhs.gov/reference/newfuture.shtml
5) UK Dept of Business Innovation & Skills & Department of Health. "Taking Stock of Regenerative Medicine in the United Kingdom"
   http://www.bis.gov.uk/assets/biscore/innovation/docs/t/11-1056-taking-stock-of-

regenerative-medicine
6) Technology Strategy Board. Driving Innovation, 5 December 2011.
http://www.innovateuk.org/_assets/cell_therapy_release.pdf
7) Regenerative Medicine (2006 年 1 月〜 2012 年 5 月まで 46 冊刊行)

4.2 日本における細胞治療の加速に向けて
――大型実験動物評価の標準化を

4.2.1 はじめに

　末期臓器不全に陥り死を待つ以外に手がなかった患者に，他者の死体から臓器を取り出しこれを血管付きで移植する臓器移植治療は20世紀の医療の奇跡とまで言われた．臓器保存や移植技術，さらに移植に有利な免疫抑制薬の開発が進み多くの患者がその恩恵を受けている．しかし，この臓器移植治療が，絶対的な臓器不足が原因で，倫理的，国際的問題がクローズアップされている．2008年，死体移植の普及と生体ドナーの保護を柱に臓器移植にかかわる専門家がイスタンブール宣言をまとめた[1]．今，この宣言を実行に移すべくアカデミアとして世界に普及させようとしている[2]．
　一方，21世紀「加齢，疾病，損傷，または先天的傷害により組織・器官が失った機能を修復ないし置換することを目的に，機能的かつ生きている組織を作りだすプロセス」として登場した再生医療であるが，日本は，基礎研究は世界をリードする成果が上がっているにもかかわらず，再生医療にかかわる製品の実用化を危惧する声がある．それは，これまでの医薬品ですら輸入超過の拡大が，2000年初頭より次第に大きくなっていること[3]，さらに，再生医療では細胞治療を主体とするが，日本では，医療用細胞治療による臨床治験の検証には，通常の医薬品や医療用機器の検証と異なる点で困難を伴っていることが指摘されている[4]．再生医療にかかわる製品のみならず，なぜこのようなドラッグラグやデバイスラグが日本に拡大しているのであろうか．筆者は，ヒトでの有効性と安全性の担保には，ヒトと体サイズが近い大型動物での前臨床試験での評価が重要である点を指摘してきた[5]．本書は「標準化（Standardization）」を一つのキーワードとしているが，「標準化は，自由に放置すれば無秩序化することを秩序化する」点が重要である．動物を用いた前臨

床試験の進め方の標準的な例を示すことは，研究者独自で動物実験を進めざるを得ない今の再生医療に必要不可欠な観点であろう[6),7)].

本項では，日本の再生医療，特に細胞治療における未来に期待を込めて，まず取り組むべき大型動物を用いた前臨床の必要性について記した．さらに細胞治療のうち，世界で最も臨床応用が進む間葉系幹細胞（Mesenchymal Stem Cells, MSCs）の応用を通じて，筆者らが行ってきたラットを用いたイメージング技術による科学的立証実験[8)]，さらに臨床試験を前提とした実験専用ブタを用いた安全性，有効性試験結果[9)]について概説し，患者の治療を観点に置いた研究手法の評価についての標準化の例を示した．

4.2.2 なぜ日本ではデバイスラグが埋まらず，ドラッグラグも広がり続けるのか

日本における医療用機器はそのほとんどが海外の製品に依存している．日本には，自動車，家電をはじめ優れた工業製品作出の技術があるところから，再生医療における医療機器の登場が期待されてやまない．一方，医薬品は，これまで日本からも数多く生まれていたが，海外輸出量が2000年からほぼ一定であるにもかかわる現在では，輸入医薬品は3倍近く伸びた状態になっている[3)]．このデバイスラグやドラッグラグの原因を，日本の臨床の治験制度の問題であると指摘する面も多々ある．しかし，根本となる基礎で得られた先端治療をヒトの治験に持っていく（いわゆるトランスレーショナル・リサーチ）には，臨床治験をきちんと意識した大型動物での検証が必要である点は多くの者が一致するところであろう．しかるに，日本における大型動物の実験数はどうであろうか[10)]．図4.2.1Aに世界全体における医薬品等の申請を含む研究に用いられている大型動物の推移を示した．使用動物として，ブタ，イヌ，サルの順でその数が多いが，ブタとサルの数の上昇が見られる．しかし使用される動物種のパターンに国によって大きな差が見られる．欧州では，サル，イヌの使用が抑制されている一方，ブタの使用数が伸びている（図4.2.1B）．カナダもその傾向が見られる一方，米国は，サル，イヌ，ブタがほぼ1：1：1である

(図 4.2.1C, 図 4.2.1D). しかるに, 日本の推移はどうであろうか. 年代を古くから示しているが, 20年以上前から確実のイヌの実験成果が減り続き, それを代替えしている動物が見当たらない (図 4.2.2). 医薬品や医療用機器の治験が, 大型動物の検証後に始まることを考えると, 日本における状況は極めて悲観的であると言わざるを得ない.

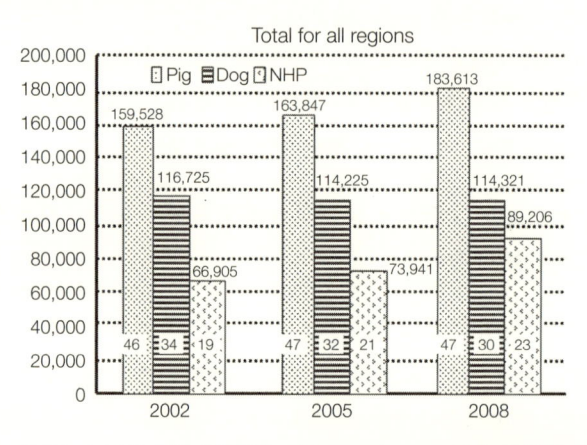

図 4.2.1A 世界における大型実験動物（サル, イヌ, ブタ）使用数の年次推移
(文献 [10] より転載)

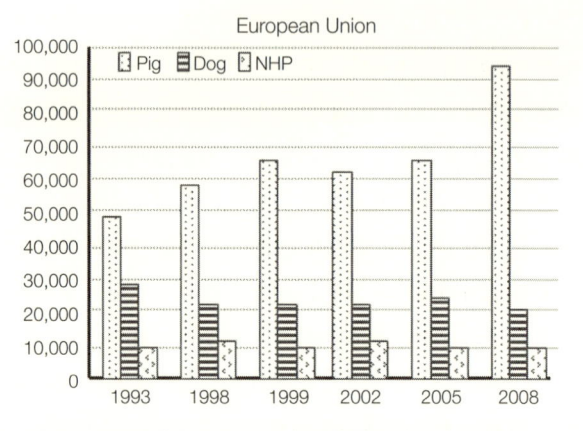

図 4.2.1B 欧州における大型実験動物の年次推移
(文献 [10] より転載)

4.2 日本における細胞治療の加速に向けて

　筆者は，10年来この臨床治験を確実にする大型動物の検証系について実験専用ブタに注目してきた[5),11),12)]．種々の実験専用ブタを用いて医薬品[13)]や医療用機器[14)]開発に適性のあるブタとその特徴を報告してきた．しかし，大型動物実験に移行するには十分な科学的裏付けがなければ，大変な経費と時間を要する．本稿では臨床応用がもっとも期待されるMSCsの細胞治療に絞り，

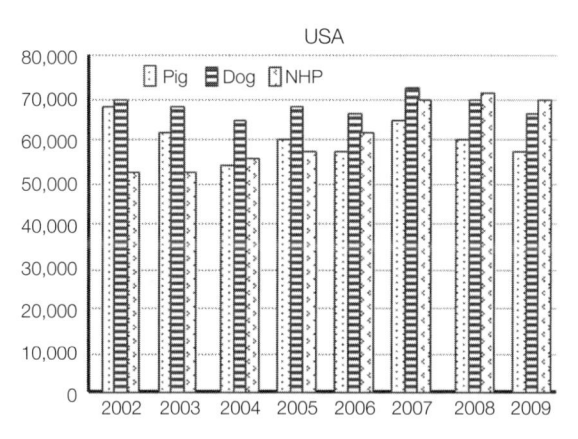

図 4.2.1C 米国における大型実験動物の年次推移
(文献[10)]より転載)

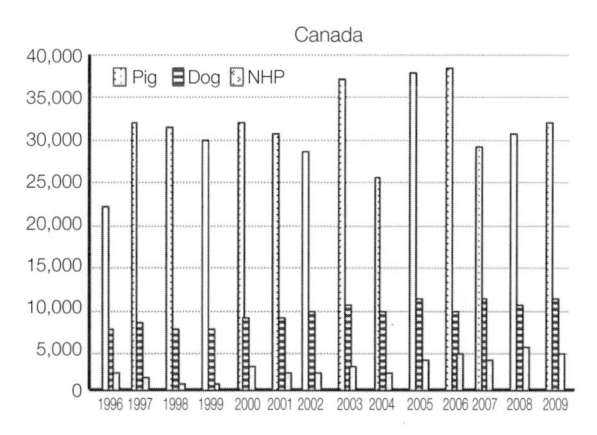

図 4.2.1D カナダにおける大型実験動物の年次推移
(文献[10)]より転載)

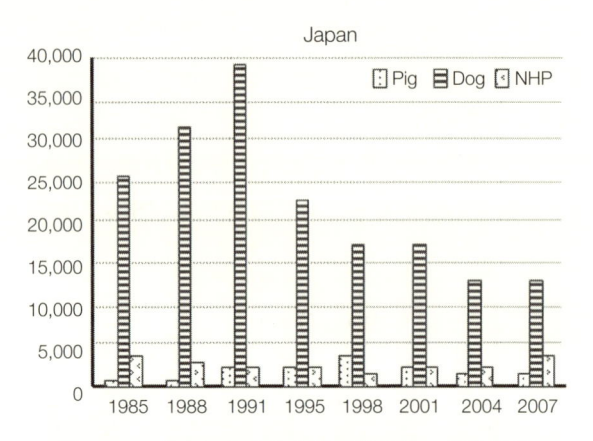

図 4.2.2　日本における大型実験動物の年次推移
（文献[10]より転載）

その実験専用のブタの系にスケールアップしていく過程について次項で概説する．

4.2.3　間葉系幹細胞を用いた軟骨再生のトランスレーショナル・リサーチ―メカニズムの解明と臨床応用を明確にした in vivo 実験の推進

　基礎で得られた新知見を臨床にいち早く応用するためには，その科学的根拠の証明と同時に臨床使用にあたっての問題点が速やかにスクリーニングできる実験系を組み立てる必要がある．したがって小動物の実験からメカニズム追求とともに治療モデルでの検証が重要となる．筆者は，この両者を兼ね備えるスクリーニング用の動物実験モデルとして遺伝子改変ラットを開発してきた[15]．さらに，臨床応用を確実に進めるためには，臨床での十分な背景をもとにヒトと体サイズが同等の治療モデルを構築する必要がある．すなわち，小動物での検証系の限界を意識して，臨床での治療法と同等の大型動物実験を組む必要がある[16]．筆者は実験専用のブタを成熟での大きさにより3種類に大別し，開発研究を行ってきた（図4.2.3）．詳しくは他の総説[12]を利用していただきたいが，これまで東京医科歯科大学と行ってきたMSCsを用いた軟骨再生のトランスレーショナル・リサーチにつき次に解説を加える．

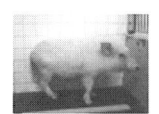

4.2 日本における細胞治療の加速に向けて

Clawn miniature pig
From Japan Farm Ltd.

Gechingen miniature pig
From NIBUS Ltd.

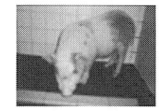

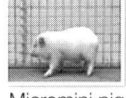

Micromini pig
From Fujimura Ltd.

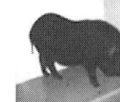

Mexican hairless pig
From the Ibaraki Colony

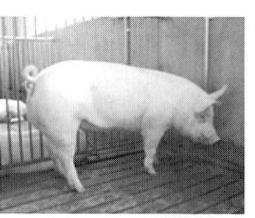

Chinese miniature pig

Three-breed terminal crossbreed pig
From the farmer

10 kg　　　　　　　　　　100 kg

図 4.2.3　実験ブタの体サイズから見た分類

　膝半月板は線維軟骨であるが，自己修復能に乏しく，損傷を放置したり，広範囲切除後には，変形性関節症に至る．縫合術には限界があり，新たな治療法が望まれる．間葉系幹細胞のなかで滑膜由来のものは採取が容易で，増殖・軟骨分化能が高く，半月板再生の細胞源として利用価値が高いことが予測された．そこでまずラットモデルを用いて，滑膜幹細胞の関節内投与により半月板が再生されるか，広範囲半月板切除モデルで検討した[8]．この小動物のシステムは，移植細胞追跡のため，ルシフェラーゼ（Luciferase）とラック・ゼット（lacZ）の二つのマーカー遺伝子を同時発現するトランスジェニックラットで，この膝滑膜から幹細胞（Luc/lacZ+MSCs）を分離した．分離した MSCs は，二つの追跡マーカーを持ちながら，脂肪，軟骨，骨に高率に分化した（図 4.2.4）．

　半月板切除後，Luc/lacZ+MSCs 5×10^6 個を膝関節内に投与し，組織学的解析と in vivo 追跡を行った．その結果，MSCs 投与群ではコントロール群に比べ 2, 4, 8 週で半月板再生が優位に認められ，lacZ 陽性細胞は最終観察時（12 週）まで確認され，2 型コラーゲン陽性の軟骨細胞に直接分化した．in vivo 追跡では，膝関節内のルシフェラーゼ活性は投与後 3 日で一過性に上昇し漸減した（図 4.2.5）．この基礎研究で，注入した MSCs が，同系細胞でもあるにもかかわらず，目的組織以外に分化していない（奇形腫形成がない）ことが，大型動物実験に移行する面で重要であった．さらにこのラット実験で

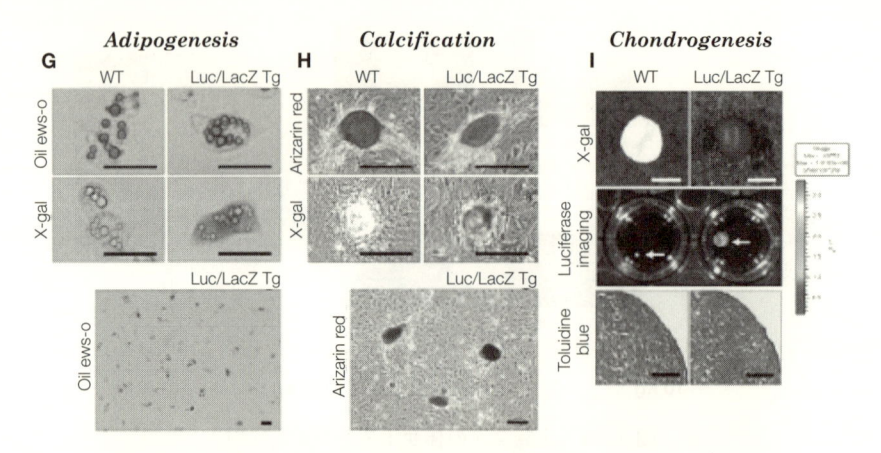

図 4.2.4 遺伝子改変ラットから樹立した滑膜由来 MSCs の分化能
(文献[8]より転載)

は，移植 MSCs が膝関節以外の他臓器への移動を認めなかったことを lacZ 遺伝子の Real time PCR でも確認した（図 4.2.6）．以上より滑膜幹細胞を関節内に投与すると，半月板欠損部に生着し，直接半月板様細胞に分化し，半月板再生を促進すると考えられた．

これらの小動物による探索実験をもとに実験用ミニブタを用いて臨床研究に十分対応できるかを検証した[7]．特にヒト臨床治験での問題となるであろう次の点を明らかにすることに重点を置いた．そのためには，まず細胞治療で必要な細胞数の想定として，30〜40 kg 前後の成熟したミニブタが必要である（図 4.2.7）．

さらにヒトに関節荷重と同等の実験モデルを作成するには，サルのように痛み等で自ら免荷する動物は不適格である．そして治療効果をヒトの臨床試験で使用できる膝関節鏡や核磁気共鳴画像法（MRI）を用いたところに特徴がある．すなわち実験動物による段階で，臨床治験を想定してモデル作りから評価まで行うことが，「標準化」と考える[17]．使用する医療用細胞性治療薬としての滑膜由来 MSCs を考え，これが軟骨分化に有効であることがわかっていたが，先行する小動物実験で明らかになったように同種の細胞でもその数は

4.2 日本における細胞治療の加速に向けて　　　237

急激に減少するものの治療効果が高い点が重要であった．すなわち他者から樹立してその安全性が試験管レベルで「標準化」できれば，医療用細胞性治療薬として産業化への道が開ける点である．研究はまず犠牲死する3系統のミニブタから滑膜由来 MSCs を樹立して，その増殖，分化を長期間追跡した（図4.2.8）．また，MSCs は極めて接着性が高く，細胞の浮遊液を目的の部位に10分間静置すると約6割の細胞が接着する．この性状を利用した治療法（細胞浮遊液の局所静置法）を，ブタの蛍光を発する MSCs を使って，蛍光を検出する関節鏡により明らかにした．

実際の治療実験は3か月以上にわたってミニブタを飼育観察し，関節軟骨

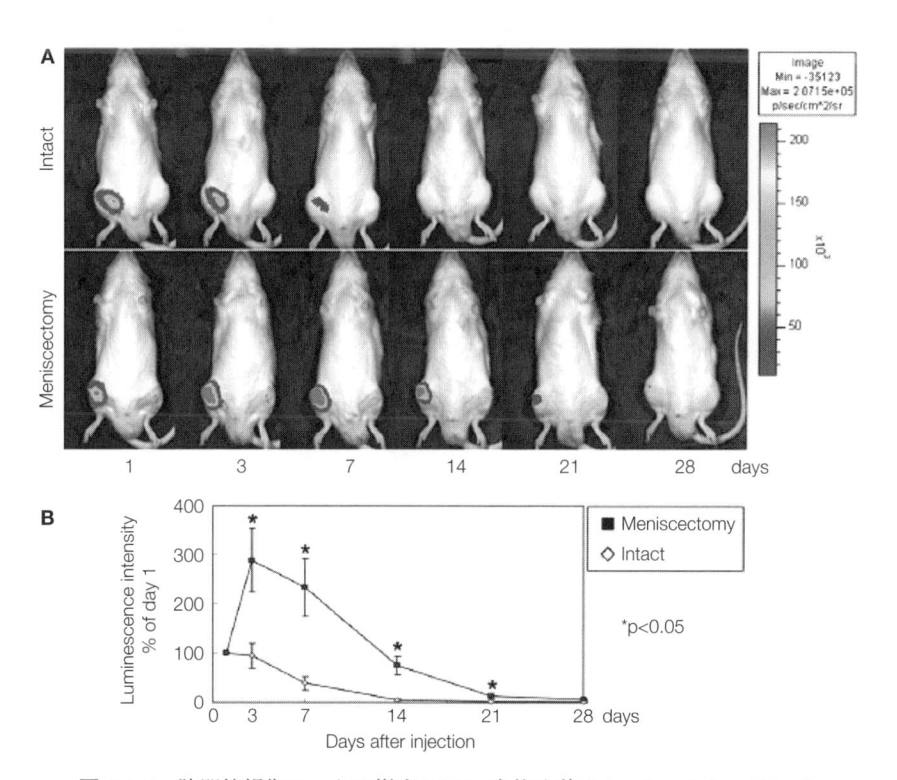

図 4.2.5　膝関節損傷ラットに樹立 MSCs を注入後の in vivo イメージング
（文献[8]より転載）

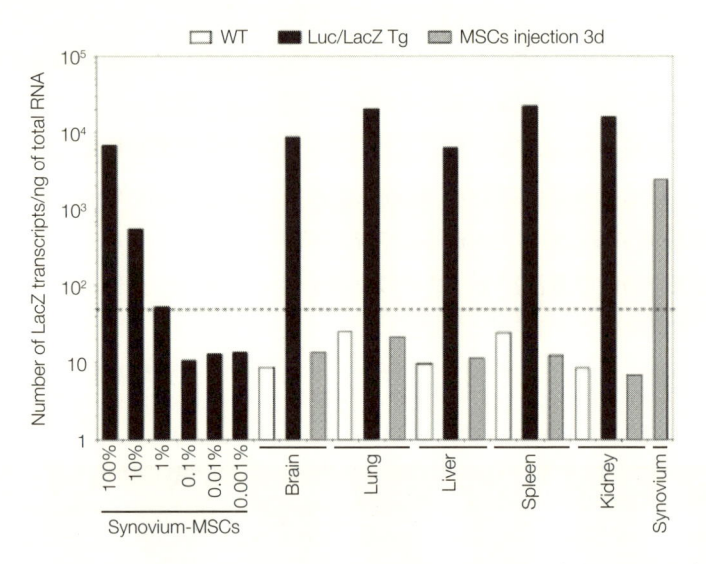

図 4.2.6 lacZ 遺伝子の Real time PCR による注入 MSCs の全身への非分布証明
（文献 [8] より転載）

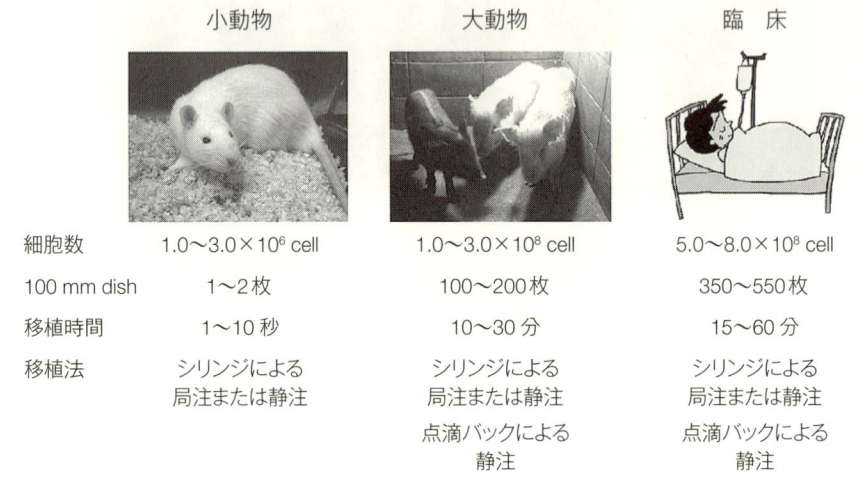

	小動物	大動物	臨床
細胞数	$1.0 \sim 3.0 \times 10^6$ cell	$1.0 \sim 3.0 \times 10^8$ cell	$5.0 \sim 8.0 \times 10^8$ cell
100 mm dish	1～2枚	100～200枚	350～550枚
移植時間	1～10 秒	10～30 分	15～60 分
移植法	シリンジによる局注または静注	シリンジによる局注または静注 点滴バックによる静注	シリンジによる局注または静注 点滴バックによる静注

図 4.2.7 細胞治療における大動物（ブタ）を用いる意義
（文献 [16] より転載）

4.2 日本における細胞治療の加速に向けて   239

の修復課程を関節鏡や，MRI によるヒト臨床で評価できるように行い，その有効性と安全性を示した（図 4.2.9）．ここでもヒトへの臨床を確実に意識すれば，長期の安全性を担保する必要性があり，家畜ブタのように数か月で 100 kg を越える体重になるものでは飼育管理ができないと考えられる点で，実験専用のミニブタの検証系が必要である．

　これらの前臨床試験を受け，東京医科歯科大学運動器外科学・軟骨再生学では，自己滑膜由来の MSCs による関節軟骨および半月板再生に対してそれぞれ「厚生労働省科学研究費」および「再生医療の実現化ハイウェイ」の採択を受け，既に臨床では関節軟骨の再生医療が開始された．

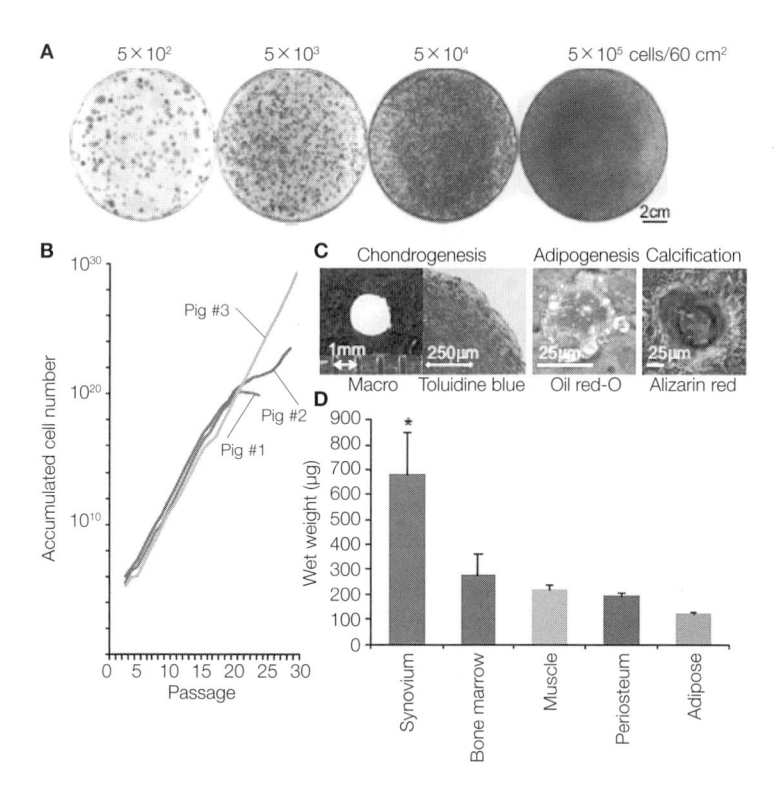

図 4.2.8　樹立ブタ MSCs の増殖能および分化能の検証
（文献[9]より転載）

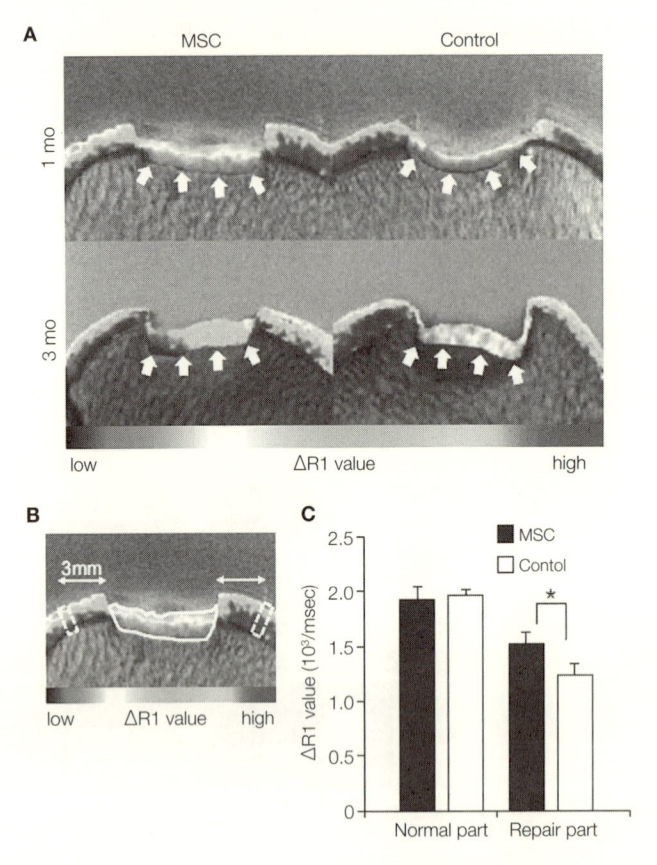

図 4.2.9 ブタ膝関節損傷モデルにおける MSCs 注入効果のガドリニウム（gadolinium）増強 MRI 像（文献[9]より転載）

4.2.4 おわりに

　臓器移植医療の治療上の強烈なインパクトが，再生医療に向けられている．基礎分野で発展が目覚ましい幹細胞研究であるが，その新知見を臨床応用する細胞治療に期待が集まっている．医薬品や医療用機器開発に前臨床として大型実験動物の必要性が言われてきているが，細胞治療の場合，その必然度は格段に増す．日本の先進的治療を確実に臨床に上げるためには，これらの大型動物

を用いた細胞治療の評価施設やその標準化を国レベルで後押しすることが必要であろう．

謝　辞

本節で紹介した「間葉系幹細胞を用いた軟骨再生のトランスレーショナル・リサーチ」は，東京医科歯科大学の宗田大教授，関矢一郎教授の指導のもと，堀江雅史先生，中村智祐先生が自治医科大学において行った動物実験を紹介した．また，自治医科大学でイメージング技術を用いたラットシステムや実験用ブタ施設（CDAMTec）の運営，管理に尽力したすべてのスタッフに感謝申し上げる．

参考文献

1) Steering Committee of the Istanbul Summit. (2008).Organ trafficking and transplant tourism and commercialism: the Declaration of Istanbul, *Lancet* **372**:5-6.
2) Danovitch, G.M. and Al-Mousawi, M. (2012). The Declaration of Istanbul—early impact and future potential, *Nat. Rev. Nephrology* 1-4. Advanced online publication, 20 March 2012.
3) 日本経済新聞．(2012)．2012年2月21日版，日本経済新聞社．
4) 福島雅典．(2011)．幹細胞療法の臨床開発：現状と問題点，*Clin. Eval.* **38**:729–738.
5) 小林英司．(2002)．豚の食用以外の新たなる付加価値．
   http://reproduction.jp/jrd/jpage/vol48/480302.html
6) Cyranoski, D. (2010). Korean deaths spark inquiry, *Nature* **468**:485. Published online 23 Nov., 2010. doi:10.1038/468485a.
7) (An investigation by)Nature. (2012) Buyer beware, *Nature* **484**:141. Published online 11 April 2012, Macmillan Publishers Limited. doi:10.1038/484141a；毎日新聞．(2012)．英科学誌：中国の幹細胞治療に警鐘「効果期待できず」．
   http://www03.mai.vip.ogk.yahoo.co.jp/select/science/news/20120414k0000m
   040118000c.html．2012年4月14日版，毎日新聞社．
8) Horie M, Sekiya I, Muneta T, Ichinose S, Matsumoto K, Saito H, Murakami T, Kobayashi E. (2009). Intra-articuler injected synovial stem cells differentiate into meniscal cells directly and promote meniscal regeneration without mobilization to distant organs in rat messive meniscal defect. *Stem Cells* **27**(4):878–887.
9) Nakamura, T., Sekiya, I., Muneta, T., Hatsushika, D., Horie, M., Tsuji, K., Kawarasaki, T., Watanabe, A., Hishikawa, S., Fujimoto, Y., Tanaka, H., Kobayashi,

E. (2012). Arthroscopic, histological and MRI analyses of cartilage repair after a minimally invasive method of transplantation of allogeneic synovial mesenchymal stromal cells into cartilage defects in pigs, *Cytotherapy* **14**(3): 327–338.
10) Ganderup, N.C. (2011). Use of pig, dog and NHP in biomedical research in Canada, the European Union(EU), Japan, and USA, Poster presented at The Swine in Biomedical Research Conference 2011, Ellegaard (Gottingen, Minipigs A/S) Newsletter 36:12-13.
http://minipigs.dk/fileadmin/filer/Newsletters/Newsletter_36.pdf#search='Ellegaard%20Newsletter%2036%20Ganderup'
11) 小林英司．(2009)．ブタを医学・医療に使う意義―現状と将来, *Biophiria* **5**(2):6–9.
12) Kobayashi, E., Hishikawa S., Teratani T., Lefor A. Pigs as a Model for Translational Research- Overview of Porcine Animal Models at Jichi Medical University. *Transplantation Research 2012*. (in press)
13) Horie, M., Sekiya, I., Nakamura, T., Tanaka, H., Maekawa, K., Nakanishi, M., Muneta, T., Kobayashi, E. (2009). In vivo pharmacokinetics of ketoprofen after patch application in the Mexican hairless pig, *Biopharm Drug Dispos.* **30**(4):204–208.
14) Yano, T., Yamamoto, H., Sunada, K., Miura, Y., Taguchi, H., Arashiro, M., Yoshizawa, M., Hayashi, Y., Miyata, T., Tanaka, H., Kobayashi, E., Sugano, K. (2011). New technique for direct percutaneous endoscopic jejunostomy using double-balloon endoscopy and magnetic anchors in a porcine model, *Dig Endosc.* **23**(2):206. doi:10.1111/j.1443-1661.2010.01079.x
15) Teratani, T., Kobayashi, E. Bioimaging of Transgenic Rats Established at Jichi Medical University. *Cell Medicine* (2012).(in press)
16) 小林英司，杉本英治，寺谷工．(2012)．外科医のためのトランスレーショナル・リサーチ（第16回）自治医科大学先端医療技術開発センターにおける医療用機器および医薬品の研究・開発の成果―実験用ブタを用いた前臨床研究と臨床医学から学ぶ画像診断の応用―, *Med Torch* **7**(2):28-31．
17) 医薬品医療機器レギュラトリーサイエンス．(2012)．戦略計画：FDAにおけるレギュラトリーサイエンスの推進（2011年8月）―保健社会福祉省　米国食品医薬品局, **43**(6):520–534．

4.3 真のイノベーションに向かって──再生医療にかかわる産業界の発展に向けて

4.3.1 はじめに

2011年6月18日に閣議決定された，国の「新成長戦略」[1]の中の「ライフ・イノベーションによる健康大国戦略」において，再生医療を成長牽引産業に導くべく研究開発・実用化促進が決定している．この方針に則り，各省では研究面のみならず，産業面での推進事業を推し進めていることは周知されている．また，iPS細胞に関する京都大学の山中伸弥教授らの取組みは，国民にもよく知られているところである．加えて，平成23年度からスタートした「再生医療の実現化プロジェクト 再生医療の実現化ハイウェイ」[1]等で実用化への加速が期待されるところではあるが，このように，日本において再生医療はまだアカデミアの取組みフェーズにあるものが大半であることは否めない．

患者のもとに確実に再生医療を届けるためには，アカデミアのシーズを受け取る産業側の積極的な関与が必須であるものの，再生医療の産業化という視点では，残念ながら産業が本格的に立ち上がっているとは言いがたい状況である．そこには，ビジネスモデルが明確に描きにくいという意見や，規制についても，規制側の経験値の低さや制度的問題から簡単には承認を得られないという予測もあり，安易に踏み出せないという抵抗意識もある．

そこで本節では，現在のアカデミアのシーズを確実に患者に届けるために，何が課題となっているのか，そしてその出口を「産業化」とした場合の課題解決の道筋を考えた場合，どのような議論が求められるのかについて筆者の私見をまとめる．

4.3.2 日本の再生医療の現状

再生医療がアカデミアの基礎研究から企業の事業にまで進むためには，多く

の「判断」というゲートを通過する必要がある．アカデミアでは主に患者の視点での「治療効果」という判断であろう．一方，企業の判断基準は主に「事業性」である．企業にとって，将来の事業の種となる日本の再生医療のシーズ獲得への取組みを整理する．

(1) 開発動向

2010年現在で，製品化されているものは全世界で35品目あるが，日本で承認されている製品[2]は，株式会社ジャパン・ティッシュ・エンジニアリングの「ジェイス」のみであり，2010年の世界の市場規模を300億円と予測した場合，売上高比で見れば，約0.07％でしかない．この状況から，日本では再生医療はまだアカデミアの領域にあると言わざるを得ない．

表4.3.1　2010年の細胞由来再生・細胞医療製品の開発動向
(参考文献[2] p.7から引用)

	米国	欧州	日本	韓国	その他	計
皮膚	5	4	1	5	1	16
軟骨	1	11	―	1	3	16
骨	1	―	―	1	―	2
がん免疫	1	―	―	0	―	1
計	8	15	1	7	4	35

一方で，臨床研究の現状は決して悲観的なものではない．厚生労働省はじめ，関係機関の情報を整理すると，表4.3.2に示すような状況である．

表4.3.2　再生医療製品の臨床研究の状況

制度別	件数
「ヒト幹細胞を用いる臨床研究に関する指針」以前に始められた臨床研究	132
「ヒト幹細胞を用いる臨床研究に関する指針」に基づく臨床研究	54
ヒト由来の細胞・組織を用いた先進医療	10
薬事法のもとに実施された（実施されている）治験	4

これ以外に，再生医療という領域を広範に見た場合，先進医療という制度で取り組まれている医療は，70の医療機関[3]に及び，医療としては少しずつで

も患者に届いている状況であるという事実は理解する必要がある．

(2) 産業界の動向

平成23年7月に，再生医療の産業化を推進することを目指して「一般社団法人再生医療イノベーションフォーラム（FIRM）」が立ち上がった．業界としては，再生医療製品が自家培養表皮のジェイスのみであること，また，基礎研究では世界をリードできたとしても，産業化という観点から遅れをとることに危機感を覚えているのは事実である．このFIRMには多様な職種の企業が参画しており，「サイエンスとしてのバイオ関連技術に加え，これまで日本の産業界が培ってきた多彩なものづくり力が強力な武器となる．言い換えれば，日本の独自技術を活かした，国際競争力のある新産業に成り得る分野である．」[4]として，国際競争力のある新産業になり得る分野と期待も大きい．

4.3.3 産業化に向けての課題

再生医療が治療として患者に届き，ひいてはそのプロセスが産業として成立するためには，どのような課題が存在するのかについて，産業としての魅力の源泉となる市場性という視点と，産業化までの投資に関係する規制の障壁に対する改善の必要性について，次に整理する．

(1) 再生医療の市場特性

経済産業省の委託を受け株式会社シードプランニングが行った，「平成22年度中小企業支援調査：再生・細胞医療の産業化に向けた基盤整備に関する調査」[5]によると，世界の市場規模は約2,217億円程度，2015年には約7,435億円，2020年には1兆2,681億円とされている．

一方，医薬品市場は，2011年で約88兆円，医療機器は2010年で約25兆円と言われている．この数字を見る限り，再生医療は臨床研究段階のテーマが多く，いわば萌芽の段階ではあるものの，単純な市場規模の判断からでは，明確なビジネスモデルを描けないという結論に至るのは理解できる．

表 4.3.3 再生医療製品の種別市場規模予測

(参考文献[2] から集計)（単位：億円）

製品種別	2010	2015	2020
細胞由来再生・細胞医療製品	300	2,312	4,367
スキャフォールド等再生医療製品の市場	1,568	2,772	3,976
自家細胞由来再生・細胞医療サービス	72	142	211
支援製品・サービス	277	2,209	4,127
計	2,217	7,435	12,681

(2) 再生医療の医療としての特性

産業化を目標とした場合に，再生医療が医療としてどのような特性を持つのかは理解しておく必要がある．

前出の市場動向調査において，細胞由来再生・細胞医療製品の4,370億円という市場規模産出の基礎データとして算出された患者の適応割合は，調査対象とした，軟骨，皮膚，骨，血管，心臓，神経，膵臓，目，その他（肺疾患，肝不全等）で表4.3.4に示すような分析結果である．

この集計を見ると，部位別に大きく数字は異なるものの，骨の疾患を除く適応の多くが1%以下である．そして，推計される疾患患者数からすると，例えば心臓疾患領域の適応疾患患者数は，日本において約50万人とされ，そのうちの再生医療が実際に適応される患者の数が0.03%と推定すると150人であり，治療法としては極めて限られた適応と言わざるを得ない．

一方，再生医療が適応される患者は，ほかに治療の代替手段がない場合と考えられる．つまり，投薬でも外科手術でも治癒できない患者に対しての新たな治療法である．しかるに，今まで患者を救うことができなかった疾患に対する革新的な治療としての位置付けにおいて，再生医療は，希少疾病用医薬品(Orphan Drug)に極めて近い性格を持っていると考えられる．これこそが再生医療が持つ社会的意義であり役割である．そのため，その性格に見合った規制の考え方や医療経済的な判断，つまり再生医療の特性を考慮した判断が必要である．

また，再生医療は治療方法としては純然たる医療そのものであるという意見

表 4.3.4　細胞由来再生・細胞医療製品の適応率の予測

(参考文献[2] p.17 から引用)

部位	米国		欧州		日本		韓国	
	2015年	2020年	2015年	2020年	2015年	2020年	2015年	2020年
軟骨	3,015	3,140	6,658	6,649	1,141	1,122	446	449
皮膚	87	90	191	191	33	33	12	12
骨	24	25	52	52	9	9	3	4
血管	73	76	162	162	28	27	11	11
心臓	1,337	1,393	2,953	2,949	506	498	198	199
神経	364	379	803	802	138	135	54	54
膵臓	489	510	1,081	1,079	185	182	72	73
眼	133	139	295	294	51	50	20	20
その他	1,698	1,769	3,751	3,746	643	632	251	253

部位	中国		オーストラリア		インド		シンガポール	
	2015年	2020年	2015年	2020年	2015年	2020年	2015年	2020年
軟骨	12,663	12,982	205	215	11,740	12,402	46	47
皮膚	363	372	5	7	337	356	2	2
骨	99	101	2	2	92	97	0	0
血管	308	316	5	5	285	301	1	1
心臓	5,617	5,759	91	95	5,208	5,501	20	21
神経	1,528	1,566	25	26	1,417	1,496	6	6
膵臓	2,056	2,107	33	35	1,906	2,013	7	8
眼	561	575	9	10	520	549	2	2
その他	7,134	7,314	116	121	6,614	6,987	26	27

もある．そのため，医療行為そのものを産業として扱うことは不可能であり，そもそもビジネスモデルなど存在し得ないという考え方である．確かに再生医療製品の形態や治療方法によっては，この考え方に合致するものもあろう．希少疾病への適応であるがゆえに，治療の際に用いる医療機器等はその数量は限られたものにしかならず事業性判断という点では厳しい結果が予想される．ならば，この場合には，再生医療製品の加工サービスあるいはその際のインフラや機器提供に関して事業性はないか，検討対象に加えることも肝要である．こ

こでも,再生医療の特性を考慮した判断が要求される.

(3) 再生医療を産業化に導くための適切な規制

再生医療にとって規制改革は大きな課題である.規制課題については,多くの場で課題提示がされているのは周知のとおりであり,従来の薬事法から独立した,新たな関連法制定の必要性も問われているところではあるが,新法については継続的に議論する必要はあるものの,すぐに法が制定されるとは考えにくい.そのため,喫緊の課題をいかに現行法内で解決し,企業も交じえて臨床現場へつないでいくかの方法論についても議論を進めることが必要である.

規制用件については,「再生医療における制度的枠組みに関する検討会」[6]で示されたように,個々の実施や評価については,ケースバイケースで柔軟に対応することが必要とされている.この考え方は再生医療の多様性を考慮した重要な意見であるが,ケースバイケース＝常に個別,ということではなく,プロセスとして共通な部分は統一した考え方を持つといったような標準化の考え方も必要であろう.しかし,ガイドラインあるいは標準化については,医薬品のように,歴史を重ねて科学的原則を積み上げてきたものと異なる点は十分に考慮する必要がある.また,科学的進歩が常に行われている領域であることにも配慮して,日々更新していく柔軟さも必要である.

薬事法等制度改正については,平成23年度に行われた厚生科学審議会医薬品等制度改正検討部会[7]においては,平成23年3月より計10回にわたり議論されてきており,再生医療分野においても次の項目について提言を行い,最終的なとりまとめに掲載されたところである.これらの提言についての議論が確実に継続されるよう関係者の努力が望まれる.

① 定められた期間内に一定の承認手続きを終了し,薬事・食品衛生審議会で審議する仕組み構築の検討を行う.
② 再生医療製品の品質・有効性および安全性を維持しつつ,迅速に開発が行われ承認されるための支援の実施.
③ ランダム化比較試験が必ずしも容易でないことを踏まえ,合理的に有

効性や安全性を評価することが可能なデータで審査を進める方法の採用検討.
④　ガイドラインの策定,早期・探索的な医師主導治験に対する相談の充実,新たな審査の仕組みを構築する.
⑤　再生医療製品の特性を踏まえた制度のあり方の検討を行う.
⑥　「再生医療における制度的枠組みに関する検討会」の提言見直しや医療機関における培養施設要件の検討等を含めたフォローアップの実施.
⑦　独立行政法人医薬品医療機器総合機構（PMDA）の体制強化とともに,専門的知見を有する人材の確保・育成,レギュラトリーサイエンス研究の充実を行う.
⑧　日米EU医薬品規制調和国際会議で合意された医薬品の臨床試験に関する基準（International Conference on Harmonisation of technical requirements for registration of pharmaceuticals for human use. Good Clinical Practice, ICH-GCP）水準の臨床研究や医師主導治験を実施する臨床研究中核病院の創設による治験・臨床研究体制の整備の実施.
⑨　ICH-GCP準拠で実施された臨床研究については,承認申請資料として活用を認める.
⑩　GCP（Good Clinical Practice）の取扱いの見直しを行う.
⑪　臨床研究指針全般の見直し議論を継続する.

また,前出の「再生医療製品の加工サービス」という事業の形態を考えた場合にも規制の整理が必要である.現在はこのような再生医療製品の加工のみを専門に扱うような事業形態は認められてはいないものの,医療法の中で一部の細胞治療を進める医療機関に関連する形で,患者に届けられている状況である.しかし,細胞治療については医療行為そのものへの批判的意見も多いのも事実である.しかし,安全性ならびに有効性の担保はもちろんのこと,患者の視点に立ち,かつ先進医療という制度の利用を前提とした場合の医療の是非ならびに規制の整理については,医療という面からも産業化という面からも,

「再生医療製品の加工サービス」の意義について，議論する価値は十分にあると思われる．

学会との連携の強化についても「再生医療における制度的枠組みに関する検討会」で示されているが，これも重要な視点である．個別疾患ごとの実施・評価においては臨床現場の判断が極めて重要である．実際にどのような判断基準で治療がなされるのかからさかのぼって評価項目を決定するといった，規制側の柔軟性も再生医療を滞りなく患者に届けるためには必要な連携である．

日本における再生医療は多くがいまだアカデミアの研究段階であることは前にも述べたが，規制に関しての議論についてはアカデミアの取組みフェーズでの課題の議論はされているものの，再生医療を事業化する企業に立ちはだかる規制問題については議論が進んでいないように見受けられる．今後は，前出の再生医療の業界団体である，FIRM が，業界団体としての意見・要望を積極的に提示し，臨床研究―治験―製造承認までのプロセス全体にわたっての規制課題を，産官学が一体となって議論し，課題を解決していく必要がある．

(4) 再生医療における医療費の扱い

日本の医療費の額[8]は，平成 22 年度で前年比約 1.4 兆円増加の 36.6 兆円で過去最高を記録した．高齢化や新しい技術の導入による保険点数の上昇等が要因であるが，診療報酬の適正化の議論もあり，医療費の増加を一概に否定的に見るわけにはいかない．しかし，今後の社会構造の変化や保険組合の経営状況の現実からも，上昇を放置しておくことは難しい．その中で先端の医療である再生医療について，特に培養工程を有するものについては，そのコスト構造は不利に高額にならざるを得ない．この負担は公的保険にかかることになり，結果的には社会的に負担をかけることになる．また，治療に使われる医療機器は，患者の適応数が多くなければ必然的に生産する数も限られ，企業にとって事業化すべきか判断に苦慮することになる．仮に製品化された場合，投資費用がそのまま乗った保険点数を獲得できることは考えにくく，その場合は企業側の負担，あるいは医療機関の負担になってしまう．

以上は保険収載を前提にした議論であるが，再生医療を確実に患者に届けるという観点からすると，果たして「保険収載が前提でのビジネスモデルの創生は妥当か」の議論をすべきではなかろうか．

これは一つの解決案ではあるが，最近，民間の保険会社は保険特約の中で先進医療への適応をうたうものを製品化している．仮に保険収載を行わない場合には，この民間保険を利用できれば，高額な再生医療についても自分の支払う保険料でカバーできるため，もとは高額なものでも安心して治療を享受できる．また，再生医療関連製品を提供する側についても，医療機関についても事業に負担がかからないような価格設定が可能になるのではないであろうか．もし，この枠組みが実現できれば，企業・医療機関・患者のすべてでWin-Winの関係を構築できるのではないか．ただし，日本では医療は公的保護のもとに受けられるものであるという認識が強い．自己負担に対する社会親和性の創生を慎重に行う必要がある．

4.3.4 おわりに

再生医療において，日本はまだ世界に対して遅れをとってはいない．むしろ順調に世界のトップを走っていると認識している．しかし，基礎研究の場面でトップでも，患者に治療という形で届かなければそれまでの功績は全く意味を持たない．治験そして製造承認まで確実に進んで，日常的な治療が実現し，その中で企業のビジネスが成り立ち，産業として独り立ちする姿を確実に形にするためには，再生医療にかかわる当事者すべてが患者の視点で議論をすることが重要である．

一人でも多くの患者，それも今まで助けることが不可能であった患者を助ける治療が再生医療である．この治療方法を夢で終わらせることなく，患者に届く日が一日でも早く訪れるよう，関係者の努力が期待されている．

参考文献

1) 文部科学省．(2011)．平成 23 年度「再生医療の実現化プロジェクト―再生医療の実現化ハイウェイ」の実施機関等の決定について．
http://www.mext.go.jp/b_menu/boshu/detail/1311540.htm
2) 経済産業省．平成 22 年度中小企業支援調査：再生・細胞医療の産業化に向けた基盤整備に関する調査．
http://www.meti.go.jp/policy/mono_info_service/mono/bio/H22chousa.pdf
3) 厚生労働省．先進医療を実施している医療機関の一覧．
http://www.mhlw.go.jp/topics/bukyoku/isei/sensiniryo/kikan02.html
4) 一般社団法人再生医療イノベーションフォーラムのホームページ．
http://www.firm.or.jp/
5) 経済産業省．平成 22 年度中小企業支援調査（再生・細胞治療の産業化に向けた基盤整備に関する調査）5–22．
6) 厚生労働省．(2011)．再生医療における制度的枠組みに関する検討会，「医療機関における自家細胞・組織を用いた再生・細胞医療の実施について」1–8
7) 厚生労働省厚生科学審議会医薬品等制度改正検討部会．(2011)．薬事法等制度改正についてのとりまとめ．
http://www.mhlw.go.jp/stf/shingi/2r98520000020uxm.html
8) 厚生労働省．(2010)．平成 22 年度医療費の動向．
http://www.mhlw.go.jp/topics/medias/year/10/dl/iryouhi_data.pdf

4.4 再生医療の本格的な普及に向けての医療イノベーションの取組み

4.4.1 はじめに

近年の世界における医療分野の発展は目覚ましく,バイオ技術の進歩も目を見張るものがある.日本からもiPS細胞など世界的な発見が生まれ注目を集めている.他方,世界的な高齢化の進展で医療・健康へのニーズはますます高まっており,今後は,いかに最先端の技術を国民の医療・健康の向上に役立てていくかが重要な課題となる.しかし特に日本では,基礎研究は優れているのに実用化が遅れている事例が多い.そこで日本も,これまでの常識にとらわれず,全く新しい発想で抜本的な改革を行うことで,優れた医療技術を確実に実用化につなげる取組みが必要である.これにより,日本の医療のあり方を根本から見直し,世界最高水準の医療を国民に提供するとともに,医療分野を真の成長産業として育成することを目指している.この取組みを医療イノベーションと称し,国の重要課題として積極的に推進している.

4.4.2 新成長戦略における医療イノベーションの位置付けと政府の推進体制

政府は2010年に新成長戦略を策定し,その中で,医療・健康・介護分野における成長戦略,いわゆる「ライフ・イノベーション」を重要な柱と定めている.ライフ・イノベーションでは,2020年までに45兆円の市場と,280万人の雇用を生み出すことを目標にかかげ,医療・介護・健康関連産業を日本の成長牽引産業として育成していくことを明確に位置付けている.そして,積極的に民間ビジネスの参入を促進し,多様なサービスを提供できる体制を作るとともに,日本発の革新的な医薬品,医療・介護技術の研究開発を促進し,また,成長著しいアジアと連携し,ともに成長することも打ち出している.

ライフ・イノベーションの中で,特に医療イノベーション(医薬品,医療機器や再生医療をはじめとする最先端の医療技術の実用化)を促進し,国際競争力の高い関連産業を育成し,その成果を国民の医療・健康水準の向上に反映させることを目指すため,2010年に国の最高意思決定会議として官房長官を議長とする「医療イノベーション会議」を設置し,医療イノベーションを推進する「国の司令塔」として,2011年1月に内閣官房に「医療イノベーション推進室」を設置した.2012年になり,医療イノベーション会議は,国家戦略大臣が議長を務める会議に生まれ変わり,成長戦略を実現するための具体的な取組みを検討する場としての意義を強めている.

4.4.3 医療イノベーションの目標(図4.4.1)

高齢化が進展する日本において,医療は従来以上に高度で多様なニーズに対応することが求められている.このような中,医療イノベーションの推進により,これまで治療困難であった病気を克服し,病気の予防や重症化予防による健康寿命の延長を図るとともに,要介護人口の増加抑制による介護負担の軽減や副作用回避による無駄な医療費の削減,効果予測による医療費の有効活用により,費用対効果が高く,世界最高水準の医療を国民に提供することを目指している.また,日本発の医薬品・医療機器を積極的に開発し世界に発信することで,医療分野が今後の日本の経済成長を担う新しい成長産業に育つことを目指している.

そのために,
① 日本の英知を結集し,国内の「強み」を最大限に生かした世界に通用する技術の実用化.
② 抜本的なシステム改革を目指し,他方で短期的な成功事例も生み出す.
③ 産学官の縦割りの弊害を排除し,重点分野への大胆な予算投入と規制改革.
④ さらに,東日本大震災の復興プランと医療イノベーションとの連携に

よる未来志向の新しい医療システムの構築．
を原則として検討を進めている．

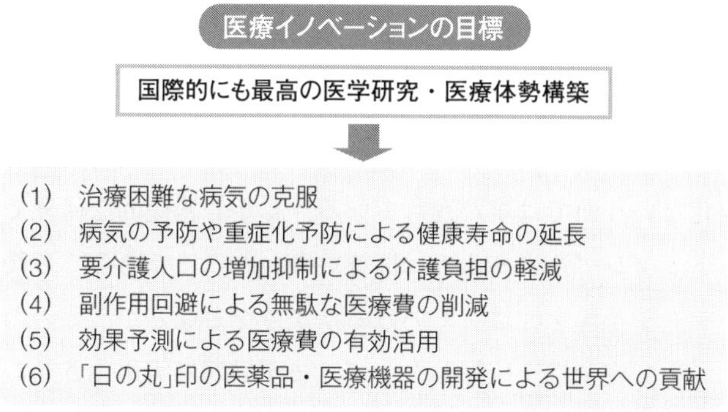

医療イノベーションの目標

国際的にも最高の医学研究・医療体勢構築

⬇

(1) 治療困難な病気の克服
(2) 病気の予防や重症化予防による健康寿命の延長
(3) 要介護人口の増加抑制による介護負担の軽減
(4) 副作用回避による無駄な医療費の削減
(5) 効果予測による医療費の有効活用
(6) 「日の丸」印の医薬品・医療機器の開発による世界への貢献

図 4.4.1 医療イノベーションの目標

4.4.4 医療イノベーションの取組みにおける基本的な考え

医療イノベーションを推進するにあたって，基礎研究から実用化まで全体をして切れ目ない支援を行うために，根詰まりを起こしている部分はないか等の問題点を抽出し，また，日本の強みとして伸ばす部分はどこか等を特定した上で，重点的に支援を行う分野を絞り込み，既存の枠を超えた大胆な予算投入と規制改革を実施することを基本的な考え方としている．

これにより，支援が全体最適になるように努めていくが，特に次の点への支援を重点化すべきと考えている．

① 国内におけるシーズ開発力の強化
② シーズ開発を確実に実用につなげる橋渡し機能の強化
③ 技術開発との相乗効果により大きなシステム・イノベーションにつながるような規制・制度改革
④ 医療分野の産業としての競争力を高める周辺産業・技術の強化
⑤ 海外への市場拡大

以上の考えに則り，それぞれの分野ごとにメリハリのある支援を行うべきと

考えている．

4.4.5　医療イノベーションにおける再生医療の取組み

　医療イノベーションの対象となる各分野の中で，日本が高いポテンシャルを有し，今後大きな成長が期待できるのが再生医療の分野である．再生医療は，現在の医療にとって代わる大きな可能性を秘めた次世代の医療技術と考えられるが，実用化という面ではまだ遅れている．しかし基礎的な研究では，日本は世界的にもトップレベルにあるのは間違いないところである．今後，いかにこの日本のポテンシャルを伸ばしていけるかがカギとなるが，そのためには，有望な技術について安全性を確保した上で，まず早期に実用化させることが必要である．既に日本では，培養皮膚が実用化されている（1.4参照）が，このほかにもいくつかの実用に近い技術がある．このような有望な技術について，集中的に支援を行うことで，早期に実際に医療で使える技術にしていくことが必要である．その過程で様々な課題や改善すべき点も出てくると思われるので，それらを踏まえ，さらに技術や制度の見直しを重ねたり，インフラを整備したりすることが，再生医療の本格的な普及に重要であると考えられる．

　今後検討が必要な主要な項目を次に述べる．

(1)　今後の取組み（研究開発の支援）
(a)　集中的な研究開発の実施

　再生医療を医療として実用化するまでには，技術的にみても研究・開発の余地がまだ多く残されている．今後は，再生医療の貢献が期待され，かつ技術的にもポテンシャルの高い分野を重点分野として特定し，支援を集中させていくことが必要である．しかし，再生医療の研究開発には多額な費用がかかる．したがって，全国の大学・研究所でバラバラに研究を進めるのでなく，集中的に研究開発を行う拠点を定めて国内の研究を集約させて，支援もその拠点での研究に集中させていくことが効率的である．

(b) 細胞ストック（バンク）の整備と標準化の検討

再生医療が本格的に普及していくためには，自家由来の細胞を培養して行う再生医療だけでなく，他家由来の細胞を用いる再生医療（iPS細胞による再生医療等）の発展が必要である．そのためには，研究用，実用ともに他家細胞を保存しておく細胞ストック（バンク機能）の整備が必要である．この再生医療用細胞ストックは世界的に見ても，まだ整備が進んでいない状況であり，今後各国が整備に乗り出していくものと思われる．そこで，日本が世界に先駆けて細胞ストックの基準・標準を打ち出すことで，世界標準を取得することも可能だと考えられる．これがひいては，日本の周辺産業の発展・海外展開にもつながることも期待される．

(c) イノベーションを支える人材育成

イノベーションを推進するための施策をいくら打ち出しても，それを実施するための体制が伴わなければ意味がない．特に再生医療では，医療や工学をはじめ，広範かつ専門的な知識・経験を持つ人材が不可欠であるが，まだ国内でこのような人材は少ない．再生医療のイノベーションを担う各分野の優秀な人材の育成は不可欠である．

(2) 今後の取組み（制度・システムの検討）

再生医療を日本の医療に組み込んでいくためには，研究成果を円滑に実用につなげる法制度やインフラを整備してくとともに，研究・産業・医療の各体制の整備，周辺産業の育成，保険制度の整備などにより，再生医療を新しい医療システムとして確立し，また，産業としても持続的に発展するようなビジネスモデルを作ることが重要になる．しかし現在の法制度・ビジネス環境・医療システムでは，まだ不十分なところが多いので，抜本的な改革により新しい制度・システムを構築する必要がある．

(a) 実用化推進のための制度の検討

これまで政府では，2009〜2010年に厚生労働省において「再生医療における制度的枠組みに関する検討会」を開催し，再生医療の実用化を促進するため

の制度の検討を行ってきた．この中で，病院間の細胞のやり取りに関する規定を決めるなど，一定の成果を得ることができた．しかし，まだ抜本的な解決には至っていないと考えている．再生医療の実用化をさらに進めるには，再生医療の特性や固有の課題に適切に対応した上で，安全性や有効性を評価する仕組みが必要だと考えられる．そのためには，既存の制度の中で，課題が生じた部分をその都度修正していくようなやり方ではなく，従来の制度をゼロから見直し，新しい制度を作るという考え方で議論を始めることが大切である．

(b) ビジネス化推進のための制度の検討

実用化を進めるためには，再生医療がビジネスとして成立し，持続的にまわっていく仕組みが必要である．そのためには，開発にかかる規則・基準を，安全性に配慮した上でどこまで柔軟に運用できるかという点が重要になる．再生医療の研究開発・実用化は，全く新しい医療技術への挑戦であり，従来の概念で対応できない部分も多いので，どうしても規制・基準は厳しめになりがちである．しかし，規制・基準が厳密になればなるほど開発コストは高騰していく．これが，結果として高額な医療につながっていくことになる．しかし高額な医療のままでは，本格的な普及につながらないので，できるだけ開発コストを低減できるような研究開発環境を作る規制・基準作りを考えていかねばならない．また，開発時におけるリスクを軽減するため，被験者の保護，無過失補償等のバックアップが必要である．こうした法整備がないと，ビジネスとして取り組むことが難しい側面が出てくると思われる．

(c) 医療として普及するための制度の検討

最終的に医療で用いるにあたって，保険制度をどう見直していくかも重要なポイントと考えられる．いくら優れた技術であっても，それが個人に過度な経済的負担を求めるようであれば，広く普及する技術になることは難しい．ただし，単に国の保険部分を大きくするだけでは，国家財政の点からも課題がある．海外では，医療技術を経済学的に評価し，人の生涯にかかる医療費をトータルで考えてコスト計算するような動きもあるので，日本でも医療経済的な視点を踏まえて保険制度を検討することが必要ではないかと考えられる．

(3) 今後の取組み（審査体制・環境の整備）

　実用化を促進するための制度でいくら改革を進めても，最後の審査を行う当局の体制強化が伴っていなければ，実施・運用段階で進みが遅くなってしまう．この観点から重要なのは，独立行政法人医薬品医療機器総合機構（PMDA）の審査体制強化である．最先端の医療技術を審査するには，新しい技術を正しく評価する手法と，多方面からの優秀な人材が必要である．特に再生医療は，これまでの医療，医薬などの枠を超えた，工学など多くの最先端の異分野技術の融合であり，これを正しく評価する体制を構築することは，医療イノベーションを進める上で非常に重要である．レギュラトリーサイエンスの研究をさらに進め，審査に生かしていくことと，多くの優秀な人材を審査員として受け入れるための取組みを行う必要がある．さらに審査におけるリスクの扱いについての検討も重要である．また，再生医療という新しい医療技術が普及していくには，優れた医療であるだけでなく，安全・安心な技術であることを広く国民に理解してもらうことが不可欠である．ただし先端技術の実用化には，リスクが伴うのも事実である．したがって，正確な情報を速やかに公開し，納得のいくような説明を丁寧に行うことで，リスクとベネフィットをバランスよく受け入れてもらうための国民理解への取組みが重要になると思われる．特に原子力発電所の問題で，日本の科学技術に対する信頼が揺らいでいる中，先端技術に対して正しい理解を得る努力はますます重要であると考えている．

(4) 今後の取組み（周辺産業の育成）

　再生医療という新しい医療が普及するためには，細胞加工を担う産業が発展するだけでなく，多くの周辺産業が必要になる（図 4.4.2）．研究開発における周辺産業だけでなく，細胞培養を行う装置・機器・資材等を製造・供給する産業や，加工した細胞を正常な状態に維持したまま迅速に医療機関に輸送する運送業，さらには再生医療という新しい医療を前提にして新しい民間保険を提供する保険会社も出てくると思われる．そして，周辺産業が育つことは，新しい

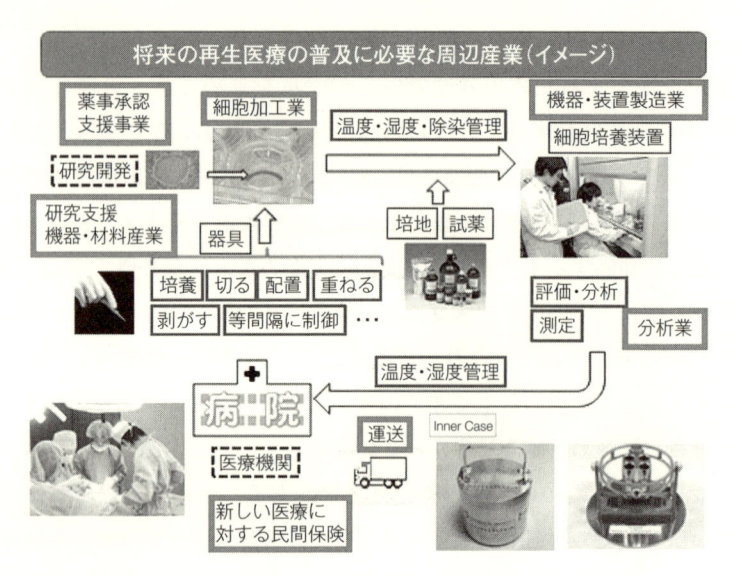

図 4.4.2 再生医療の普及に必要な周辺産業のイメージ

産業の創出につながることでもあり，その結果として，患者の手元に届く際の費用負担の低減にもつながると考えられる．

ここでポイントになるのは異業種から医療分野への参入促進である．特に地域の中小企業の参加を促し，多くの中小企業が医療分野の業務にかかわっていけるような環境を作ることが大切である．さらに，病院，大学，研究機関，そして企業がネットワークを作った医療産業の拠点を作っていくことが必要である．既に国内でもいくつかの地域で医療産業拠点を形成しつつあるが，それぞれの地域の特性を生かしたネットワーク作りも，これからの医療イノベーション推進において重要になってくる．

4.4.6 おわりに

従来から医療分野のイノベーションの重要性は再三指摘されていたものの，縦割りの弊害等により，なかなか実現できなかった．しかし日本でもようやく内閣官房に国の司令塔となる医療イノベーション推進室が設置され，本格的な

4.4 再生医療の本格的な普及に向けての医療イノベーションの取組み　261

取組みが始まったところである．医療分野の産業化は大きな可能性を秘めており，今後は，いかに規制の壁を打破し，産学官が国の将来を真剣に考えてどこまで取り組めるか，その本気度が試されていると言える．

特に再生医療は，日本が技術面でも優位性を持ち，大いに期待できる分野であり，再生医療の本格的な普及は難治性疾患・重篤疾患・加齢に伴う疾患などの根本治療につながり，医療の質と患者の日常生活の改善において飛躍的な向上が期待される．

今後も，産学官が連携を図りながら医療イノベーションを進めることで，国民に最先端の医療を提供し，また，医療分野を成長産業に育て，日本の持続的成長と健康長寿社会の実現を目指していきたい．

終章　再生医療における技術標準の役割

　再生医療に幹細胞技術を利用するにあたり，研究開発や知財の問題など多くの側面からの議論がなされている．本書では"標準化"の視点から多くの話題を，それぞれの分野の専門家や高い知見を持った方々に論じてもらったものである．情報技術をはじめ，ナノテクノロジー等の多くの先端技術では"標準化"について多くの議論がなされてきたが，ライフサイエンスやバイオ技術等の生物分野では論じられることが少なかった．生物が関係する分野の先端技術は，余りにも基礎的な科学と近く，また，多くの学問分野がそれぞれ独自の体系を作っていること，測定方法や評価のやり方がそれぞれ個別の特性を持っている等，個々の専門性を超えて，一般的な適用を重視する"標準化"の特質とは距離があったためと考えられる．また，それぞれ個別の作業や事柄のつながりをインターフェースの整合性を保てるように，多くの要素を組み合わせて利用する技術体系（鉄道やエレクトロニクス製品の製造等）とは異なり，個々の優れた医療技術，あるいは特別な技能を持った人に特化したノウハウに依存する自己完結した技術であったためであろう．加えて，医療は医薬により重要な部分が担われているが，医薬品は化学構造が特定でき，特許で研究成果を確実に保護でき，機器類と異なり多くの技術との組合せとの整合性を図るインターフェースについて心配する必要のない技術であったことにもよると思われる．

　"標準化"が不可欠な機械の歴史を顧みると，"標準化"の歴史は案外浅いことがわかる[1]．長い間"標準化"のスターであり，多くの道具にその原理が巧みに使われたネジについて見てみよう．

　アルキメデスの武器や，葡萄の搾り機，甲冑の留め金，火縄銃の銃身の底等，ネジあるいはネジの原理をそれぞれ工夫することで道具や機器の性能を飛躍的に向上させることができた．しかしそれらはそれぞれの個別の巧みな工夫，つまり個々の閃きをネジの"巧み"としてうまく利用したことによるもので，それぞれの利用に一般的に適用できる特性を持つネジは現れなかった．し

かし19世紀の産業革命の時代に，工作機械，マイクロメーターやノギス等，精密に加工し，大量に短時間で製作できる機械や道具が現れ，ネジの作り方や生産量は大きく変わった．さらに鉄鋼材料や機械工学の分野で工学技術が進歩することにより，統一的で，より一般的な適用ができるネジが現れ，標準化への道を開いた．

工作機械の祖，モズレーの工場で働いていた英国のウィットワースは，個々の組織の中で特定の機械や道具を作るための"巧み"に裏打ちされたネジから，個々の組織や企業を超え産業全般で，ネジを便利に利用するため，標準化に着手し，"ウィットワースネジ"といわれるものを完成させ，多くの人に"標準の力"を見せつけることになった．

工場内部での"巧み"によるネジは，生産の効率を改善してコストを下げるメリットがあるが，一方標準化された誰でも利用できるネジを利用した部品あるいは商品は，決まったスペックや品質の製品を安定的に手に入れることを可能にし，産業の基盤を作ることとなる．

かくして標準が部品や製品の形でオープンな市場で使われ始めると，さらに標準化へ向けたニーズは強くなり，標準化の手段をより便利にするアイデアが現れてくる．19世紀の中頃，米国で標準化されたノギスは，1000分の1インチまで読め，銃やミシンを作る工場であれ，工作機械を作る工場であれ，普通の機械工が精密な，交換可能な部品を作ることができるようになった．このようにして工場内で，また，オープン市場で標準化された部品や製品が利用できることとなった．

バイオ技術の分野もここ数十年の間に，遺伝子組換え技術により生物の変異を短時間で実現できるようになったほか，PCRの機器を利用することにより微量の遺伝子を大量にコピーすることができるようになった．また，ゲノムの解析技術の進歩の過程で発達した高性能のシーケンサーやマイクロアレイを用いることにより，短時間で遺伝子や蛋白質の解析が可能になった．このような機器や道具の発達は，ネジの場合と同じように，大量に短時間で問題を処理したり，試料を製作することが可能な"標準"を作ることを可能にした．すなわ

終章　再生医療における技術標準の役割　　265

ち個々の現場を越え広くオープンな医療現場で利用できる標準化されたデバイスや材料を提供できるようになった．

　バイオブリック（BioBrick）といわれる標準生物学的パーツはその一つの例であろう．ウィキペディアによると，バイオブリックは標準化された構造や機能を持つ DNA 配列で，共通のインターフェースを持つように設計されたものとされている．既に数千の標準化された DNA 配列があり，三つのカテゴリーからなるとしている[2]．すなわち"パーツ"は蛋白質をコードしたり，プロモーターを提供して RNA を結合させて転写をさせるというような基本的な生物機能を持つ DNA 配列，また，"デバイス"は特定の化学物質の存在下で蛍光蛋白を生産するといった，定義された機能を果たす DNA 配列，さらに"システム"は二つの色が周期振動するといった高度な機能を果たす DNA 配列であるとしている．

　これらの標準化された DNA 配列を組み合わせて大腸菌等の生きた細胞に組み入れることにより新しい生物系（ウィキペディアによれば"バナナやミントの臭い"を出す大腸菌の製作など）を作れるとしている．かつて遺伝子組換え技術により，人のインスリンの DNA 配列を大腸菌に組み入れ，工業的にインスリンを作ることが可能になった数十年前に比べると，バイオブリックのような標準的なアプローチは，多くの"巧み"の技術を多くの人にオープンな市場や医療現場で利用できる可能性を開くものである．

　図 1 は本書の話題である幹細胞技術の基礎研究と再生医療への応用の関係を，標準の要素から見たものである．

　幹細胞を医療に役立てるためには，医療への基本的な考え方を基に基礎研究から始まり人体への適用まで，それぞれの作業のインターフェースがスムーズに進むように計画が作られる．遺伝子技術やマイクロアレイ等を用い，生物にかかわる基礎的な科学の基盤を基に研究が進められ，この過程で開発されたいくつかの技術は知的財産として所有され，研究により蓄積された技術基盤を基に，さらに細胞は大量に増殖・分化され，"標準化"された細胞は，治療のため目的とする機能を発揮するデバイスになる．同時に治療のためには，癌化

等のリスクを評価，管理する必要があり，この一連のプロセスがうまくいけば再生治療に利用される．これら一連の基礎研究から始まり，実用化の過程では種々の標準が関係する．基礎的な研究においては，データベースとなって多くの人に同じ情報を与える標準や測定や計測に関する共通の標準が利用される．また，再生治療へと実用化するためには，細胞の培養や分化の段階で工学的なプロセスや品質管理の標準が必要なほか，治療がルーティン化されると治療の標準化がなされ，より安定した治療法が確立することとなる．また，リスクの管理や評価は，特定の考え方に基づき，テストの方法を確立する必要があり，この方法が標準となることによって，評価の結果や管理のやり方に信頼性を与えることとなる．

このように幹細胞を再生医療に利用するにあたっては，多くの標準化が必要になるが，この"標準の力"により，個別のブラックボックス化された作業や計測が，誰にでも利用できるものとなる．すなわち各工程のインターフェース間の整合性が確保できるほか，共通の情報や計測，測定方法を使うことにより作業が効率的になるほか相互に信頼性を確保できることとなる．また，このよ

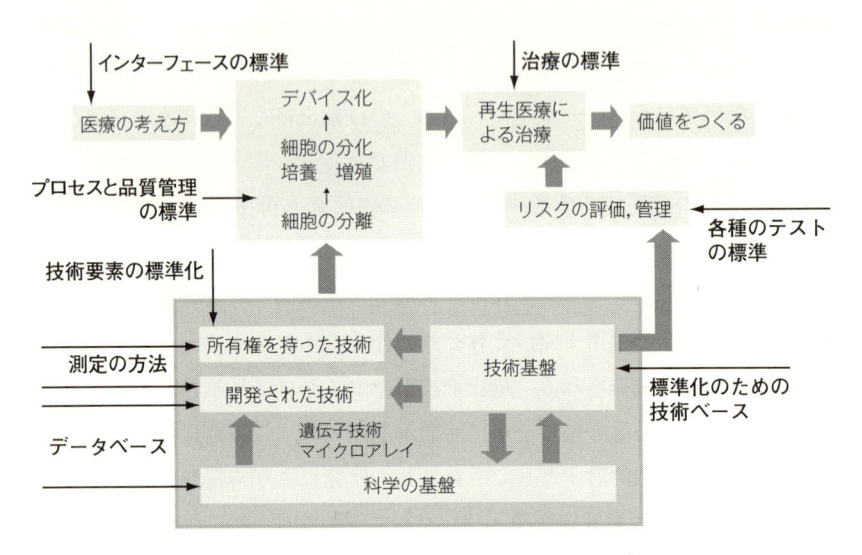

図1 再生医療における技術標準の役割 [3]

うな"標準"のつながりは，全体のシステムの設計の仕方に影響を与え，"標準"の作り方や考え方によって再生医療に優劣を与えることとなる．

標準は長い歴史の間，関係者以外では，あまり騒がれず縁の下で社会に大きな貢献をしてきたが，近年，企業の経営戦略や国の技術の優位を左右するものとして不可欠とされている．すなわち価格，品質，アフターサービス，デリバリーのみでなく，標準を商品戦略として使うことが不可欠であるとされている．一国の中で，どのような標準の制度を作るか，あるいはリスクの評価や管理に関してどのような標準を用いるかが，より大きく技術の優位を左右するからである．このようにしてグローバリゼーションの時代に標準の話題は，知的財産の話題とともに欠かせないものとなっている．

生物が関係する技術の分野では先に見たように，ややもすると"標準の窓"からその科学や研究開発，さらには医療への応用を見ることが少なかった．しかし，本書で多くの著者が述べたごとく，"標準の窓"をさらに大きく開く必要があると言える．

注記　本章で使用している"標準"は国際標準化機構（International Organization for Standardization, ISO）の定義（最適な秩序を達成するための，諸活動や結果に関する規則，特性等を共通にかつ繰り返し使用するための文書）によっている．そのため JIS や ISO/IEC 規格のような特定の狭い標準でなく，定義にあるような広義のものである．

参考文献

1) 橋本毅彦．（2002）．「標準」の哲学：スタンダード・テクノロジーの三〇〇年．
2) ウィキペディア．http://ja.wikipedia.org/wiki/BioBrick
3) Tassy, G.(2000). Standardization in technology markets, *Research Policy* **29**.

あとがき

　細胞の初期化を含む新規な方法論の出現が想定される幹細胞技術の標準化に際しては慎重な議論が必須である．

　山中伸弥教授によってiPS細胞と名付けられた人工多能性幹細胞は，受精卵を利用して樹立された胚性幹細胞（ES細胞）と同様に，受精に始まる通常の個体発生の過程および成体のいずれの時期においても存在していない細胞である．臨床応用にあたっては生体外遺伝子治療の範ちゅうに入り，規制の壁も決して低くはない．医療の選択肢を広げ，健康社会の実現を目指す再生医療は，経済抜きでも語れない．経済はわかりにくいが大切であり，時には恐ろしいものにもなり得る．幹細胞発祥の地，カナダ・トロントにおいて衝撃的なできごとと受け止められたiPS細胞の樹立を契機とする再生医療の本格化へ向けての長い道筋もその例外ではない．

　新しい技術やものの考え方はすぐには世の中に受け入れられるものではなく，何としても成し遂げようとする熱意と世の中にわかりやすく伝え続ける努力が求められる．技術は力である．社会が本当に必要としているのであれば，そして志を捨てず真にその実現を望むのであれば，時を経て，やがて不可能も可能となる．

　本書が，新たな生命科学の地平を切り拓き生涯，健康に過ごせる多様で多彩な社会の実現を目指す真摯な取組みの一助となれば幸いである．

　2012年6月

　　　　　　　　　　　　　　　　　　　　　一般財団法人バイオインダストリー協会
　　　　　　　　　　　　　　　　　　　　　先端技術・開発部部長　堀　　友　繁

幹細胞技術の標準化　再生医療への期待
定価：本体 2,300 円（税別）

2012 年 10 月 10 日　第 1 版第 1 刷発行

監　修　堀　　友繁
編　著　田中　正躬
発行者　田中　正躬
発行所　一般財団法人　日本規格協会
　　　　〒107-8440　東京都港区赤坂 4 丁目 1-24
　　　　　　　　　　http://www.jsa.or.jp/
　　　　　　　　　　振替　00160-2-195146
印刷所　日本ハイコム株式会社
製　作　有限会社カイ編集舎

© Tomoshige Hori, et al., 2012　　　　　　Printed in Japan
ISBN978-4-542-30191-7

当会発行図書，海外規格のお求めは，下記をご利用ください．
　営業サービスユニット：(03)3583-8002
　書店販売：(03)3583-8041　注文 FAX：(03)3583-0462
　JSA Web Store：http://www.webstore.jsa.or.jp/
編集に関するお問合せは，下記をご利用ください．
　事業開発課：(03)3583-8086　FAX：(03)3586-2014
●本書及び当会発行図書に関するご感想・ご意見・ご要望等を，
　氏名・年齢・住所・連絡先を明記の上，下記へお寄せください．
　　　e-mail：dokusya@jsa.or.jp　FAX：(03)3582-3372
　（個人情報の取り扱いについては，当会の個人情報保護方針によります．）